KB265838

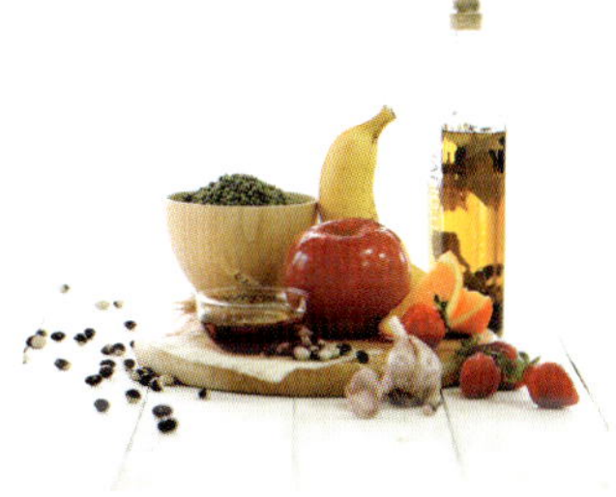

궁합 맞춘 음식은
약이 된다

◎●머릿글

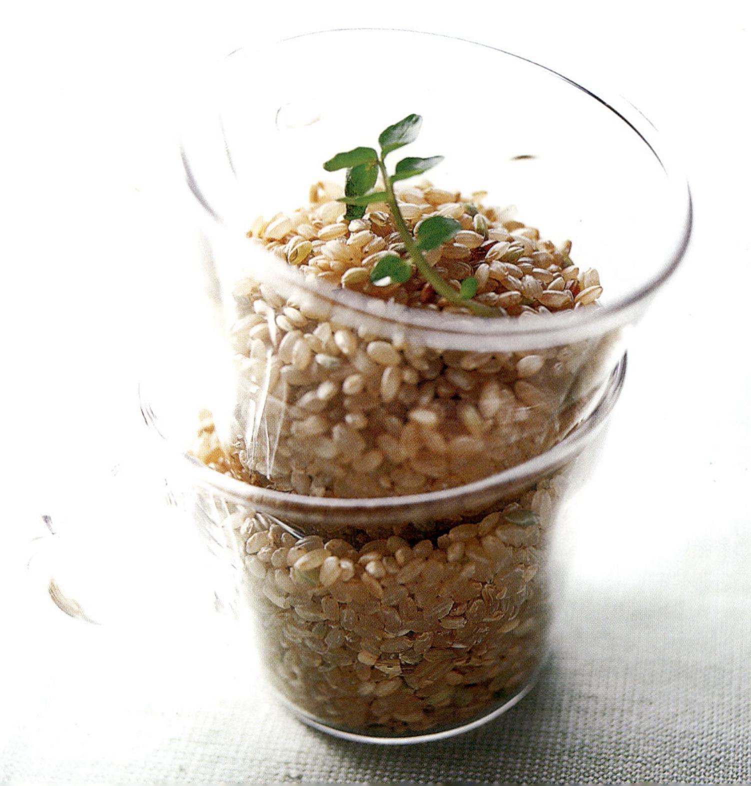

질 높은 식생활을 위해 궁합을 맞췄습니다

주식의 재료인 곡물, 비타민 섭취의 주인공인 과일, 모든 음식의 맛을 결정해 주는 양념을 모아 잘 맞는 음식궁합과 안 맞는 음식궁합을 짚어 봅니다. 또한 식품 하나 하나가 지닌 영양 성분과 약효성분을 알려주어 질 높은 식생활을 하는데 도움이 되게 했습니다.

식품은 식품마다의 독특한 기질과 맛을 지니고 있기 때문에, 사람의 체질, 성격, 사상까지 변화시키며 나아가 무병장수를 결정하는 주요한 요인이 됩니다. 그래서 예로부터 양생의 첫걸음으로 음식을 음양의 법도에 따라 조화롭게 하면서 절제하고 항상 여일하게 하는 것이라고 일컬어왔습니다. 다시 말해서 식습관은 음양의 법도에 맞추면서 기욕에 빠지지 말고 망령되이 탐닉하지 말 것이며, 조화를 이루어야 한다는 것입니다. 이때의 "조화"란 식품의 맛이나 질의 편중이 없어야 한다는 뜻이면서 아울러 식품과 식품의 배합에 있어 소위 '궁합' 이 맞도록 하라는 뜻입니다.

식품과 식품을 잘 배합하면 서로가 서로의 효능을 강화시키기도 하고, 하나가 다른 하나의 효능을 높여주기도 합니다. 혹은 독성을 억제시키거나 독성에 의해 일어날 수 있는 반응을 해제해 주기도 하지요. 이런 경우를 '음식 배합상 궁합이 잘 맞는다' 고 합니다. 그러나 음식을 잘 배합하지 못하면 서로가 서로의 효능을 떨어뜨리거나 무효화시키며, 때로는 부작용을 일으키기도 합니다. 이런 경우를 '음식 배합상 궁합이 잘 맞지 않는다' 고 합니다. 전자를 상생관계라 하고, 후자를 상극관계라 합니다.

이 책은 식품의 상생관계를 주로 다룬 '음식궁합' 의 지침서이면서 질병을 예방하고 보다 나은 건강을 유지시키고 증진시키기 위해 상극관계 역시 다룬 경고서이기도 합니다. 아울러 이 책은 다시 없이 귀중한 책이라 자부하며 누구나 읽었으면 합니다. 또한 실생활에서 응용해 주기를 바랍니다. 특히 책속부록으로 소개한 '식품으로 쓰이는 약초궁합' 은 정확한 사용법과 분량을 알려주어 아무리 좋은 약초라도 무분별하게 사용하지 않기를 바라는 마음에서 소개했습니다.

끝으로 화려하면서도 일목요연하고도 실용적으로 편집에 혼신을 다 해주신 엄희자님께 지면을 빌려 감사의 말씀을 올립니다.

2008년 6월
소올헌(素兀軒)에서
저자 신재용

contents

Part.1 | 곡물음식궁합

:: 잘맞는 음식궁합

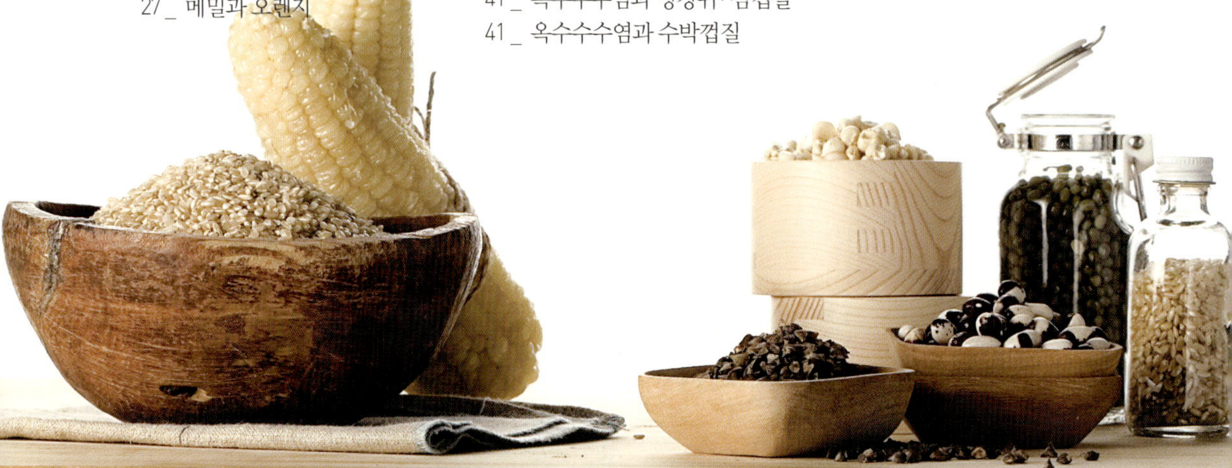

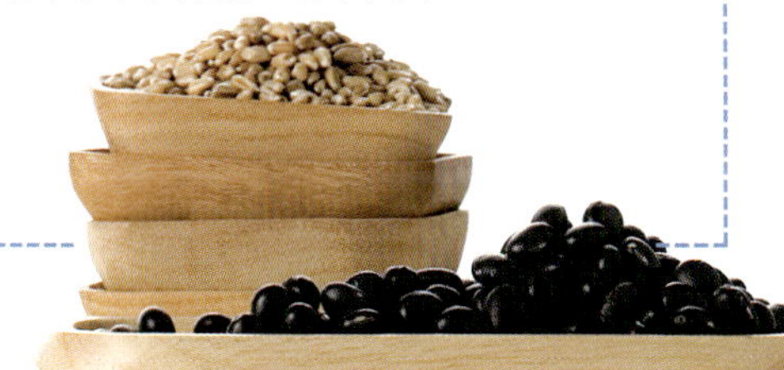

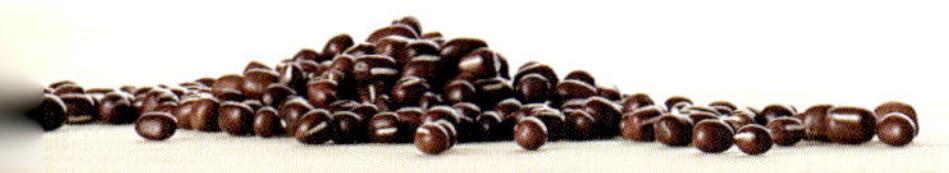

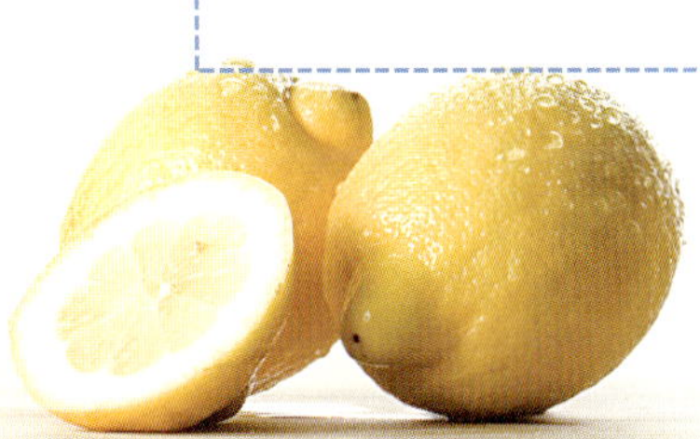
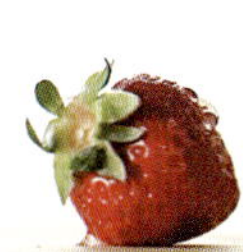

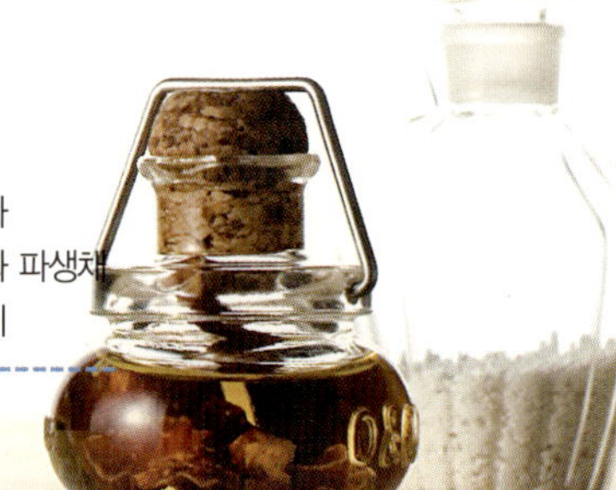

∵ 잘맞는 음식궁합

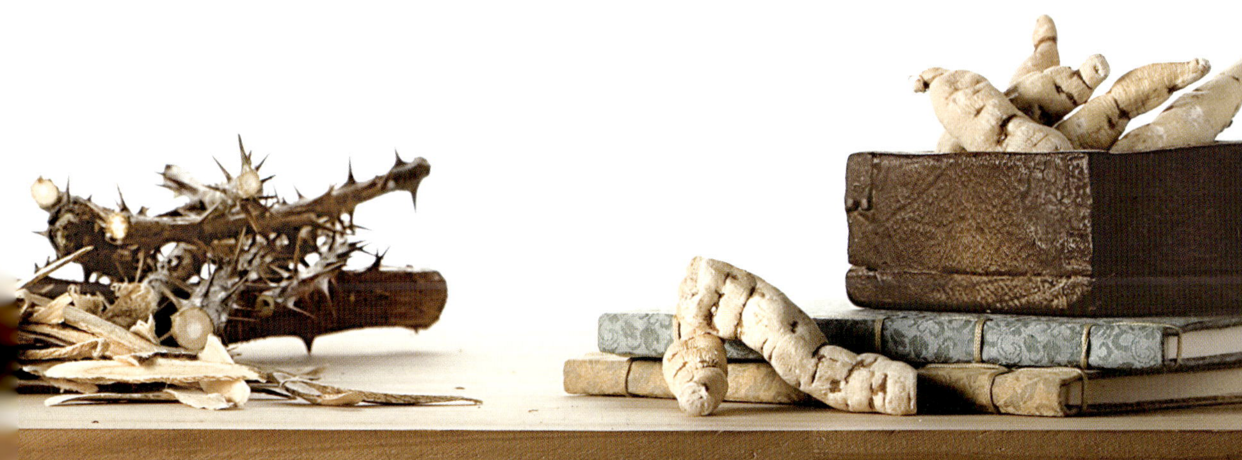

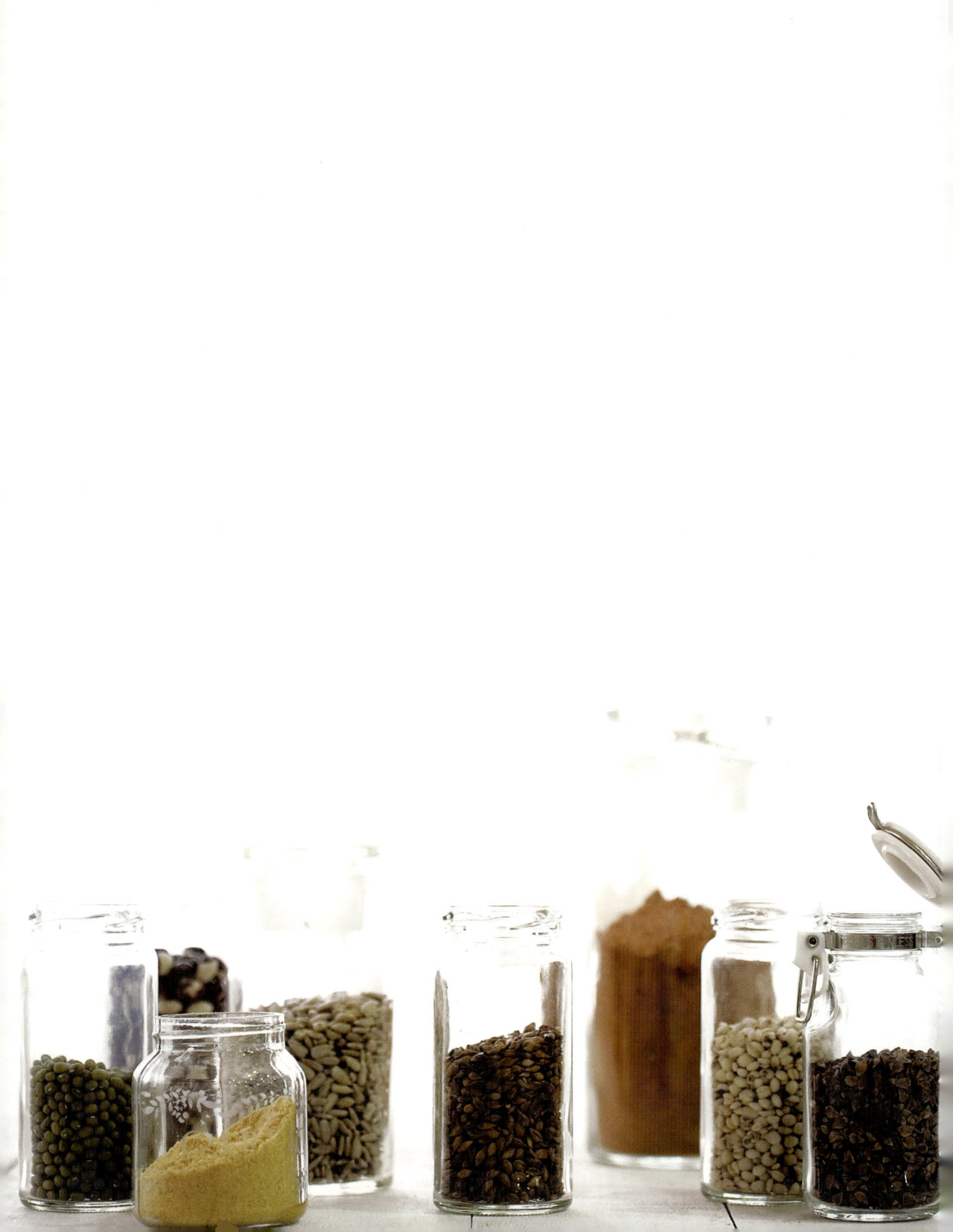

곡물 음식궁합

쌀, 보리, 콩, 밀, 팥 등 모든 곡물은 대개 밥이나 떡, 국수, 빵 등 주식으로 사용하는 재료들이다. 이들 곡물류는 독성은 없으나 각기 다른 성분을 지니고 있어 우리의 기초 체력을 유지시켜 주는 주역의 자리를 차지한다. 하지만 이들 곡물류의 지나친 섭취는 비만을 초래할 수 있고, 생선, 해물류나 과일류에 들어 있는 영양 성분이 부족한 경우가 있다. 이런 부족 영양성분을 보충하여 궁합을 어떻게 맞추느냐에 따라 건강한 식생활을 유지하는데 큰 도움이 된다.

001 강낭콩

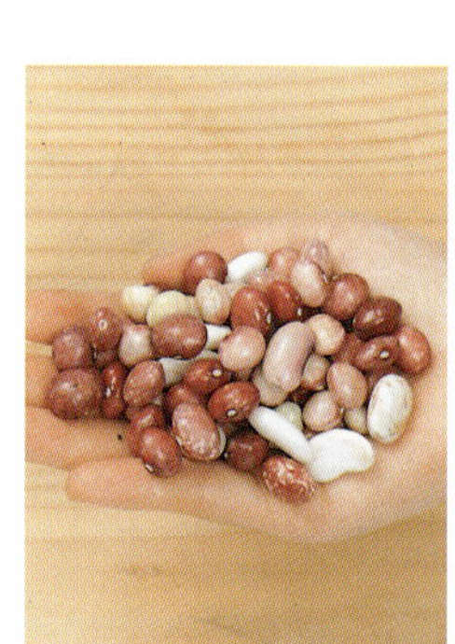

강낭콩은 맛이 달고 싱거우며 성질은 평합니다. 또한 자양작용이 강하며, 열을 내리고, 이뇨 효과가 있으며 부기를 없애 줍니다.

그래서 부종 치료에 널리 쓰이지요. 또, 독소를 배출해 간 기능 회복에도 도움이 됩니다. 강낭콩의 성분은 녹말이 약 60%, 단백질이 약 20%입니다. 비타민 $B_1 \cdot B_2 \cdot B_6$도 많이 들어 있습니다.

비만을 예방합니다

생강낭콩에는 비만의 원인이 되는 글루코우스의 완전 이용을 저지하는 파세올아민이라는 물질이 있다고 발표된 바 있습니다. 다시 말해서 전분을 글로코우스로 전환하는 효소 알파미라제의 작용을 저해하여 흡수되는 칼로리의 양을 감소시키는 효능이 있다는 것입니다. 따라서 비만을 개선하고 동맥경화를 예방하는 효과가 있습니다.

혈당을 조절해 줍니다

강낭콩의 콩깍지에는 미네랄 중에서도 인슐린의 원료가 되는 아연이 특히 많이 함유되어 있습니다. 또 인슐린 분비를 촉진하여 혈당을 조절해 줘 당뇨병에 효과가 있습니다.

여성의 대하증에 좋습니다.

강낭콩 꽃은 대하가 있는 여성에게 좋습니다. 꽃의 타닌 성분이 자궁점막에 수렴작용을 하기 때문입니다. 강낭콩 꽃을 볶아서 가루 내어 복용하면 효과가 있다고 합니다.

충분히 익혀 먹어야 합니다

강낭콩은 충분히 익히지 않고 먹으면 시안화수소산 중독을 일으킬 수 있습니다. 강낭콩 중 맛이 단것은 독성이 없고 쓴것은 독성이 있다는 것도 알아두시고요.

Good 잘 맞는_음식궁합

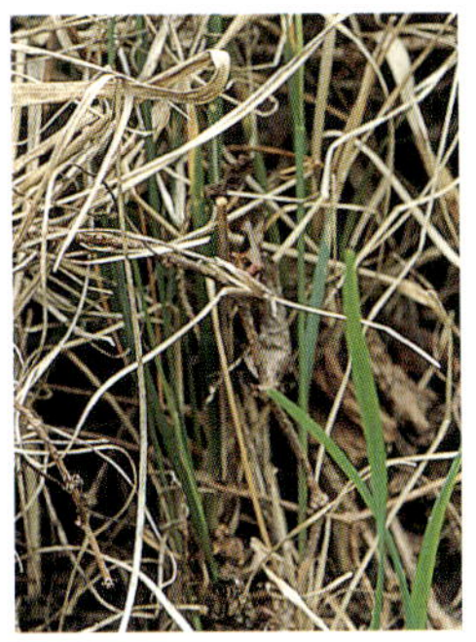

강낭콩과 달래

강낭콩과 달래는 궁합이 잘 맞습니다. 자양 효능도 더 커지고 특히 이뇨작용이 강화되어 부기가 잘 빠집니다. 강낭콩 160g, 달래 20g을 설탕 40g과 함께 끓여 드세요.

강낭콩과 양파

강낭콩과 양파를 배합하면 심장병과 고혈압에 좋습니다. 강낭콩은 덩굴 줄기에 긴 깍지로 된 열매가 달려 있고 그 속에 씨가 있어 이를 식용합니다. 강낭콩은 밥에 넣어 먹거나 껍질을 벗기고 가루 내어 떡의 소나 고물로 쓰기도 합니다. 풋열매를 깍지째 밀가루를 묻히고 달걀을 입혀 부쳐 먹어도 좋습니다.

강낭콩 깍지와 당근

강낭콩의 콩깍지에는 인슐린과 비슷한 호르몬 형태의 성분도 함유되어 있기 때문에 당근과 함께 주스를 만들어 먹으면 당뇨병 치료에 도움이 됩니다. 〈한방가정요법대전〉에 의하면 "미국의 자연요법학자 N. W. 워커 박사는 당뇨병 환자에게 양배추의 변종, 당근, 양상추, 껍질째 먹는 강낭콩을 각각 같은 분량으로 해서 만든 주스를 하루 약 500cc 마실 것을 권한다"고 했습니다.

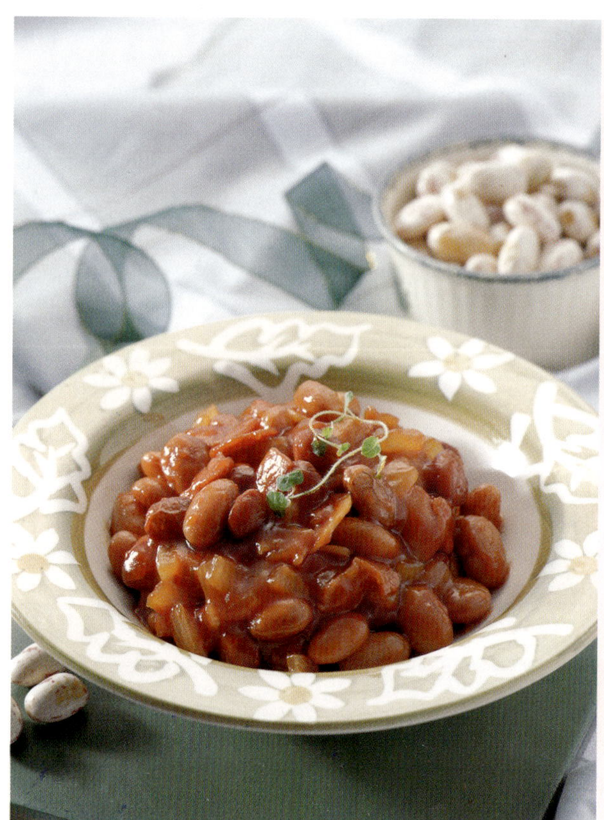

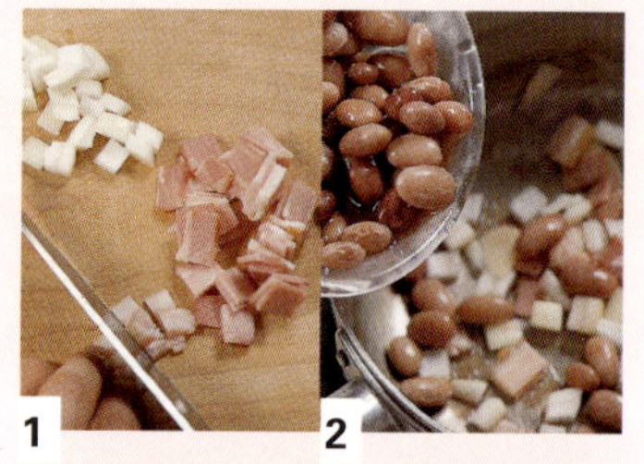

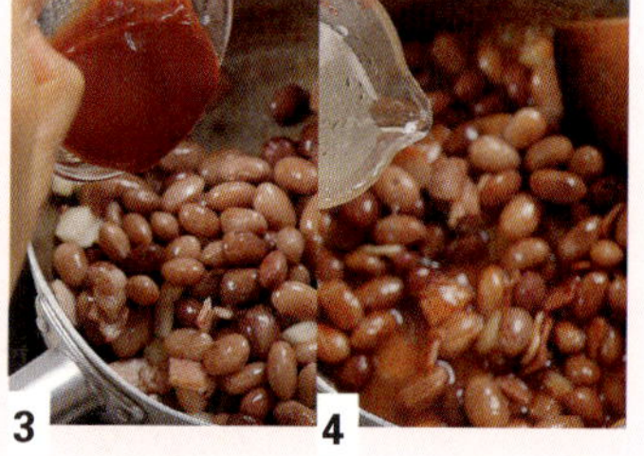

강낭콩과 양파의 만남

강낭콩 조림

주재료 강낭콩 50g, 베이컨 2장, 양파 1/4개, 마늘 2톨
[기타재료] 토마토케첩 2큰술, 소금 조금, 물 2컵

1 강낭콩은 꼬투리를 갈라 콩만 꺼내 준비하고, 베이컨, 양파는 콩과 비슷한 크기로 깍둑 썰고, 마늘은 얇게 편으로 썬다.

2 프라이팬에 기름을 두르고 다진 마늘과 베이컨을 볶다가 양파를 볶고, 콩을 볶는다.

3 콩이 어느 정도 볶아지면 토마토케첩을 넣어 신맛이 날아날 때까지 볶는다.

4 토마토케첩이 고루 섞이면 물 2컵을 부어 약한 불에서 뭉근히 조리다가 물이 자작하게 졸았을 때 소금으로 간을 맞추고 콩이 푹 익도록 좀 더 조린다.

002 검은콩

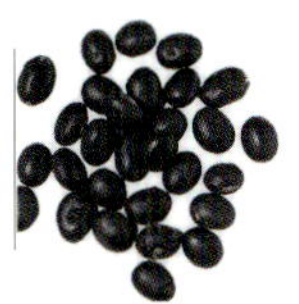

검은콩은 맛이 달고 성질은 평합니다. 예로부터 고운 피부, 고운 목소리를 위해 먹어오던 식품입니다. 피를 맑게 하고 순환시키며, 체내 수분대사를 원활히 해주어 이뇨작용을 합니다. 특히 해독작용이 뛰어나지요. 그래서 간과 신장기능이 약한 경우에도 좋습니다.

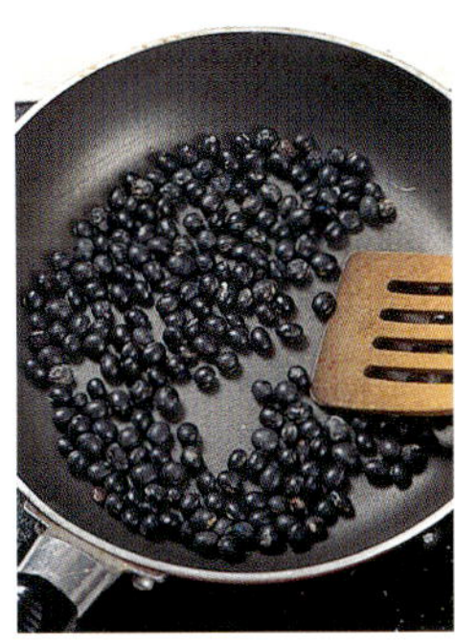

혈압 · 불감증 · 갑상선항진증을 다스립니다

혈압이 높을 때도 좋고, 기관지를 강하게 하여 기침을 다스립니다. 남성의 스태미나를 증강시키며, 여성의 불감증을 개선하고, 모유를 늘리고, 갑상선기능항진증으로 취침 중에 땀을 많이 흘릴 때도 좋습니다.

갱년기장애를 극복합니다

검은콩은 여성호르몬인 에스트로겐 역할을 하는 이소플라본이 다량 함유되어 있어 갱년기장애를 극복하는 데 도움이 됩니다. 갱년기 여성호르몬 분비가 부족해 나타나는 생리불순, 탈모, 비만, 요통, 골다공증 같은 증상을 예방 · 완화해주지요. 이 외에도 검은콩 껍질에는 글리시데인과 안토시아닌이라는 물질이 들어 있는데 글리시데인은 항암 작용을 하고, 안토시아닌은 콜레스테롤 수치를 낮추고 혈관을 보호해 동맥경화나 고혈압 같은 성인병 예방에도 효과가 있습니다.

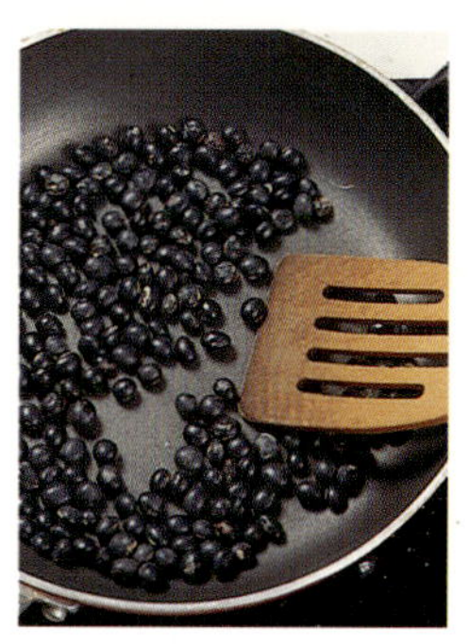

검은콩과 설탕 · 술

검은콩을 흑설탕과 함께 즙을 내어 마시면 고질적인 기침을 치료하는 데 효과가 있고, 정력제로도 쓰입니다. 흰설탕을 쓰면 혈액정화가 안 되고 약효가 떨어지니 주의하세요.

한편 검은콩을 볶아 뜨거울 때 술을 부어 두었다 마시면 중풍으로 눈과 입이 비뚤어지고 반신불수가 되었을 때도 좋습니다. 산후 어지럼증에도 좋고요. 이렇게 만든 술을 '두림주' 라고 합니다.

검은콩과 흑임자

심인성 발기부전에는 검은콩을 메주처럼 띄운 것에 볶은 흑임자를 같은 양으로 섞어 드세요. 위장도 튼튼해지고, 다이어트에도 효과가 있습니다.

검은콩과 감초

"검은콩은 여러 가지 독을 푼다"고 했습니다. 그래서 약물이나 식중독 및 항암 치료 후유증을 최소화할 수도 있습니다. 검은콩에 감초를 배합하면 그 작용이 뚜렷해집니다.

검은콩과 마황

검은콩을 시루에 담아 헝겊을 덮고 마황 끓인 물로 키우면 순이 나는데, 이것을 '황수두권' 이라 합니다. 구토를 멈추게 하고, 부종 · 요통 · 당뇨병 등에 좋습니다. 갱년기장애로 무기력할 때도 좋고요. '황수두권' 을 가루 내어 4g씩 드세요. 스태미나를 강화하려면 '흑두련고환' 을 만들어 드시고요. '황수두권' 가루를 돼지기름에 개어 알을 빚어 1회 6~8g씩 1일 2, 3회 따끈한 술로 복용합니다.

검은콩과 천화분

검은콩을 천화분과 함께 가루 낸 것은 당뇨병의 성약입니다.

검은콩과 익모초

검은콩과 익모초를 배합하면 어혈을 제거하는 효과가 있습니다. 어혈이란 탁한 혈액, 울체된 혈액입니다. 어혈이 있으면 얼굴이 검푸르고 거칠하며 여드름이 심해지며 월경이 불순해지고 불임이 될 수 있습니다. 검은콩과 익모초 끓인 물을 매일 마시면 체내의 독소를 말끔히 씻어내는 세정작용을 합니다.

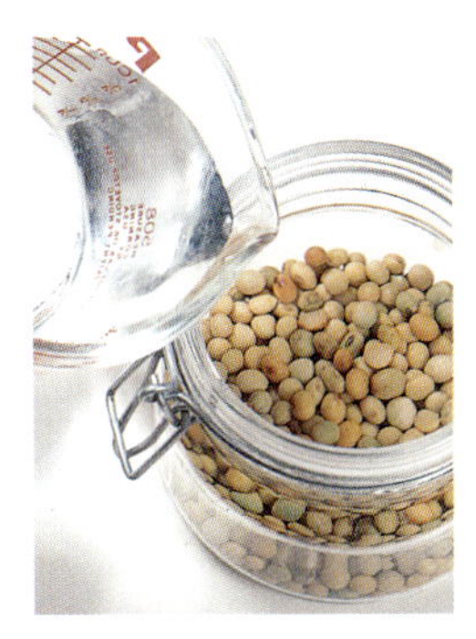

검은콩과 현미식초

검은콩과 현미식초를 배합하면 전립선증(전립선염 · 전립선비대 · 전립선암 등)에 좋습니다. 전립선증일 때는 소변뿐 아니라 대변도 원활하게 배설해야 하는데 검은콩을 젖은 행주로 닦고 물기를 없앤 후 용기에 담고 현미식초를 검은콩이 잠길 만큼 부어 밀봉해서 냉장고에 보관했다가 7일 정도 경과한 후부터 1회에 10알씩, 1일 2회 정도 공복에 드세요.

검은콩과 하수오

검은콩과 하수오를 배합하면 모발을 검고 윤기 나게 하고 탈모를 방지할 수 있습니다. 하수오를 쌀뜨물에 담갔다가 부드러운 대나무칼로 껍질을 벗기고 잘게 썰어 검은콩즙에 담갔다가 그늘에서 말려 가루 내어 술로 8g씩 드세요. 노화를 예방하는 장수의 묘약으로 알려져 있습니다. 단 복용 중 파 · 마늘 · 무 · 비늘 없는 생선은 금합니다.

검은콩과 솔잎

검은콩과 솔잎을 배합하면 니코틴 독을 없애 줍니다. 콜레스테롤을 줄이고 말초혈관을 확장하며, 호르몬 분비를 늘리고 혈당을 낮추는 효능도 있습니다.
〈동의보감〉에는 "솔잎을 그늘에서 말려 가루 내어 술로 12g씩 복용하거나 죽에 타서 먹어도 좋고, 큰 검은콩을 볶아서 함께 가루 내어 따끈한 물로 복용하면 더욱 좋다"고 했습니다.
솔잎에는 몸속에서 합성할 수 없는 필수아미노산이 여덟 가지나 들어 있으며 칼슘, 철분, 비타민, 엽록소도 듬뿍 들어 있습니다.

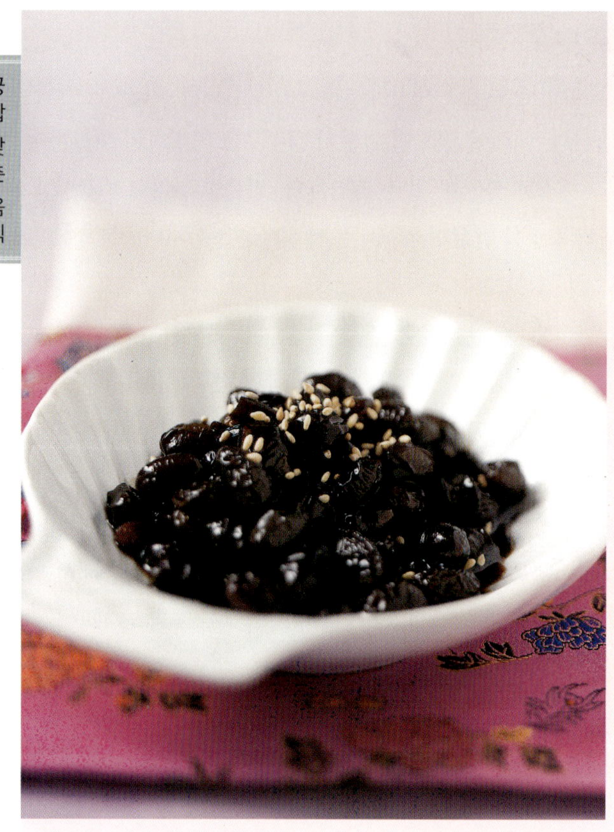

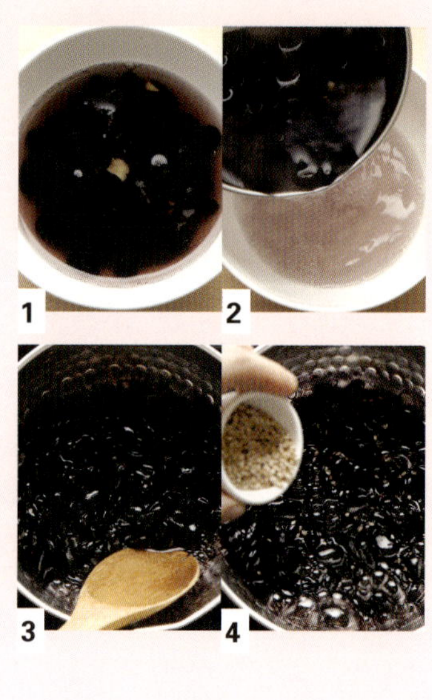

검은콩과 흑설탕의 만남

검은콩조림

주재료 검은콩 2컵,
굵은소금 1작은술

[조림장] 진간장 1/4컵,
국간장 1/5컵,
물 3컵, 흑설탕 1/4컵,
물엿 2큰술

[마무리 양념]
참기름 1작은술, 통깨 조금

1 검은콩은 물에 담가 쪼글쪼글해질 때까지 불린 후 건져 맑은 물에 헹궈 건진다.

2 냄비에 검은콩을 담고 자작하게 잠길 정도로 물을 붓고 굵은 소금을 넣어 한소끔 끓인 후 물을 따라낸다.

3 삶은 콩에 조림장 재료를 모두 넣고 중불에서 은근히 조리다가 조림장 국물이 자작하게 줄어들면 불을 약하게 줄여 국물이 바특하게 되도록 조린다.

4 불에서 내리기 전에 참기름과 통깨를 뿌려 맛을 더한다.

003 까치콩

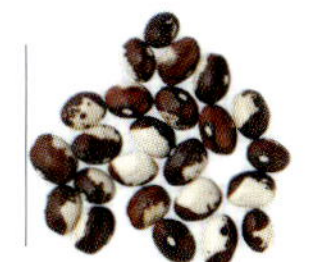

구토와 설사, 비만,
고혈압을 다스립니다

까치콩을 '백편두' 라 합니다. 콩과 식물 편두의 백색 종자이지요. 입동(11월 초순) 전후에 채집합니다. 성숙한 열매를 햇볕에 말려 종자를 꺼내고 다시 완전히 건조될 때까지 다시 한 번 더 햇볕에 말립니다. 종자에는 단백질, 지방, 탄수화물 등이 골고루 들어 있습니다. 또, 트립신 억제물, 아밀라제 억제물, 적혈구 응집소 A와 B가 들어 있으며, 바이러스의 증식을 억제하는 성분도 들어 있습니다.

구토와 설사를 다스립니다

비위를 튼튼하게 하는 효능이 있어서 구토와 설사가 멎지 않거나 식욕이 감퇴됐을 때 좋습니다. 더위를 먹어 열이 나고, 오한과 갈증이 나며 가슴이 번거롭고, 자꾸 토하고 싶은 데도 좋습니다.

비만 · 고혈압에 좋고 해독작용을 합니다

대하증에도 좋고 해독작용도 강합니다. 리놀레산이 혈중 지질을 떨어뜨리며, 사포닌 성분은 지방흡수를 억제하고 지방세포의 크기를 작게 해 주므로 비만과 고혈압에도 좋습니다.

짜증이 많고 밤에 우는 아기에게 좋습니다

암 환자의 세포 면역력 작용을 한다고 알려져 있습니다. 또 아기가 불안해하며 짜증을 잘 부리거나, 밤에 우는 소위 '야제증' 에도 좋습니다.

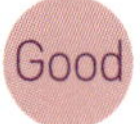 **Good** 잘 맞는_음식궁합

까치콩과 식초

까치콩과 식초를 배합해서 먹으면 까치콩 성분이 갖고 있는 설사 · 구토 억제 효과가 더 커집니다. 〈식료본초〉에는 "곽란성 구토와 설사가 멎지 않을 때 까치콩을 가루 내어 식초와 섞어서 복용한다"고 했습니다.

까치콩과 향유

여름철 더위를 먹고 구토와 설사를 하는 경우에는 까치콩과 향유(꿀풀과에 속하는 '노야기' 풀)를 각각 같은 양씩 배합하여 달여서 차게 식혀 복용합니다. 뜨겁게 먹으면 오히려 구토가 더 심해집니다.

까치콩과 대추

까치콩에는 미네랄과 비타민 B 등이 풍부하여 강장효과가 뛰어나고 신경을 안정시키는 작용이 크며, 대추도 마음을 평온하게 하는 효과가 있습니다. 까치콩과 대추를 배합해서 먹으면 불안 · 초조 · 스트레스 해소 등 신경을 안정시키는데 대단한 효과가 있습니다. 따라서 불안하고 짜증을 잘 부리는 데도 좋습니다. 추위를 유난히 타고 손발과 배가 항상 찰 때 까치콩을 볶아 가루 내어 1회 4g씩을 진하게 끓인 대추차로 1일 3~4회 복용합니다.

까치콩과 천화분

당뇨병으로 갈증이 심할 때는 까치콩을 물에 담가 껍질을 제거하고 같은 양의 천화분(하늘타리의 뿌리)과 섞어서 가루 내어 천화분 끓인 물로 복용합니다. 효과가 좋습니다.

004 녹두

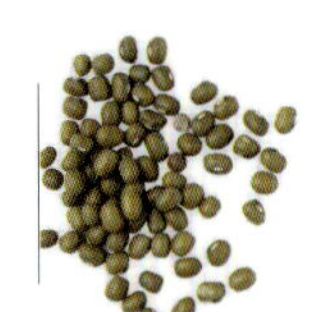

녹두에는 필수아미노산과 불포화지방산이 풍부합니다. 녹두를 날것 그대로 깨물면 비릿해서 도저히 먹을 수 없지만 화병이 있으면 날것을 깨물어도 비린 맛을 느끼지 못합니다. 그래서 녹두는 화병을 다스리는 명약입니다.

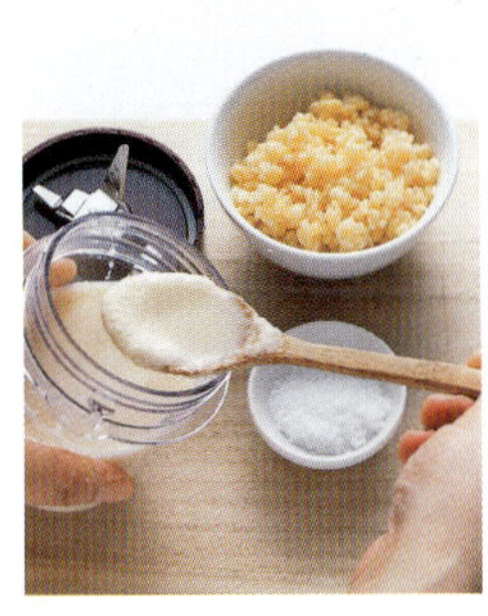

해독작용이 강해 식중독을 풀어 줍니다

녹두는 해열작용이 강해 몸 안에 생긴 열독을 없애 줍니다. 해독작용도 강합니다. 때문에 여러 가지 피부 트러블을 없애 주어 피부를 깨끗하게 해 주고, 약물 및 식중독을 풀어 줍니다.

설사 · 두통 · 입 안이 헐었을 때 효과가 있습니다

장염에 의한 설사, 열성 두통, 입 안이나 입술이 잘 헐고 입이 마르며 냄새가 날 때도 좋습니다. 또 녹두에는 열을 내려 주는 작용이 있어 여름철 무더위에 많이 나타나는 땀띠에도 매우 효과가 좋습니다.

당뇨병 · 고혈압 · 숙취해소에 두루 좋습니다

열 때문에 소변이 농축되는 데도 좋고, 갈증이 심한 당뇨병과 홍조가 심한 갱년기장애도 다스립니다. 아밀라아제, 뉴클레아제, 우레아제 등의 소화효소가 있어 소화에도 좋습니다. 고혈압, 숙취 해소에도 좋고요.

열성체질에 좋습니다

특히 열성체질은 녹두를 자주 먹는 게 좋습니다. 그러나 냉한체질로 소화가 잘 안 되고 설사할 때나 평소 저혈압이나 냉증이 있을 때에는 안 좋습니다.

Good 잘 맞는_음식궁합

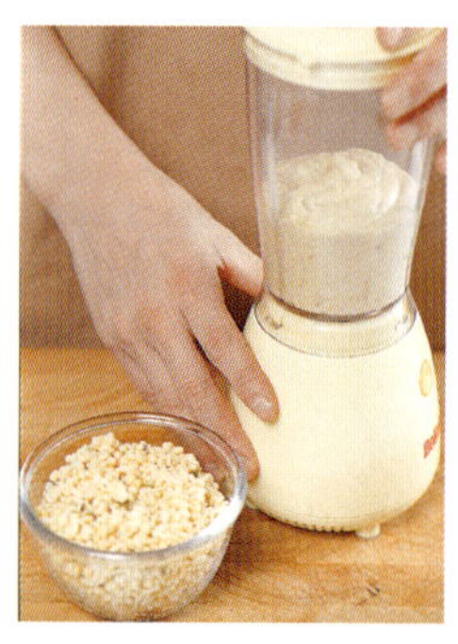

녹두와 치자

녹두와 치자를 배합하면 갱년기장애로 얼굴에 홍조와 열감이 있고 땀이 나다가 어느새 한기를 느끼는 경우에 좋습니다. 자율신경중추의 혼란이 혈관운동신경에 실조를 일으켜 야기된 증후들입니다. 치자물을 들인 녹두지짐이가 좋습니다.

녹두와 대추 · 녹두와 팥

녹두와 대추를 배합하면 부종이나 배에 물이 차는 복수에 좋습니다. 또 녹두와 팥을 배합해도 이뇨작용이 강해집니다.

참고로 두 가지를 3:1의 비율로 가루 내어 물로 반죽해서 미용팩으로 쓰면 여드름 등 피부트러블에 도움이 됩니다. 아니면 녹두 1컵을 물에 깨끗이 씻어 물기를 잘 닦아낸 후 분쇄기에 곱게 갈아 가는 체에 내려 고운 가루만 받아 주고 파우더처럼 사용해도 됩니다.

녹두와 동아

녹두와 동아를 배합하면 더위먹은 데나 여름철 더위에 지쳐 무기력해지고 입맛이 없을 때 좋습니다. 녹두와 껍질을 벗긴 동아를 다시마 우려낸 물로 죽을 쒀서 드셔 보세요. 동아는 성질이 차서 녹두와 배합하면 열을 잘 떨어뜨립니다.

녹두와 잉어 · 약물

녹두는 잉어와 상극관계입니다. 젓갈, 비자와도 궁합이 안 맞습니다. 그리고 모든 약물과도 상극입니다. 따라서 약을 먹고 있을 때는 녹두를 금해야 할 때가 많습니다.

plus one

○● 녹두로 만드는 피부미용제

녹두를 곱게 갈거나 물에 불린 다음 갈아서 팩을 하면 얼굴이 울긋불긋 깨끗하지 못하고 여드름이나 잡티가 많을 때 효과가 있습니다. 녹두는 열을 내리고 독을 푸는 성질이 있기 때문입니다. 종기가 났을 때도 녹두를 먹거나 갈아서 붙이면 효과가 있습니다. 녹두는 이런 성질 때문에 화장품 재료로도 쓰이고 있답니다. 그런데 몸이 차고 창백한 피부에는 맞지 않으니 사용하지 않는 것이 좋습니다.

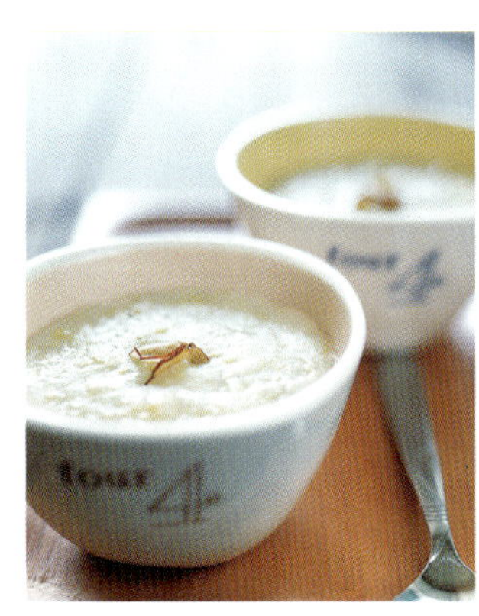

녹두와 대추의 만남
녹두대추죽

주재료 깐 녹두 2컵, 현미 1/2컵, 대추 2알
[기타재료] 물 15컵, 소금 2작은술

1 껍질 벗긴 녹두는 씻어 물을 넉넉하게 붓고 푹 삶아 체에 건져 놓고, 현미는 씻어 물에 담가 불린 후에 물기를 뺀다.
2 대추는 곱게 채 썬다.
3 냄비에 녹두를 담고 주걱으로 저으면서 푹 퍼지도록 끓인 다음 불린 현미를 넣어 타지 않게 저어가면서 죽을 쑨다.
4 녹두와 현미가 부드럽게 풀어지면 준비한 대추를 넣고 소금으로 간해서 그릇에 담는다.

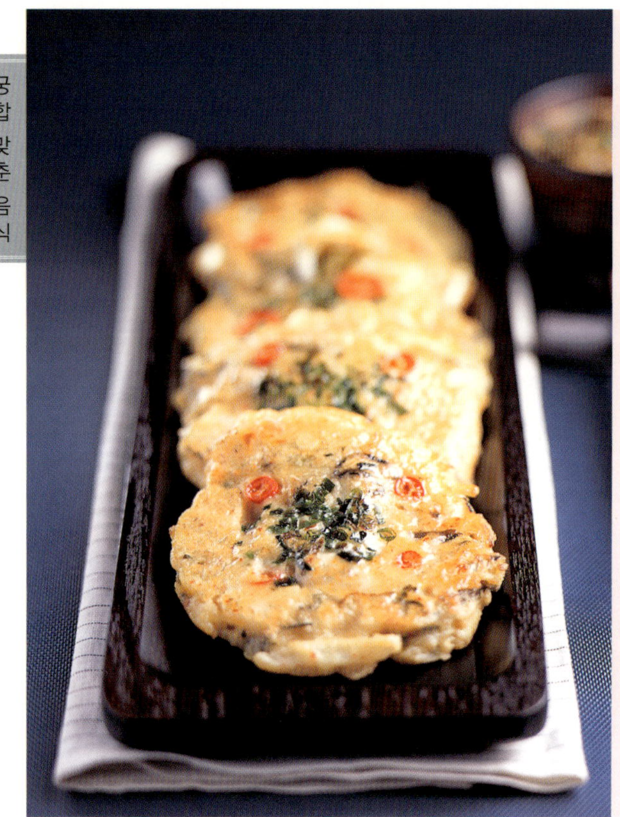

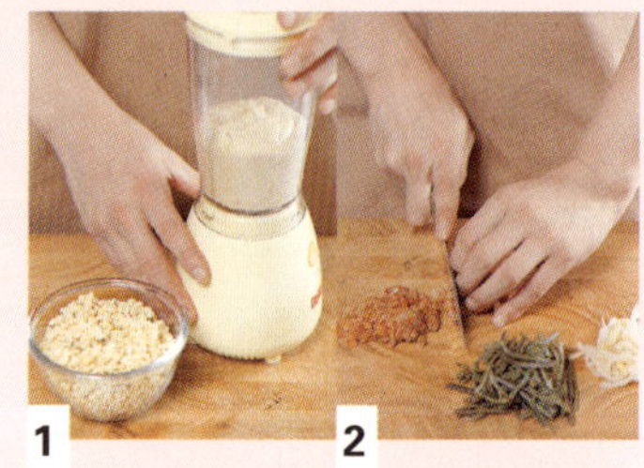

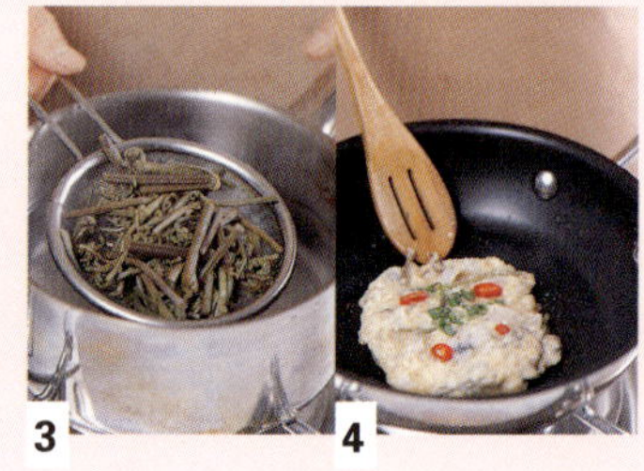

녹두와 치자의 만남

녹두해물전

주재료 불린 녹두 6컵, 치자 1개
물 1컵 반, 소금 조금, 조갯살,
굴 100g씩, 오징어 150g,
도라지, 고사리 30g씩,
숙주나물 50g, 배추김치 100g
실파 5뿌리, 붉은고추 1개
[나물양념] 양파 30g,
통후추 1큰술, 생강 저민 것 10g
다진마늘 1큰술, 통마늘 100g
대파 200g, 무 300g,
초간장 적당량

1 녹두와 치자를 물에 불려 녹두는 껍질을 벗기고 치자는 물
만 받아 믹서에 넣고 물을 부어 곱게 간다.

2 조갯살과 굴은 연한 소금물에 씻고, 오징어는 손질해 껍질
을 벗겨 채 썬다.

3 도라지와 고사리, 숙주는 끓는 물에 각각 데쳐 찬물에 헹군
다음 2~3cm로 자르고, 배추김치는 송송 썬 후 나물 양념
에 무친다.

4 녹두 간 것에 해물과 나물을 넣고 반죽한 다음 마늘과 소금
으로 간한다.

5 뜨겁게 달군 팬에 식용유를 넉넉히 두르고 반죽을 동그랗
게 얹은 다음 실파와 홍고추를 얹어 중불에 앞뒤로 지진다.

005 메밀

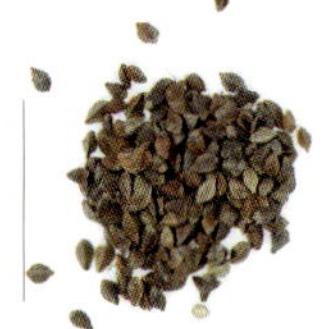

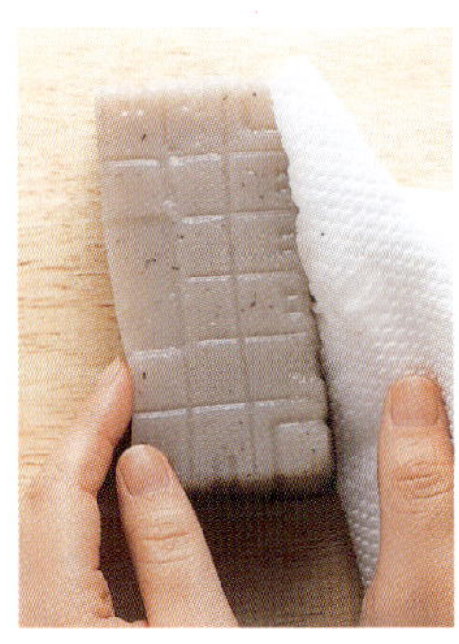

메밀은 다섯 가지의 색을 두루 갖추고 있는데, 푸른색 잎, 붉은색 줄기, 하얀색 꽃, 까만색 열매, 노란색 뿌리를 가졌습니다. 그래서 '오방지영물'이라고도 합니다. 메밀은 성질이 찬 식품으로 단백질, 라이신, 알기닌, 철, 비타민 B_1·B_2가 풍부하게 들어 있고, 종자와 잎, 줄기 등에는 루틴, 케르세틴, 비텍신 등 항산화성 플라보노이드가 많이 함유되어 있습니다.

피부에 윤기를 주고 생기를 줍니다

메밀에는 시스틴이 많이 함유되어 있어 피부에 윤기와 생기를 주고, 플라보노이드 화합물인 헤스페리딘을 함유하고 있어 혈관을 튼튼하고 탄력 있게 해 줍니다. 또 비타민 B_1·B_2, 철분 등을 함유하고 있어 얼굴에 화색이 돌게 하고 부드럽게 만듭니다.

고혈압 · 동맥경화 예방 및 치료에 좋습니다

모세혈관을 튼튼하게 하여 혈관의 탄력성을 높이는 비타민 D의 일종인 루틴이 많이 들어 있어서 고혈압, 동맥경화의 예방과 치료에 좋고, 열을 내려 주고 독을 제거해 주는 작용을 합니다. 또한 메밀에는 다른 곡물에서는 보기 드물게 필수아미노산 8가지가 모두 들어 있고 그중에서도 다이신이 많이 들어 있습니다.

위와 장을 튼튼하게 합니다

다른 곡물에는 부족하기 쉬운 트립토판, 리아신 등 필수아미노산이 풍부할 뿐 아니라 소화도 잘됩니다. 전분 분해효소 및 단백질 분해효소가 많기 때문입니다.

정신을 맑게 하고 노폐물을 제거합니다

〈본초강목〉에는 "정신을 맑게 하고 오장의 노폐물을 훑는다"고 했고, 〈본초식감〉에는 "마음을 평온하게 한다"고 했습니다. 〈동의보감〉에는 1년 내 쌓인 체기가 있어도 메밀을 먹으면 체기가 내려간다고 했고요.

기생충을 없애고 변비 치료를 합니다

메밀가루를 생으로 먹으면 기생충을 없애며, 껍질을 덜 벗긴 검은 메밀에는 섬유질이 많아서 변비 치료에 효과가 있답니다.

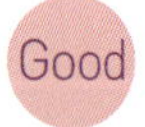

잘 맞는_음식궁합

메밀과 모시조개

메밀은 모시조개와 궁합이 잘 맞습니다. 메밀이나 모시조개 역시 태양인에게 어울리는 식품이지요. 모시조개 5컵에 청주 5컵을 붓고 약한 불로 냄비 바닥에서 거품이 자작자작 일 때까지 끓인 다음 그 즙에 메밀가루 5컵 가량을 넣어 반죽하여 밀전병같이 납작한 모양으로 빚어 햇볕에 말려서 이 덩어리를 그릇에 담고 찰랑거릴 정도로 청주를 부어 햇볕에 말린 후 1일 3회씩 복용합니다.

메밀과 무

메밀과 무는 궁합이 잘 맞습니다. "메밀 독을 풀려면 무를 찧어서 즙을 내어 마시라"고 〈동의보감〉에서도 밝힌 바 있습니다. 메밀가루는 겉껍질이 일부 섞여 빛깔이 거뭇거뭇하고, 껍질 부분의 살리실아민과 벤질아민이 몸에 부담을 줄

수 있는데, 이 성분을 완화해주는 것이 무입니다. 무에는 섬유질과 비타민 C, 효소가 풍부하므로 해독작용을 합니다. 또 소화가 비교적 잘 안 되는 메밀의 단점을 무에 있는 각종 소화효소가 보완해 줍니다.

메밀과 오렌지

비타민 D는 비타민 C와 함께 섭취할 때 그 효과가 월등히 높아지므로 메밀로 만든 음식을 먹을 때 파파야·오렌지·단감·딸기 등을 배합해서 먹으면 아주 좋습니다.

메밀과 당귀

메밀에는 엄청난 당질이 함유되어 있어 두뇌 활동을 빠르게 합니다. 이때 비타민도 필요하므로 당귀차를 마시세요. 당귀차는 뇌세포의 핵분열을 촉진해서 세포 생명력을 연장하고 기억세포의 기능을 강화합니다.

○● 메밀로 만들어 먹을 수 있는 궁합 맞춘 음식

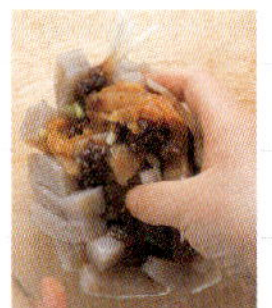

메밀로는 수제비를 만들어 먹거나 메밀국수를 만들어 드세요. 혹은 메밀당수를 만들어 먹어도 좋습니다. 메밀당수는 메밀가루를 물에 잘 푼 다음 파의 흰 뿌리 부분과 막걸리를 넣고 끓여 설탕을 탄 음식으로 여름철 냉방병에 좋고, 얼굴이 창백한 여성의 미용제로 활용해봄직한 음식입니다. 메밀 삶은 물에는 비타민 B군과 루틴 등이 용해되어 있으므로 버리지 말고 먹어야 합니다. 그러나 메밀은 몸을 냉하게 하므로 평소 위장기능이 안 좋거나 몸이 찬 체질은 많이 먹지 않도록 하고, 또 알레르기성 체질은 금하는 것이 좋습니다.

○● 메밀과 태양인

메밀은 음식을 먹으면 잘 울렁거리거나 먹은 것을 토할 때 효과가 있습니다. 그래서 '얼격' 혹은 '반위'라는 병증이 흔히 잘 나타나는 태양인에게 좋습니다. 단, 태양인은 맵고 자극성 있는 음식이 나쁘므로 메밀국수를 맵게 비벼 먹는 것은 안 좋습니다. 한편 메밀은 돼지고기나 양고기와 안 맞습니다.

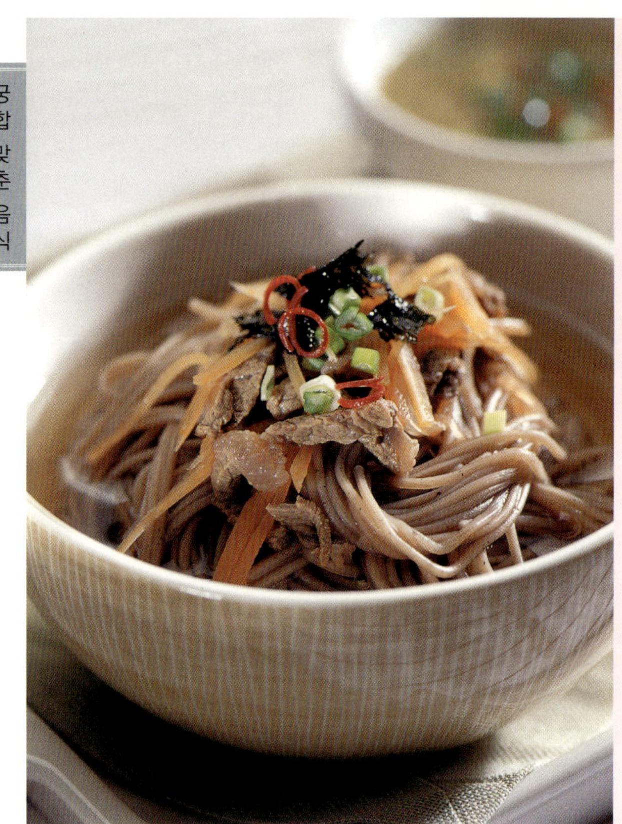

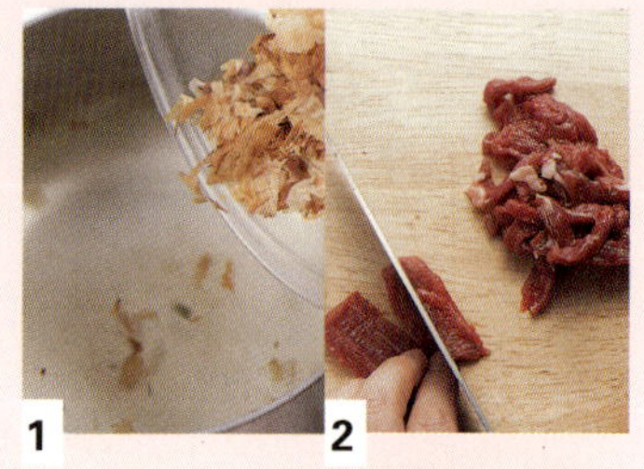

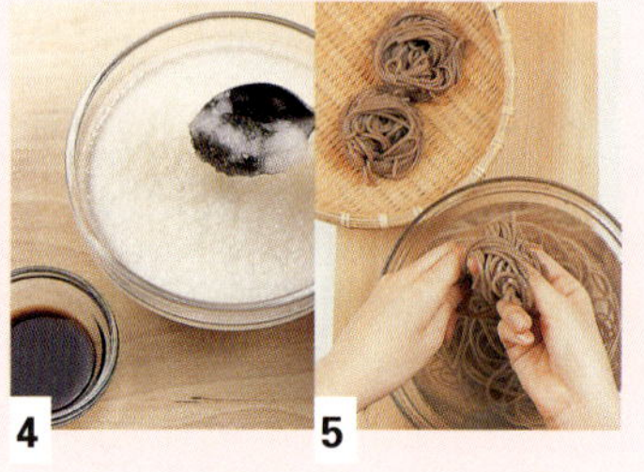

메밀과 무의 만남
온메밀국수와 무즙소스

주재료 메밀국수 280g,
쇠고기등심 100g,
당근 30g, 실파 5대,
홍고추 1/2개, 김 1/2장

[국수국물] 다시마 사방 10cm
2장, 물 6컵, 가다랭이포 3큰술,
간장 1큰술

[무즙소스] 무 100g,
간장 3큰술, 다시마 우린
물 1/2컵, 고추냉이 1큰술,
송송 썬 실파 2큰술

1 냄비에 물을 붓고 끓으면 다시마를 넣어 끓인 후 간장과 맛술을 넣어 한소끔 끓여 불에서 내리고 가다랭이포를 넣고 1분 후에 건져 둔다.

2 당근과 쇠고기는 곱게 채썰어 익혀 놓는다.

3 실파는 1cm 길이로 썰고, 홍고추는 곱게 채 썬다. 김은 살짝 구워 가위로 잘라 둔다.

4 무를 믹서기에 곱게 갈아서 무즙 소스에 섞는다.

5 메밀국수를 삶아 찬물에 헹궈 물기를 뺀다.

6 삶아 놓은 국수를 그릇에 담고 뜨거운 국물을 부은 후 실파, 홍고추채, 김을 뿌리고 볶아 놓은 당근채와 쇠고기채를 얹고 무즙 소스를 곁들인다.

006 보리

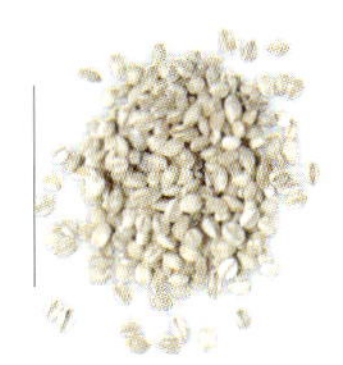

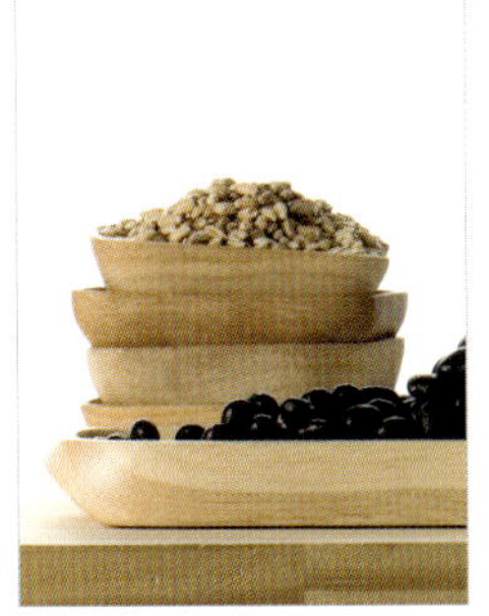

보리는 맛이 짜고, 독이 없습니다. 성질이 약간 차지요. 혹은 성질이 따뜻하다는 설도 있습니다. 보리의 주성분은 전분과 단백질입니다. 비타민 B_1·B_2·E 등도 고루 들어 있지요. 그러나 비타민 C는 없습니다. 셀레늄, 페놀도 함유되어 있으며 식이섬유는 쌀의 3배나 된답니다. 그래서 〈명의별록〉에는 보리가 "오곡의 으뜸"이라고 했습니다.

보리는 가을에 심은 것이 약효가 많고, 봄에 심은 것은 약 기운이 부족합니다.

심장질환에 매우 좋습니다

보리는 피속의 독기를 풀어 피를 맑게 합니다. 때문에 혈맥을 젊게 하고 얼굴빛을 곱게 하며 심장질환에 좋고 피속에 콜레스테롤이 쌓이지 않도록 막아 줍니다. 보리에 들어 있는 베타글로켄이라는 섬유소가 콜레스테롤을 낮추기 때문입니다. 베타글로겐은 보리의 껍질 가까이에 많이 들어 있으므로 가공이 안 된 보리를 사용하는 것이 좋습니다.

오장을 든든하게 합니다

보리는 기운을 돋우어 허한 것을 보하고, 오장을 든든하게 합니다. 그러므로 오래 먹으면 살이 찌고 건강해지며 몸이 윤택해집니다. 또 장의 활동을 도와 설사를 멎게 하며, 소화를 촉진하고 타액 분비를 활발하게 하여 식욕을 돋워 줍니다. 또한 위나 장의 기능 이상에 의해 생긴 피부트러블을 개선하는 데도 도움이 되며, 구내염이나 구취에도 좋습니다.

체내 노폐물을 없애고 각기병 예방에 좋습니다

보리는 각기병 예방에 좋습니다. 또 체내 노폐물을 없애고 산성화된 몸을 알칼리성으로 중화합니다. 해열작용과 이뇨작용, 소염작용이 있어 방광염, 부종에도 좋습니다.

소화성궤양 치료에 효과가 있습니다

특히 보리에는 알란토인 성분이 들어 있는데, 만성 골수염과 소화성궤양 치료에 효과가 있습니다. 보리에 함유된 셀레늄은 활성산소를 무독화하는 글루타티이온페록시다아제 효소에 필요한 성분이므로 암 예방에도 좋습니다.

Good **잘 맞 는 _ 음 식 궁 합**

보리와 꿀

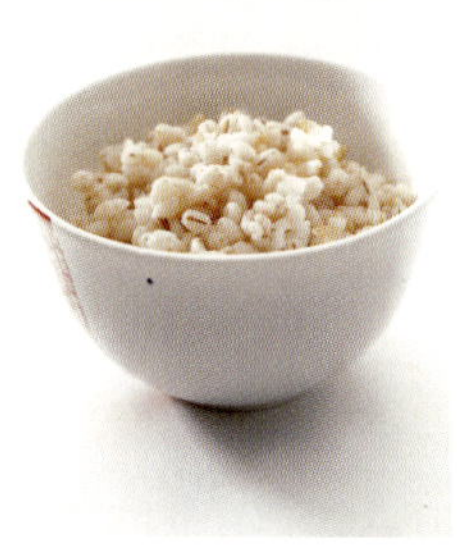

꿀은 보리의 보조약이 됩니다. 보릿가루 500g을 꿀 500cc와 섞어 덩어리로 뭉쳐서 냄비에 넣고 실온에서 3일 동안 둔 다음 한 번에 100g씩 하루 두 번, 식사대용으로 먹으면 항암치료에 도움이 된다고 합니다. 또 갑자기 소변을 잘 못 보고 배뇨통이 심한 데에 보리 끓인 물에 생강즙과 꿀을 타서 차 대신 드시면 효과가 있습니다.

보리와 아몬드 · 아보카도

보리는 셀레늄을 함유하고 있는데, 셀레늄은 비타민 E와 배합되면 항산화작용이 향상됩니다. 비타민 E 함량이 높은 식품은 아몬드, 해바라기 기름, 면실유,

아보카도 등입니다.

보리와 술

보리는 술독을 풀어 줍니다. 술독으로 비타민 B_1이 결핍되면 간과 위가 나빠지고, 치매화하는 베르니케 뇌증에 이르게 되는데, 이때 비타민 B_1이 풍부한 보리를 섭취하면 좋습니다. 갈색 심이 있는 시커먼 보리로 밥을 지어 드세요. 이때 국화차를 함께 먹으면 효과가 더 빠릅니다.

보리와 귀리 · 밀

보리와 귀리를 배합하면 페놀, 식이섬유 등의 섭취가 늘어나 대장암 예방과 치료에 좋습니다. 보리와 귀리는 모양이 비슷합니다. 보리의 껍질이 얇은 편입니다. 귀리의 멜라토닌은 생강이나 토마토의 3.5배, 바나나의 4배 가량이나 되지요. 한편 보리와 밀을 배합해도 페놀, 식이섬유, 셀레늄 등을 더 많이 섭취할 수 있어 특히 결장암 예방에 좋습니다. 두 가지를 껍질째 빻아 먹으면 섬유질을 많이 섭취할 수 있어 배변량이 2배로 늘어납니다. 또 두 가지를 배합하면 글루타민 섭취도 좋아져서 두뇌 활동이 원활해집니다.

○● 보리로 만들어 먹을 수 있는 궁합 맞춘 음식

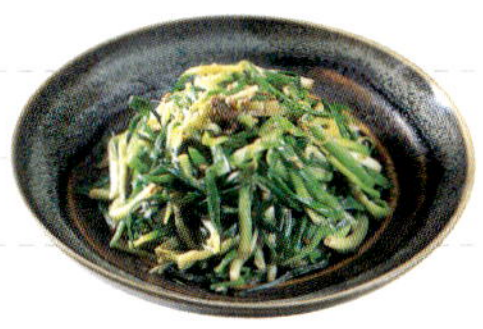

〈본초강목〉에는 "보리는 밥을 지어 먹으면 유익하고, 죽을 쒀 먹으면 심히 활한다"고 했고, "갈아서 가루 내어 된장을 만들면 심히 달고 맛이 좋다"고 했습니다. 이처럼 보리로 여러 가지 음식을 만들어 먹을 수 있습니다. 예를 들어 밥, 죽, 된장, 고추장, 수제비 등이 있습니다. 또 보리로 술이나 식초를 만들기도 합니다. 특히 보리로 식초를 만든 후 남은 찌꺼기를 볶아 근육과 관절의 통증이 있을 때 환부를 싸매면 효과가 있습니다. 그러나 보리는 잘 익혀 먹으면 이롭지만 덜 익히면 성질이 차지므로 사람을 상하게 합니다. 또 속이 냉하여 설사를 잘 하거나 모유가 적은 산모는 먹지 않는 게 좋습니다. 열이 많으면서 뚱뚱한 체질에 좋습니다.

007 수수

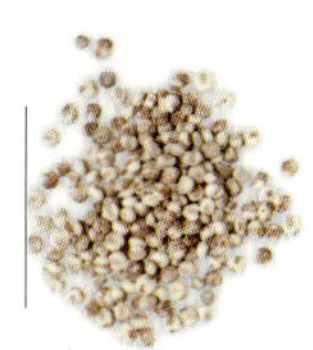

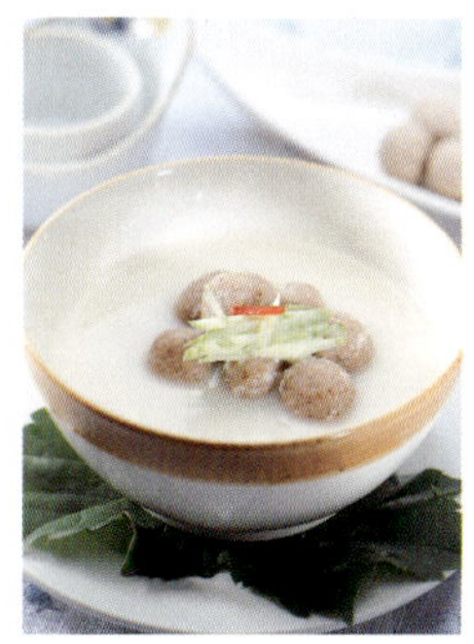

수수는 봄에 씨를 뿌리면 가을에야 거두어들이는 게 보통이지만 빨리 자라는 조생종은 생육기간이 매우 짧아서 씨를 뿌리고 약 80일 가량만 지나면 거두어들일 수 있을 정도입니다. 수수의 빛깔은 흰색, 누런색, 갈색, 적갈색 등 여러 가지인데 녹말의 성질에 따라 메수수와 찰수수로 나뉩니다. 수수는 맛이 달고 깔깔하며 혹은 떫습니다. 성질은 따뜻하고요. 독은 없습니다. P-하이드록시만델로니트릴-글루코오스를 함유하고 있습니다. 이를 가수분해하면 P-하이드록시벤질라민, HCN 및 글루코오스가 생성됩니다.

구토와 설사를 멈추게 합니다

수수는 속을 따뜻하게 합니다. 위와 장의 기능을 조절하여 구토와 설사를 멈추게 합니다. 따라서 갑자기 배가 아프면서 심한 구토와 설사를 일으키는 콜레라, 세균성 식중독, 급성 위장염 등을 다스리지요.

또한 식욕이 없을 때도 좋고, 소변이 시원치 않을 때도 좋습니다. 또 소화기암은 물론 남녀의 생식기암에도 도움이 된다고 합니다.

소변불통이나 천식에 좋습니다

수수 뿌리도 약으로 씁니다. 맛이 달고 성질은 평이하지요. 해수나 천식을 가라앉히는 작용이 있으며, 이뇨작용도 합니다. 따라서 소변불통이나 천식에는 수수 뿌리를 진하게 달여 마시면 효과를 볼 수 있습니다. 아니면 수수떡을 해 먹어도 좋습니다. 메수수보다 찰수수가 효과가 있습니다.

자궁출혈 · 산후출혈을 다스립니다

열을 내리고 습기를 제거하며 부기를 가라앉힙니다. 정신을 안정시키는 효능이 있어 마음을 편안하게 해 줍니다. 위통을 멎게 하며, 지혈작용이 있어서 자궁출혈이나 산후 출혈을 다스립니다.

Good **잘 맞는_음식궁합**

수수와 설탕

수수와 설탕을 배합하면 급성 위장염으로 구토, 설사할 때 좋습니다. 수수를 볶아 가루 내어 설탕을 조금 섞어 12g씩 물로 드세요. 이를 '수수응이' 라고 합니다. 혹은 수수에 설탕을 섞어 쪄서 먹으면 천식, 해수에 좋습니다.

수수 뿌리와 설탕

수수 뿌리와 누런 설탕을 배합해서 달여 먹으면 기능성 자궁출혈, 산후 출혈에 좋습니다.

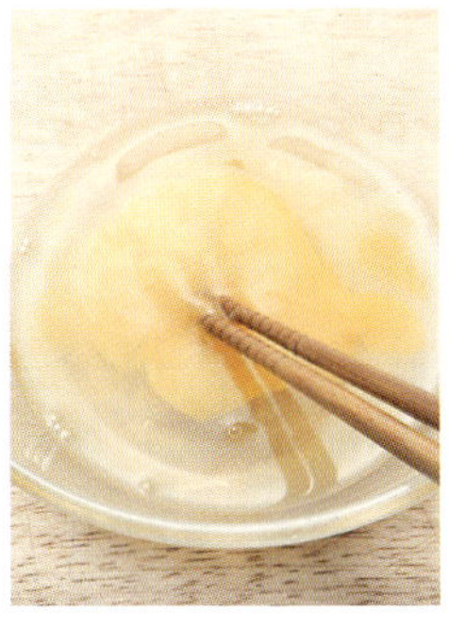

수수와 달걀

수수와 달걀을 배합하면 감기에 좋습니다. 수수로 담근 술 한 컵에 달걀 한 개를 넣고 반숙이 될 때까지 데워 뜨거울 때 마시고 곧 이불을 덮고 땀을 내면서 한잠 자고 나면 거뜬해집니다. 감기로 식욕이 떨어지고 장의 연동운동이 제대로 되지 못해서 속이 부글거리며 혹은 설사가 날 때, 또는 감기로 관절 마디마디가 모두 쑤셔올 때 효과가 있습니다.

수수와 부추

수수와 부추를 배합하면 요통 중에서도 특히 성기능 저하를 수반하며 아픈 '신허요통'에 효과가 있습니다. 취침 전에 부추 60g에 물 600cc를 붓고 끓여 한 컵 분량으로 줄어들면, 여기에 수수로 담근 술 1/4컵을 부어 섞어 마시면 됩니다.

수수와 대추

수수와 대추를 배합하면 소아의 소화불량을 개선할 수 있습니다. 〈중초약신의료법자료선편〉에 의하면 수수 37g을 노르스름하게 볶고, 대추 10개는 씨를 뺀 뒤 누렇게 볶아, 이 두 가지를 함께 빻아 가루 내어 먹입니다. 2살 아이에게는 1회 7.4g을 먹이고, 3~5살 아이에게는 1회 11.1g을 하루에 두 번 먹인다고 했습니다.

plus one

○● 수수로 만들 수 있는 궁합 맞춘 음식

수수로 만드는 요리는 다양합니다. **수수개떡**을 비롯해서 **경단, 부꾸미**가 있고 **엿이나 술**을 담가 먹기도 하지요. 수수로 소주를 내린 것을 '**고량소주**'라 하는데 주로 메수수를 원료로 해서 만듭니다. **또 미음·밥·떡·전병 등은 찰수수로는 만들어 드세요.** 그러나 〈본초강목〉에는 메수수로 떡을 만들고 죽을 쑤어 먹으며, 찰수수는 찹쌀이나 차좁쌀과 함께 술을 빚고 먹을 것을 만든다고 했습니다. 여하간 수수에는 당질이 많이 들어 있기 때문에 밥뿐 아니라 **엿·과자·떡, 술** 등을 만들어 먹을 수도 있습니다.

○● 집에서 만드는 수수떡

우리나라에서는 아이가 태어난 지 백일이 되면 아기를 위해 백일상을 차렸는데 여기에 빠지지 않은 것이 수수팥떡입니다. 붉은색이 나쁜 것을 물리치는 색이라 여긴 우리 조상들은 붉은색 곡식인 수수와 팥으로 떡을 빚어 아이가 건강하게 잘 자라기를 기원했답니다. 수수팥떡은 아이가 10살이 되기 전까지 매년 생일 때도 해 주는 떡입니다.

찰수수로 밥을 짓듯 익힌 다음 여러 번 치댄 후 찹쌀가루와 물, 설탕, 소금을 섞어 반죽해 경단을 만들어 팥가루를 묻히면 먹기 좋은 수수팥 경단이 됩니다.

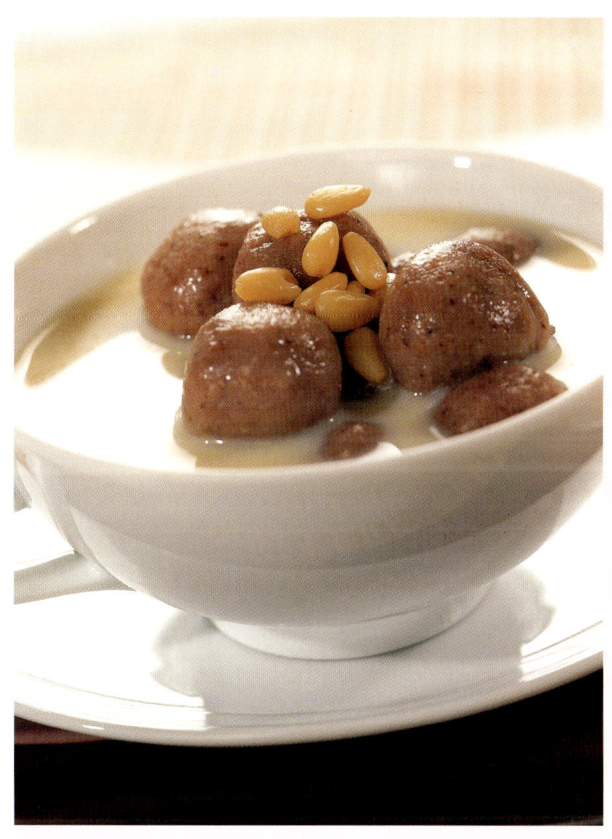

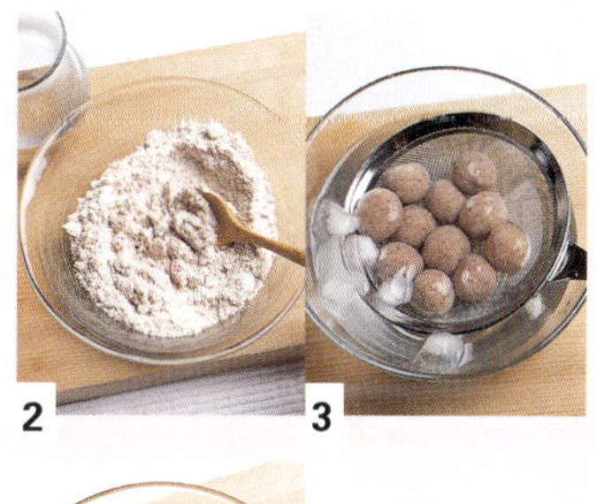

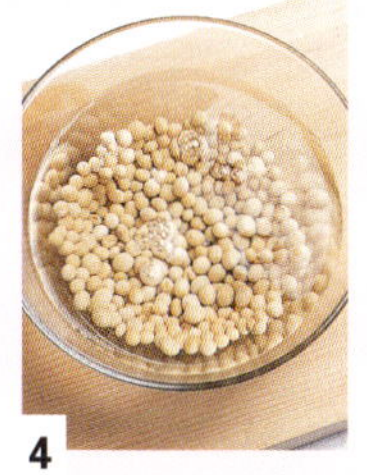

수수와 콩 · 잣의 만남
수수경단 콩국수

주재료 수수 가루 3컵,
노란콩 1컵, 잣 1큰술
생수 5컵, 소금 조금

1 수수는 씻은 후 5시간 정도 불려 체에 밭쳐 물기를 빼고 방 앗간에서 곱게 가루로 빻는다.

2 수수 가루는 체에 한 번 내린 후 소금을 넣고 따뜻한 물을 부어 부드럽게 익반죽을 한다.

3 수수 반죽한 것은 비닐봉지에 싸서 20분 정도 두었다가 다 시 한 번 치댄 후 지름 2cm 크기의 완자로 빚어 넉넉한 끓 는 물에 넣고 끓이는데 동동 떠오르면 건져 얼음물에 담가 차게 식힌 뒤 체에 건져놓는다.

4 콩은 반나절 정도 물에 담가 불린 후 삶아 껍질을 벗긴 다 음 생수 5컵을 붓고 곱게 갈아 체에 밭친다.

5 수수경단을 담고 차게 두었던 콩 국물을 붓고 잣을 띄워낸다.

008 옥수수

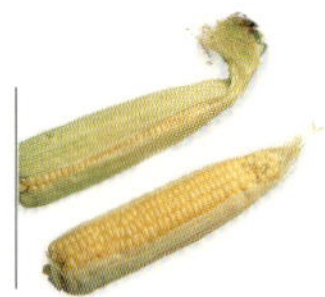

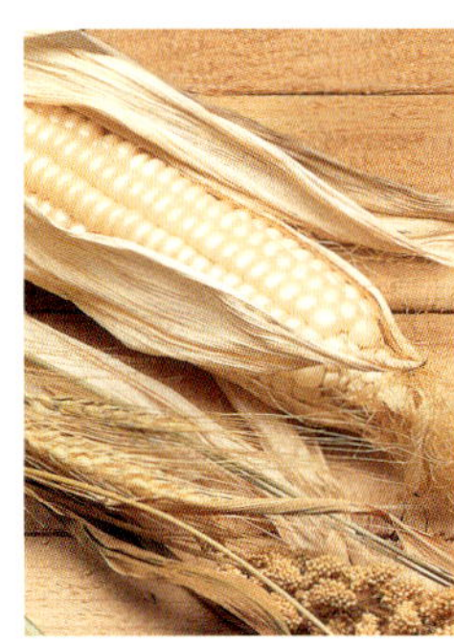

옥수수 열매는 맛이 달고 성질은 평이하며 독은 없습니다. 주성분은 전분이지요. 비타민 B류를 함유하고 있지만 다른 곡류에 비해 비타민 B_6의 함량이 매우 적습니다.

그 밖에 카로티노이드, 케르세틴, 펙틴 등도 함유하고 있고, 칼슘에 비해 인 함량이 높은 편이지요.

한편 옥수수 씨눈에는 올레산, 리놀산 등 불포화지방산과 레시틴, 비타민 E가 풍부합니다.

장의 연동운동이 활발해집니다

옥수수는 위와 장을 튼튼히 합니다. 소화효소 작용으로 소화액의 분비를 높여 식욕과 소화를 촉진하고, 장의 연동운동을 활발하게 해 주지요. 따라서 변통이 조절되며, 장내 유익균의 기능도 돕습니다.

항암효과도 기대할 수 있습니다

폐를 보익하며 마음을 가라앉힙니다. 특히 옥수수에는 멜라토닌 성분이 함유되어 있어 항암효과가 기대됩니다.

또 옥수수 추출물이 잇몸질환 치료제의 주성분으로 쓰일 만큼 잇몸질환 치료 효과도 있습니다.

혈중 콜레스테롤 수치를 낮춰 줍니다

한편 옥수수 씨눈 속의 리놀산을 비롯한 불포화지방산은 혈중 콜레스테롤 수치를 낮추는 효능이 있고, 비타민 E는 미용비타민으로 피부건조와 노화를 방지합니다.

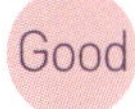 **Good** **잘 맞는_음식궁합**

옥수수와 우유

옥수수와 우유는 궁합이 잘 맞습니다. 옥수수에는 필수아미노산인 라이신이 들어 있지 않고 트립토판도 거의 없습니다. 따라서 고단백이면서 거의 모든 무기질을 갖고 있고 비타민도 25종이나 갖고 있는 우유를 배합하면 좋습니다.

옥수수와 완두콩 · 표고버섯

옥수수와 완두콩 · 표고버섯을 배합하면 좋습니다. 옥수수에는 비타민 D가 극히 적고 비타민 C는 전혀 없습니다. 따라서 비타민 C가 풍부한 완두콩과 비타민 D가 풍부한 표고버섯을 배합해 먹으면 좋습니다.

옥수수와 고등어

옥수수기름은 고질적인 편두통에 효과가 좋습니다. 따라서 편두통에 좋은 고등어를 옥수수기름으로 튀겨 드셔 보세요. 그 효능이 상승됩니다.

옥수수와 양파 · 마늘 · 두유

〈한방가정요법대전〉에는 "양파와 마늘을 잘게 썰어 잘 볶아 그 기름에 옥수수를 넣고, 두유로 화이트소스를 만들어 걸쭉한 콘수프를 만들면 대단히 맛있는 스태미나식이 된다"고 했습니다.

옥수수와 귀리

옥수수와 귀리를 배합하면 멜라토닌을 더 많이 섭취할 수 있습니다. 멜라토닌 함유량을 보면 옥수수는 1366, 귀리는 1769(단위 Pg/g)이나 됩니다. 따라서 옥수수와 귀리를 배합해 빵을 만들어 먹으면 좋습니다. 멜라토닌은 송과체에서 분비하는 물질로 생체리듬을 조절하고 스트레스를 완화해 줍니다. 또 면역력을 키우고 노화를 방지하며, 암 치료 효과를 높이는 물질입니다.

옥수수와 바나나

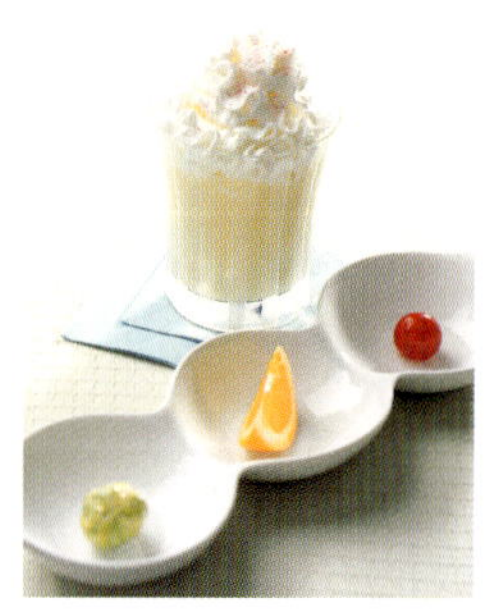

옥수수와 바나나를 배합하면 에너지 공급원이 되어 피로를 빨리 회복할 수 있다고 〈조선일보〉에 발표된 적이 있습니다. 즉 옥수수는 당질이 풍부해 좋은 에너지원이 되는데다가 바나나의 비타민 C가 신진대사를 촉진해서 좋다는 것입니다. 한편 멜라토닌을 다량 함유하고 있는 옥수수(1366Pg/g)에 역시 멜라토닌을 함유하고 있는 바나나(460Pg/g)를 배합하면 멜라토닌도 더 많이 섭취할 수 있습니다.

옥수수와 메밀

옥수수에는 비타민 B₆가 다른 곡류와는 달리 매우 적어 펠라그라라는 피부병에 걸리기 쉽고 발육도 좋지 않게 됩니다. 따라서 옥수수를 먹을 때 단백질이 풍부한 메밀을 배합해 보충하는 것이 좋습니다.

옥수수와 패주

옥수수는 신경을 안정시켜 주는 작용도 합니다. 패주(조개)와 함께 조리해 먹으면 눈이 피로한 것도 가시게 하고 마음도 안정시켜 줍니다.

---

plus one

○● 옥수수로 만들 수 있는 궁합 맞춘 음식

옥수수로 술을 비롯해 떡, 죽 등을 해 먹고 옥수수를 쪄서 먹거나 옥수수로 기름을 짜서 이용합니다. 옥수수가루로 빵도 만듭니다. 옥수수차를 끓여 드셔도 좋습니다.

고랭지에서 자라는 옥수수는 알맹이가 치밀하고 단단하여 맛이 좋습니다. 그러나 옥수수는 시간이 지나면 당분이 전분으로 변하기 때문에 단맛이 없어지고 딱딱해집니다.

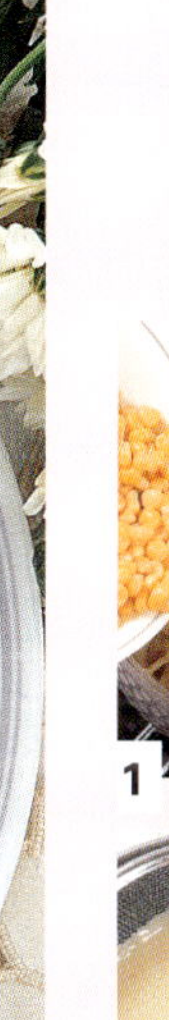
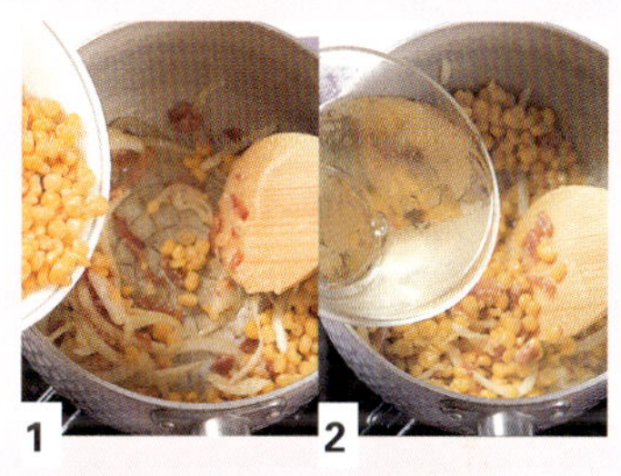
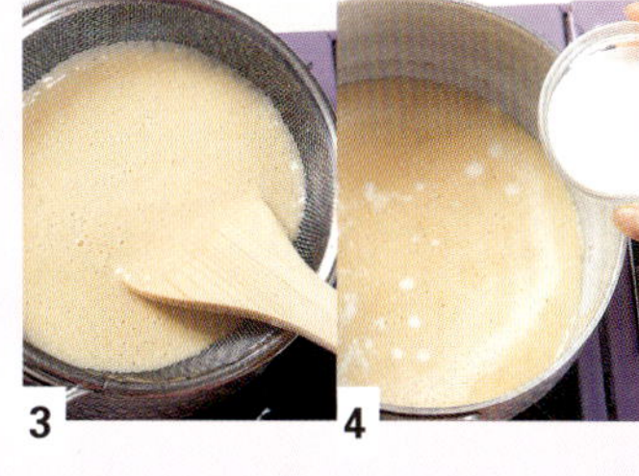

옥수수와 우유의 만남

옥수수수프

주재료 옥수수 알맹이 1컵,
양파채 조금, 베이컨 1쪽,
닭육수 1컵, 우유 1/2컵,
버터 2큰술,
설탕 · 생크림 · 밀가루
1큰술씩, 소금 적당량

1 냄비에 버터를 녹여 잘게 썬 베이컨과 양파채, 밀가루를 볶
다가 옥수수 알맹이를 넣는다.

2 볶은 재료에 닭육수를 붓고 푹 끓여 식힌 후 믹서에 곱게
갈아 체에 내린다.

3 체에 내린 수프에 우유를 넣고 끓여 농도를 확인한 다음
설탕을 넣는다.

4 끝으로 소금과 생크림으로 맛을 낸다.

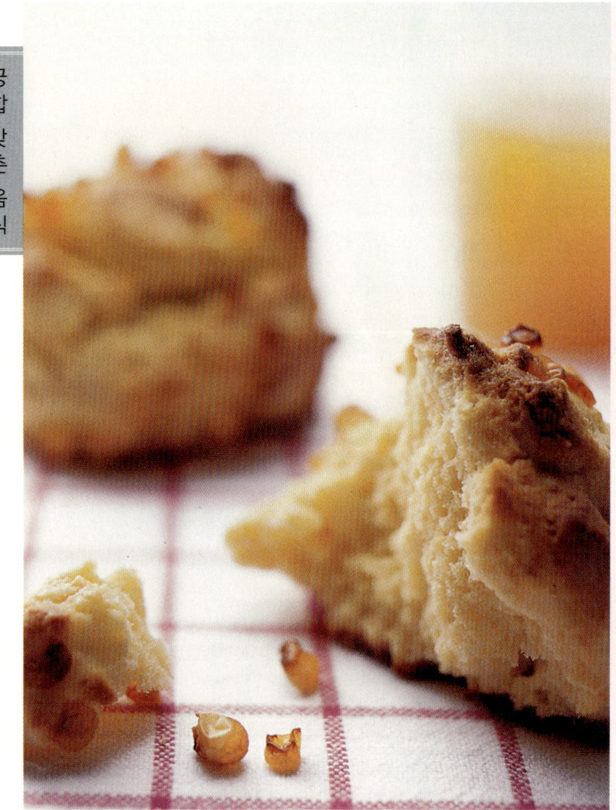

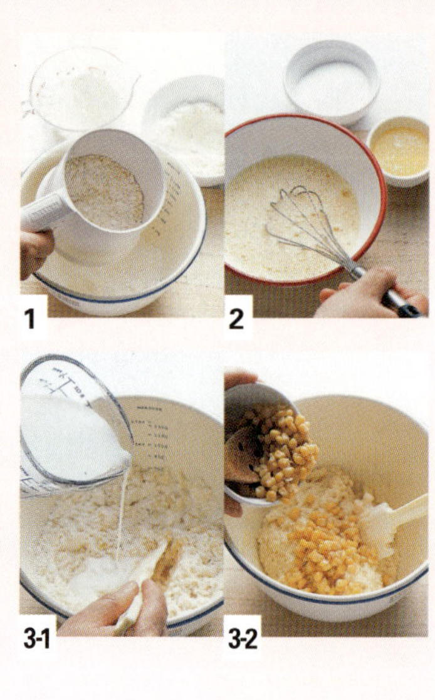

옥수수와 밀가루의 만남

옥수수빵

주재료 옥수수통조림 1개,
옥수수가루 180g,
박력분 밀가루 240g
[기타재료] 버터 100g,
우유 150g, 달걀 4개,
베이킹파우더 1/2큰술,
설탕 80g, 꽃소금 1작은술

1 옥수수가루, 밀가루, 꽃소금, 베이킹파우더를 섞어 두 번 이상 체에 내려 놓고 버터는 팬에서 녹여 식힌다.
2 달걀은 거품 낸 후 버터와 설탕을 넣어 곱게 젓는다.
3 반죽 재료에 우유를 붓고 저은 후 고무주걱으로 덩어리가 안 보이도록 섞고 반죽에 옥수수알을 섞는다.
4 팬에 반죽을 적당한 크기로 떼어 놓고 180℃로 예열한 오븐에 넣어 25분간 굽는다. 오븐이 없을 경우 찜통에 찐다.

○● 옥수수수염의 성분과 약효

옥수수수염은 맛이 달고 성질은 평이합니다. 지방유 · 정유 · 교질 · 수지 · 배당체 · 사포닌 · 알칼로이드가 들어 있고, 이 밖에 비타민 C · 이노시톨 · 사이토스테롤 · 말산 · 초산 등이 들어 있습니다.

■ 부종, 신장병에 좋습니다

옥수수수염은 이뇨작용이 뛰어나 부종, 신장병 등에 효과가 있습니다. 또 열을 내리고 기가 위로 치밀어 오르는 것을 내려 줍니다. 따라서 오한, 발열, 두통, 권태를 다스리며 혈압을 낮춰 줍니다. 또 간장과 담낭의 기능을 도와 황달, 간염, 담낭염, 담결석을 다스립니다.

■ 유즙 분비를 촉진합니다

모유 부족이나 급성 유선염, 유선이 단단히 뭉쳐 응어리질 때 좋고, 유즙 분비를 촉진합니다.

■ 코피나 자궁출혈을 치료합니다

혈액의 응고 과정을 가속화하고 혈액 속의 프로트롬빈 함량을 증가시키며 혈소판을 높입니다. 따라서 출혈성 질환에 효과 있어서 코피나 자궁출혈 등을 치료합니다.

○● 옥수수 수염의 약효 ●○

옥수수수염과 율무	월경이 계속되면서 붓는 경우, 월경이 중단되면서 붓는 경우, 부종이 먼저 온 후 월경이 중단되는 경우 등에 옥수수수염에 율무를 배합해서 끓여 마시거나 죽을 쒀 먹으면 효과가 있습니다.
옥수수수염과 돼지고기	달여 먹으면 당뇨병 치료에 도움이 됩니다.
옥수수수염과 인진쑥	차로 끓여 마시면 간염성 황달에 좋습니다.
옥수수수염과 엉겅퀴 · 삼겹살	이 세 가지를 배합해서 삶아 먹으면 신경과로에 의한 토혈을 치료합니다.
옥수수수염과 수박껍질	차로 끓여 마시면 원발성 고혈압 치료에 도움이 됩니다.

009 율무

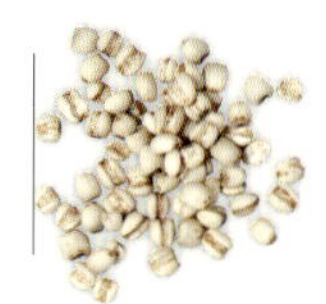

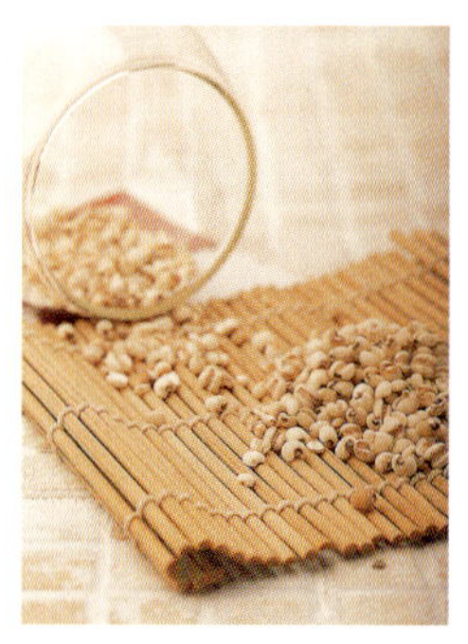

율무는 포아풀과의 한해살이 재배식물입니다. 열매는 두 종류가 있습니다. 하나는 둥글고 껍질이 두꺼우며 단단하고 잘며 차지지 않은 것인데, 보리수씨 같아 염주를 만듭니다. 또 하나는 찹쌀처럼 점성이 있어 치아에 달라붙고 뾰족하며 껍질이 얇습니다. 이것을 식용합니다. 율무는 맛이 달고 싱거우며 서늘합니다. 비타민 B_1이 함유되어 있으며, 코이키에노라이드, 코이키솔 등이 들어 있습니다.

기미 · 주근깨가 없어집니다

율무는 허한 것을 보하고, 기운을 돋우며, 몸을 가볍게 한다고 했습니다. 율무의 단백질 속에 있는 아미노산 분해효소에 의해 신진대사가 더 활발해지지요. 따라서 피부와 체내의 노폐물을 체외로 빨리 배출하므로 피부미용에도 도움이 되어 기미, 주근깨가 없어지고 살갗도 부드러워집니다. 이 밖에도 사마귀를 없애는 작용을 합니다.

변비에 좋습니다

또 율무의 불포화 성분은 장내 유산균 등의 미생물 발육을 촉진하고 비타민 B_1·B_6 등의 생성을 돕기 때문에 변비에도 좋습니다.

관절염에 효과가 있습니다

〈동의보감〉에는 습기에 의한 저림 증상에 좋다고 했습니다. 따라서 신경통, 류머티즘, 관절염에 효과가 있으며, 관절염 중에서도 염증이 원인이 되어 쑤시고 아프면서 관절이 부었을 때 효과가 있습니다.

성인병 예방에 좋습니다

또 율무는 독특한 효소, 게르마늄의 성분이 있어 암이나 성인병 예방에 좋습니다. 특히 결장암 예방에 뛰어나고, 피부암이나 위암 및 암에 의한 통증을 가라앉히는 데 도움이 됩니다.

부인과 계통의 호르몬 기능을 강화합니다

혈압이상, 치조농루, 구취, 감기예방, 간장 질환 등에 유효하며 부인과 계통의 호르몬 기능도 강화합니다. 또 젖이 잘 나오게 하며, 유아에게 유두를 깨물린 상처도 치료합니다.

Good 잘 맞는_음식궁합

율무와 마름

율무와 마름을 배합하면 이뇨, 해독작용이 강해집니다. 간경화나 간암에 의한 복수 제거에 좋으며 관절이 붓고 아플 때도 좋습니다. 율무 20g과 마름 열매 5개를 함께 끓여 하루에 세 번 나누어 드세요.

율무와 녹찻잎

율무와 녹찻잎을 배합하면 위장의 열로 인한 구취를 치료할 수 있습니다. 율무도 위장을 좋게 하며 치조농루나 구취를 치료하지만 녹찻잎도 수렴작용으로 소화를 촉진하고 항균작용으로 충치균을 제거해 주기 때문입니다.

율무와 파인애플

율무와 파인애플을 배합하면 두 가지 다 신진대사를 촉진하고 비타민 B_1을 함유하고 있기 때문에 당질이 에너지로 변하는 효능이 상승하여 피로회복에 좋습니다.

율무와 매실

율무와 매실을 배합하면 감기예방 또는 감기회복기에 좋습니다. 율무를 숭늉처럼 걸쭉하게 끓인 물에 매실즙이나 매실초를 조금 섞어 드세요.

율무와 둥굴레

율무와 둥굴레를 배합하면 소염작용이 뛰어나고 기미, 주근깨, 여드름에 좋습니다. 둥굴레차를 끓일 때 율무를 함께 넣으세요. 비만치료에도 도움이 됩니다.

율무와 동아

율무와 동아를 배합하면 체내의 수분이 제대로 대사되지 못하여 속칭 '물살' 이 찐 경우에 좋습니다. 또 율무와 동아는 모두 기미와 주근깨를 없애는 작용을 하지요. 율무는 하룻밤 담갔다 쓰며, 동아는 껍질을 벗긴 뒤 씨를 빼고 씁니다.

율무와 얼룩조릿대

율무와 얼룩조릿대를 배합하면 율무의 신경안정 효과와 얼룩조릿대의 울화 진정작용이 어우러져 화기가 치솟는 불안, 초조, 불면을 다스립니다.

---

plus one　　　　○● 율무로 만들어 먹을 수 있는 궁합 맞춤 음식

율무로 미숫가루, 지짐, 경단 등을 해 먹기도 하지만 차로 끓이거나 죽 또는 밥을 해 먹는 경우가 많습니다. 율무차는 율무를 씻어 물기를 뺀 후 프라이팬에 볶아 끓이며, 율무죽이나 율무밥은 쌀에 10~20%의 껍질 벗긴 율무를 물에 불렸다가 섞으면 좋습니다. 차로 끓일 때는 껍질이 붙은 채로 볶아서 쓰며, 죽이나 밥을 할 때는 껍질을 없애고 씁니다. 단, 율무는 때로 악성 빈혈을 일으킬 수 있으므로 주의해야 하고, 임신 중에는 금합니다.

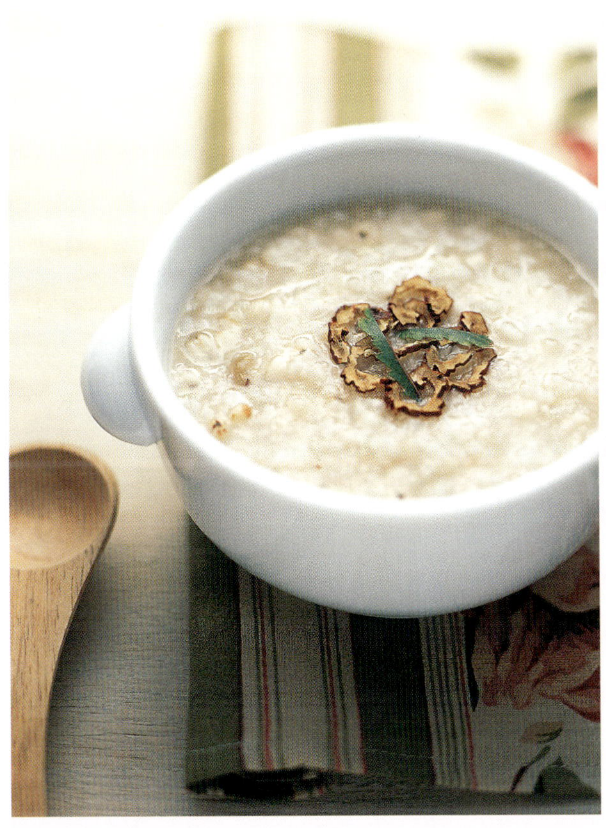

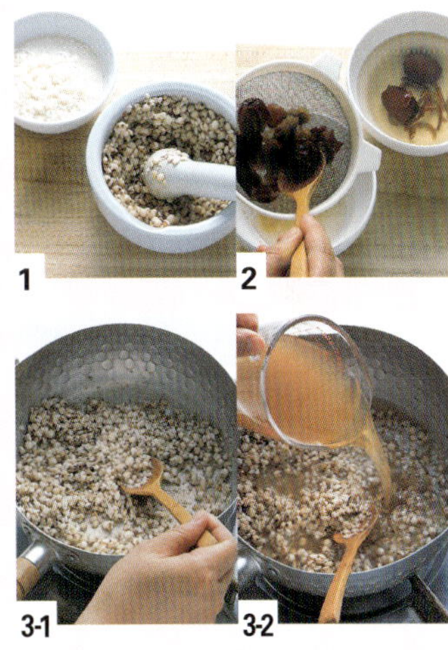

율무와 대추의 만남

율무대추죽

주재료 율무 1/3컵,
멥쌀 5큰술, 대추 8알
[기타재료] 소금 조금,
들기름 1작은술, 물 6컵

1 율무는 깨끗하게 씻어 물에 충분하게 담가 부드럽게 불리
고 멥쌀도 깨끗하게 씻어 물에 충분하게 불려 율무와 함께
방망이로 굵게 으깬다.

2 냄비에 깨끗이 씻은 대추와 물을 담고 끓인 다음 푹 무르
면 체에 넣고 수저로 으깨가며 걸러 대추 단물을 곱게 내
린다.

3 냄비에 들기름을 두르고 율무와 멥쌀을 넣어 볶다가 대추
단물을 붓고 끓인다.

4 율무와 쌀이 완전히 퍼져 죽이 부드럽게 되면 불을 아주
약하게 줄여 충분하게 끓인 후에 소금으로 간을 맞춘다.

○● 율무식초와 궁합

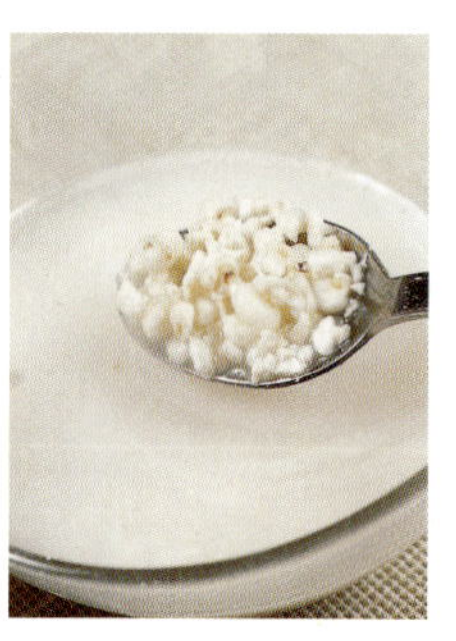

■ 율무식초 만드는 법

① 율무 500g, 쌀누룩 250g, 드라이이스트 2g, 자연수 2ℓ를 준비한다.

② 율무를 물에 씻어 불순물을 제거한 후 12~24시간 동안 물에 담가 둔다.

③ 그 후 건져내어 찜통으로 약 80분 정도 찐다.

④ 찐 율무를 절구통에 넣고 찧어 여기에 쌀누룩을 골고루 섞고, 생수를 부어 죽 상태로 만든다.

⑤ 여기에 드라이이스트를 잘 섞은 후 용기에 담아 베보로 덮고 노끈으로 동여 맨 후 직사광선이 비치지 않고 비교적 온도가 일정한 곳에 보관하는데, 용기를 덮은 베보 위에 깨끗이 닦은 10원짜리 동전을 올려놓는다.

⑥ 약 6개월이 지나면 위에 올려놓은 동전이 청록색으로 변하는데, 이때가 1단계가 완성된 것이다.

⑦ 다시 4~6개월 정도 그 자리에 그대로 두면 율무식초가 완성된다. 이것을 걸러서 맑은 액체만 받아 용기에 넣어 보관한다.

■ 율무식초를 만들 때 주의할 점

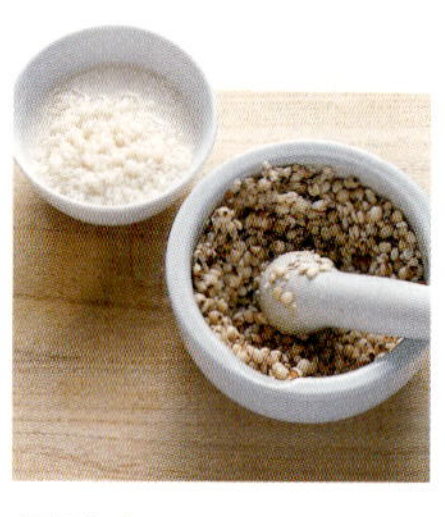

첫째, 광선이 통하지 않는 용기를 사용하여 식초를 담그고, 식초가 다 된 후에도 역시 광선이 통하지 않는 용기에 넣어 보관해야 한다.

둘째, 플라스틱 또는 금속제의 용기를 사용하면 안 된다. 식초의 강한 성분에 의하여 용기 자체의 유독성 물질이 용해되어 나오거나 용기가 부식할 염려가 있기 때문이다.

셋째, 공기 소통을 원활하게 해 주고 중간에 장소를 옮기지 말아야 한다.

넷째, 1단계가 완성됐을 때 표면에 엷은 흰 막이 생기고 술 냄새가 나는데, 잘못된 것은 코를 찌르는 듯 강한 신 냄새가 난다. 두꺼운 막이 생겼으면 잡균이 들어간 것이므로 새로 담가야 한다.

○ ● **율무식초와 잘 맞는 음식궁합** ● ○	
율무식초와 우유	변비에 좋습니다. 이 두 가지 다 통변작용이 있습니다. 특히 율무로 식초를 만들면 장의 연동운동을 더 활발하게 촉진합니다.
율무식초와 마늘	두 가지 다 혈액의 흐름을 원활하게 하므로 고혈압에 좋습니다. 항암효과도 상승합니다.
율무식초와 양파	에너지원의 공급원으로 효과가 있으며 신경안정제 역할을 합니다.
율무식초와 냉이	간 기능을 강화하고 간이 나빠 붓는 데에 좋습니다.

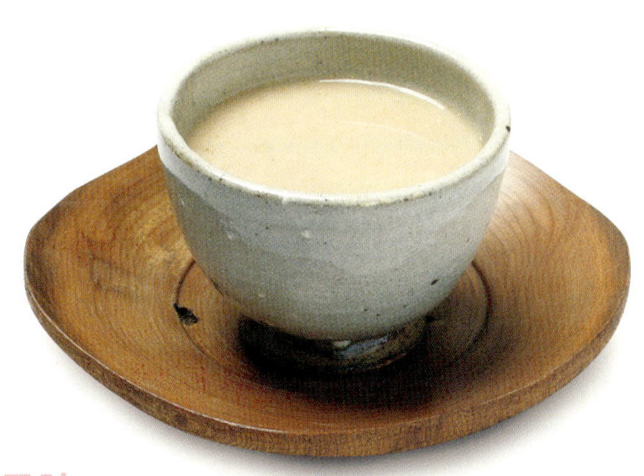

율무차

주재료 볶은 율무 20g, 물 3컵

1 율무에 티가 섞여 있지 않도록 잘 골라 깨끗이 씻은 다음 체에 받쳐 물기를 뺀다.
2 물기가 빠지면 약한 불에서 타지 않도록 서서히 볶은 다음 밀폐용기나 차통에 넣어 보관한다.
3 찻주전자에 볶은 율무 20g을 넣고 중불에서 끓여 따뜻하게 데운 찻잔에 부어 마신다.

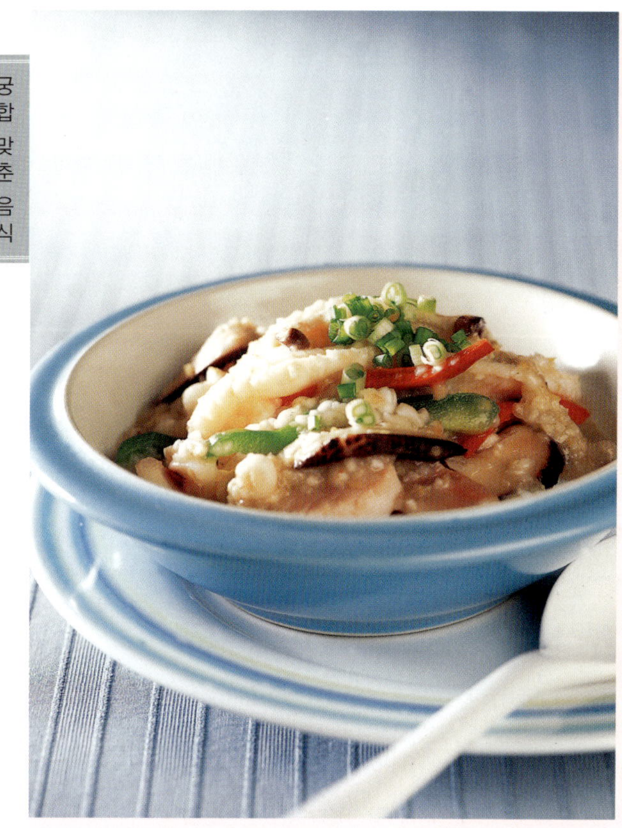

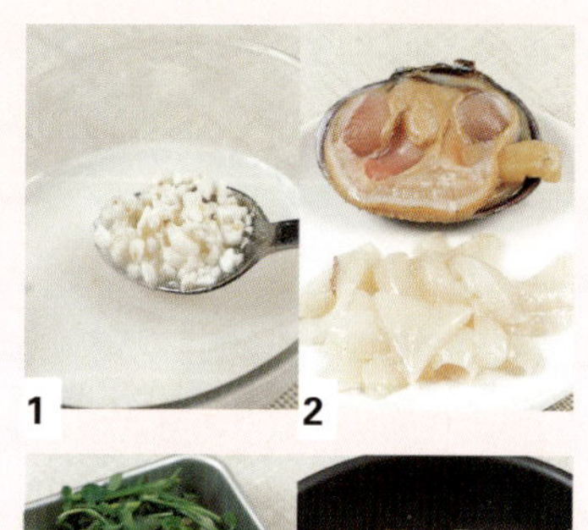

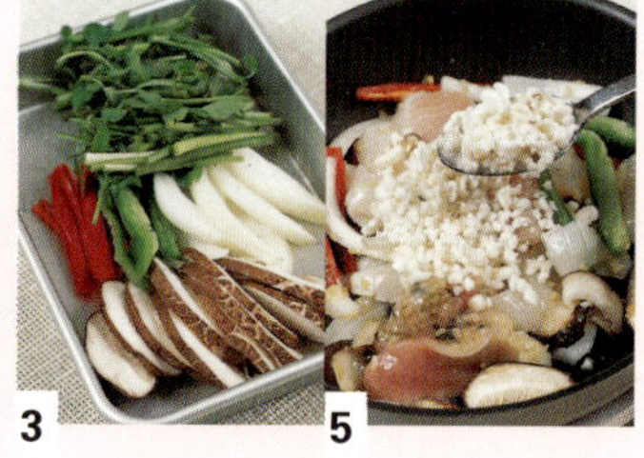

율무와 버섯의 만남

율무해물볶음

주재료 율무 1/2컵,
대합·표고버섯 2개씩,
오징어 1마리, 피망 1/3개,
양파 1/2개, 고추 1개,
미나리 한 움큼
[양념] 쪽파 2뿌리,
마늘 3쪽, 생강 1/2톨,
식용유 2큰술, 진간장 1큰술,
참기름 1/2큰술,
소금 조금, 물 1/3컵

1 율무는 찬물에 2시간 이상 담갔다가 믹서에 간다.

2 오징어는 안쪽에 칼집을 넣고 대합은 살만 꺼내 썬다.

3 표고버섯과 피망, 양파, 고추, 미나리는 깨끗하게 손질해 먹기 좋은 크기로 네모지게 썰거나 어슷하게 썬다.

4 마늘과 생강은 씻어 도톰하게 저미거나 굵직하게 다진다.

5 달군 팬에 식용유를 두르고 마늘과 생강을 볶다가 오징어와 야채를 넣어 볶는다. 여기에 진간장과 참기름, 소금을 넣어 간을 맞춘다.

6 ⑤의 재료가 잘 어우러지면 믹서에 간 율무를 넣고 중불에서 계속 저어가며 눋지 않게 볶다가 물을 붓고 율무가 충분히 익도록 끓인다.

010 조

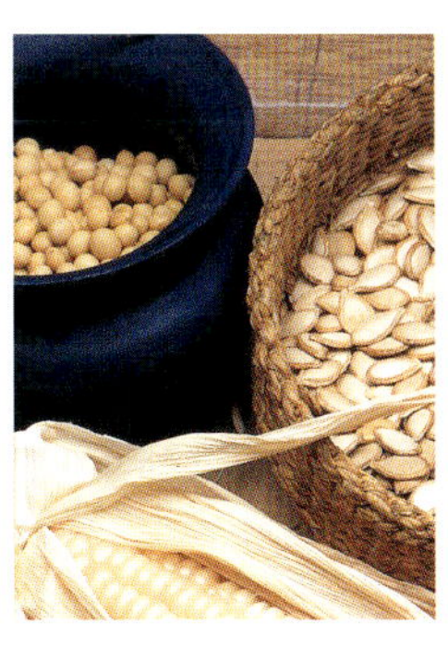

조 열매를 '조'라 하고, 껍질 벗긴 것을 '좁쌀'이라고 합니다. 조는 크게 메조와 차조로 나눌 수 있습니다. 차조는 메조보다 조금 잘고 빛깔이 훨씬 누르고 약간 파르스름합니다.

메조는 맛이 짜고 성질이 약간 냉한 편이며, 묵은 것은 쓰고 냉합니다. 차조는 점성이 있어 차진 편이며 맛은 달고(혹은 시다) 성질이 평이합니다(혹은 열성을 띠고 있습니다). 그래서 메조는 열성체질에 잘 맞고, 차조는 냉한 체질에 좋습니다. 차조에는 멥쌀보다 단백질과 비타민이 많이 들어 있으며 칼로리도 더 높습니다.

메조는 위통과 열성 설사를 다스립니다

메조는 냉한 성질이므로 비위의 속열을 없애 주고, 위통과 열성 설사를 치료합니다. 코피도 다스립니다. 또한 갈증을 다스리고, 특히 당뇨병으로 번갈(가슴이 답답하고 목이 마른 증상)이 심할 때 좋습니다. 소변도 잘 나오게 합니다.

차조는 설사, 치료에 좋습니다

차조는 대장을 편하게 해 주므로 설사 치료에 많이 쓰입니다. 불면증이나 근육과 뼈가 아픈 데에도 쓰입니다. 〈본초강목〉에는 "폐병 환자가 마땅히 먹어야 한다"고 했습니다.

신장기능을 강화합니다

암에는 차조가 좋습니다. 특히 대장암, 폐암에 도움이 됩니다. 또 병으로 허약해진 아기에게 차조미음을 쒀 먹이면 떨어진 기력을 돋우고 신장 기능을 강하게 해 줍니다. 옻이 오른 데도 좋습니다.

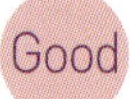 **Good** 잘 맞는_음식궁합

조와 인삼

조와 인삼을 배합하면 병후 회복에 좋습니다. 평소 허약한 경우에도 좋습니다. 좁쌀 1홉에 인삼 4g을 배합하여 뭉근한 불로 좁쌀 알이 뭉그러질 정도로 푹 끓여 체에 밭쳐 그 즙을 드세요.

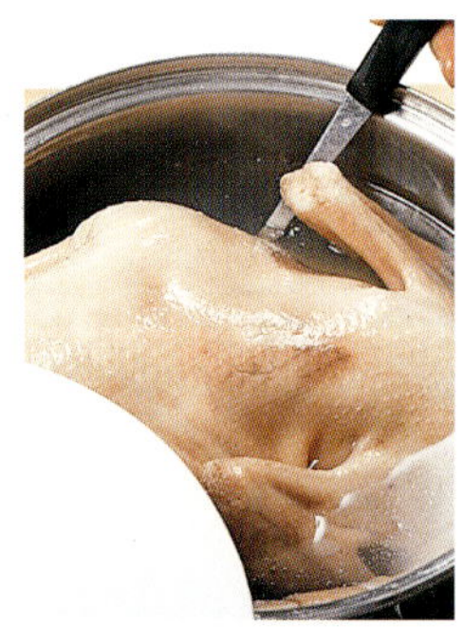

조와 오리고기

조는 오리고기에 체했을 때 아주 효과가 있습니다. 〈천금방〉에 "오리고기를 먹고 병이 되어 가슴이 막히고 얼굴이 붉으며 먹지 못할 때 차좁쌀탕 한 잔을 먹으라"고 했습니다.
참고로 기러기가 좁쌀을 먹으면 몸이 무거워져서 날지 못한다고 합니다.

조와 붕어·해파리

조와 붕어를 배합하면 설사에 효과가 있습니다. 차좁쌀과 붕어로 죽을 쑤는데 파를 넣으면 더 좋습니다. 〈보제방〉에는 차좁쌀·붕어·해파리·파로 죽을 쒀 소금으로 간해서 먹으면 좋다고 했습니다.

조와 생지황

눈이 붓고 열이 나며 벌겋고 아플 때 신 좁쌀 뜨물에 생지황을 즙을 섞은 다음 그 물을 헝겊에 적셔 눈 위를 찜질하면 좋습니다.

조와 식초

조와 식초를 배합하면 구토를 다스립니다. 좁쌀가루를 식초에 타서 먹으면 즉효라고 합니다.

조와 황기

조와 황기라는 약재를 배합하면 임신 중 냉이 많을 때 좋습니다. 차조와 황기 각 40g을 끓여 3회에 나누어 마시세요.

조와 달걀

조와 달걀 흰자를 배합해서 외용하면 악성 종기(독종)에 좋습니다. 차조 날것을 짓찧어 달걀 흰자위에 개어 환부에 붙입니다. 참고로 개에 물린 데, 동상, 옻이 오른 데에는 차조를 날것 그대로 씹어 붙입니다.

Bad 맞지 않는_ 음식궁합

조와 살구씨

좁쌀과 살구씨를 배합하면 구토하고 설사를 합니다.

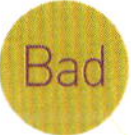

plus one

○● 조로 만들어 먹을 수 있는 궁합 맞춘 음식

메조는 밥, 죽 또는 미음을 만들어 먹거나 가루를 만들어 물에 타 드셔도 좋습니다.

차조는 밥보다 술을 빚어 먹거나 엿을 만들어 먹습니다. 차조와 누룩으로 빚은 막걸리는 '황주'라 하여 약용 술로는 으뜸으로 칩니다. 또 차조로 떡도 해 먹는데, 차조가루를 되직하게 반죽하여 수제비처럼 뜯어 끓는 물에 넣어 익혀서 고물을 묻혀 드세요. 단, 메조는 위가 냉한 경우에 안 좋습니다. 날것은 소화가 덜되고, 익은 것은 기체가 잘 됩니다. 차조는 오장의 기가 체하기 쉽고 이 때문에 풍을 동하며 어지럽게 할 수 있습니다.

011 참깨

참깨는 맛이 달고 성질이 평이합니다. 씨에는 지방유가 60%나 들어 있지요. 그 밖에 올레산, 팔미트산 등 글리세리드, 스테롤, 세서민, 비타민 E 등이 들어 있습니다. 또한 엽산, 니코틴산, 자당, 펜토산, 단백질과 다량의 칼슘이 들어 있습니다.

몸이 가벼워지고 근력을 튼튼하게 합니다

〈동의보감〉에는 참깨를 오래 먹으면 몸이 가벼워지고 늙지 않고 굶어도 배고프지 않으며 허한 것을 돕고 근력을 강하게 하면서 대소장을 윤활하게 하며 모발을 잘 자라게 한다고 했습니다.

머리를 좋아지게 합니다

〈신농본초경〉에는 머리를 좋아지게 한다고 했으며, 〈식료본초〉에는 피부를 윤택하게 해 준다고 했고, 〈일화자본초〉에는 산후 허약을 보한다고 했습니다.

남성호르몬 분비를 촉진합니다

참깨는 레시틴과 비타민 E가 풍부할 뿐 아니라 부신피질 호르몬과 남성호르몬의 분비를 촉진합니다. 따라서 정자와 난자를 숙성하며 정력을 강화합니다. 노화방지, 치매예방 효과도 있으며, 어린이의 성장도 돕습니다.

고혈압 · 심장병을 예방합니다

비타민 E는 말초혈관의 혈액순환을 도와주고 고혈압이나 심장병을 예방하며
중성지방치를 낮추는 한편 냉증을 치료해 주기도 합니다.

해독작용을 합니다

참깨는 간장을 튼튼하게 하며 해독작용을 합니다. 염증과 종양을 없애는 작용
도 뛰어납니다. 바이러스성 기관지염이나 위궤양, 감기 등을 예방합니다.

피로를 풀어 주고 피부 건조를 막아 줍니다

저혈압에 의한 피로를 빨리 회복시킵니다. 특히 리놀레산과 비타민 E가 많고
피부의 건조를 막아 주며 저항력을 키워 주기 때문에 아토피에도 좋습니다.

 **Good** 잘 맞 는 _음 식 궁 합

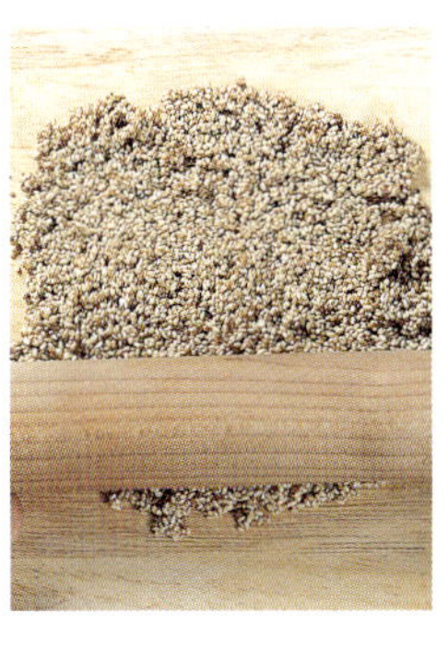

참깨와 시금치

시금치나물을 무칠 때 참깨를 듬뿍 넣으면 시금치의
수산성분이 결석을 만드는 것을 예방할 수 있습니다.
또 참깨가 시금치에 부족한 단백질, 지방 등을 보충해
줍니다.

참깨와 부추

참깨와 부추를 배합하면 정력을 강화하는 데 놀라운 효과가 있습니다. 단, 쇠고
기나 꿀과 함께 먹으면 안 되고 술 마신 후에 먹는 것도 안 좋습니다.

참깨와 꿀

참깨와 꿀을 배합하여 알약을 만든 것을 '정신환' 이라고 하는데, 기혈이 허약

한 데 좋으며 정신을 맑게 하고 기억력을 좋게 합니다. 〈동의보감〉에는 독성이 있는 생선과 날채소를 금하면서 오래 복용하면 장생한다고 했습니다.

참깨와 토란대

참깨와 토란대를 배합하면 산성체질 예방 및 피부미용에 좋고, 잠자다가 여러 번 소변볼 때, 날이 추우면 콧물을 잘 흘릴 때 좋습니다. 토란대 말린 가루에 깨소금을 1:2의 비율로 섞어 조미료처럼 드세요.

참깨와 두유

참깨와 두유를 배합하면 비타민 E 흡수율이 높아져 머리카락이 윤택해지고 노화 방지와 피부미용에 좋습니다. 참깨를 우유, 호두와 배합해도 좋습니다.

참깨와 고추 · 식초

참깨를 고추를 식초에 넣어 우려 먹으면 어린이 발육에 좋으며 생식력 증강, 혈압 안정, 통풍, 전립선염에 유효하고 피부가 고와지고 모유분비도 좋아집니다.

참깨와 산나리뿌리

참깨와 산나리뿌리를 배합하면 신경쇠약증, 갱년기장애에 좋습니다. 산나리뿌리를 튀겨 먹으면 됩니다.

○● 참깨로 만들어 먹을 수 있는 궁합 맞춘 음식

참깨로 죽을 쒀서 많이 드세요. 참깨를 씻어 말려서 볶아 가루를 낸 다음 죽을 쑵니다. 혹은 떡가루를 시루에 안치고 켜 사이마다 깨고물을 덮어서 시루떡처럼 찐 것도 좋습니다. 옛날 노나라의 한 여인은 호마떡(날참깨로 빚은 떡)과 백출이라는 약초를 먹고 곡식을 끊은 지 80여 년 후에도 대단히 젊어지고 하루에 300리 길을 걸을 수 있었다고 합니다. 혹은 참깨와 호두, 대두, 대추를 배합하여 아홉 번 찌고 아홉 번 말려 떡을 만들어 먹으면 곡식을 끊고도 장수할 수 있다고 했습니다. 참깨무침이나 참깨된장을 만들어서 먹어도 좋습니다. 볶은 참깨를 갈아 국에 풀거나 밥에 얹어 먹어도 좋고요.

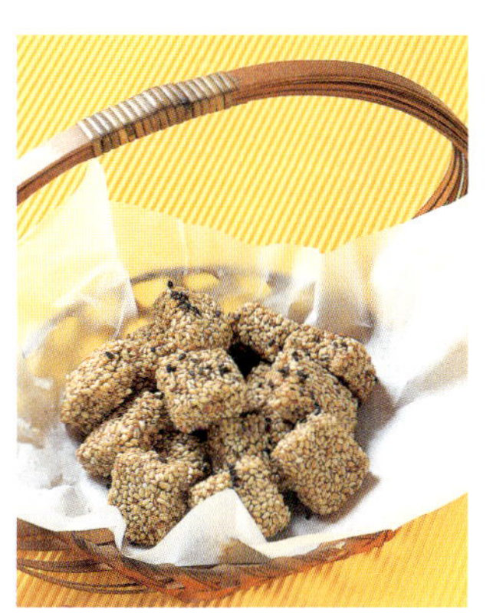

참깨강정

주재료 참깨 2컵, 조청 1/2컵

1 깨끗이 씻은 참깨를 프라이팬에 쏟아 붓고 나무주걱으로 잘 저이 가며 볶는다. 참깨는 센 불에서 재빨리 볶아야 타지 않는다.

2 볶은 참깨에 조청을 부어 골고루 섞어서 반죽한다.

3 참깨와 조청이 잘 섞이면 밀대로 고르게 밀어 적당한 크기로 썬다.

One Plus One

○● 들깨·참기름의 궁합

○● 들깨와 잘 맞는 궁합 ●○

들깨는 깨소금을 만들어 먹거나 들기름을 짜거나 들깨죽을 만들어 먹습니다. 들깨·하수오·구기자를 같은 양으로 배합하여 가루 내어 꿀로 반죽해서 알약을 만들어 먹으면 새치나 탈모 등에 좋습니다. 들깨와 하수오만 배합해도 좋습니다. 활력이 생기고, 흰머리가 검게 되고 주름살이 적어지고, 눈이 밝아집니다. 들깨와 적하수오(검은콩과 함께 찐 다음 검은콩을 제거한 것)를 가루 내어 대추살로 반죽해서 환을 빚어 드세요.

○● 참기름과 잘 맞는 궁합 ●○

〈본초강목〉에는 "기름을 짜는 데는 흰참깨가 우수하나 먹을 때는 검은참깨를 쓰는 것이 좋다"고 했습니다. 생참깨로 짠 참기름은 성질이 찬데, 볶은 참깨로 짠 참기름은 덥습니다. 해독작용을 하고, 악성 콜레스테롤이 몸 안에 쌓이지 않도록 막아 주며, 정자가 만들어지도록 촉진하며 난자를 성숙시키기도 합니다. 참고로 등산할 때 발에 참기름을 바르면 발이 부르트지 않습니다. 사마귀에도 좋습니다. 이때는 참깨의 꽃을 따서 비벼 그 즙을 발라 보세요. 한편 깻묵은 풍기·한기·습기로 몸이 쑤시는 신경통을 치료하는 데 뛰어난 효과가 있습니다.
참기름과 당근, 호박 등 카로틴이 많은 식품을 배합하면 카로틴 섭취를 돕습니다.

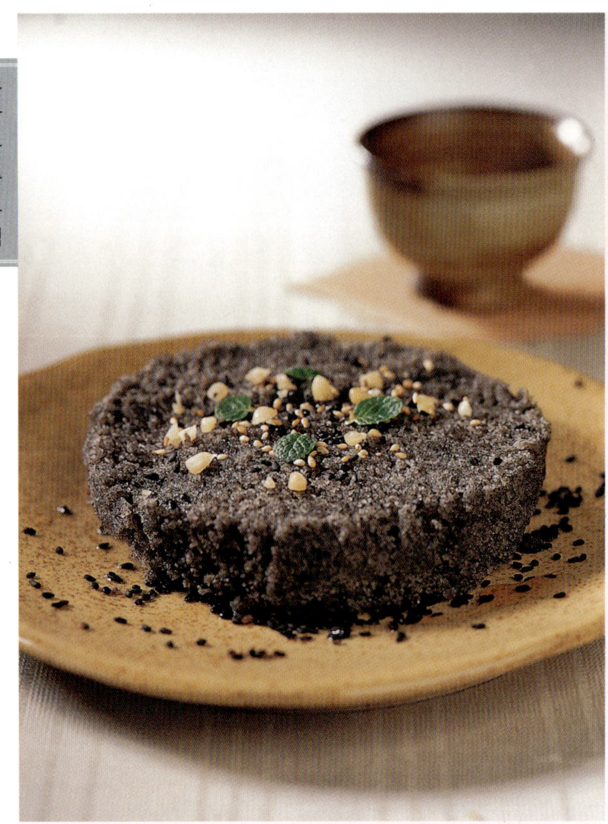

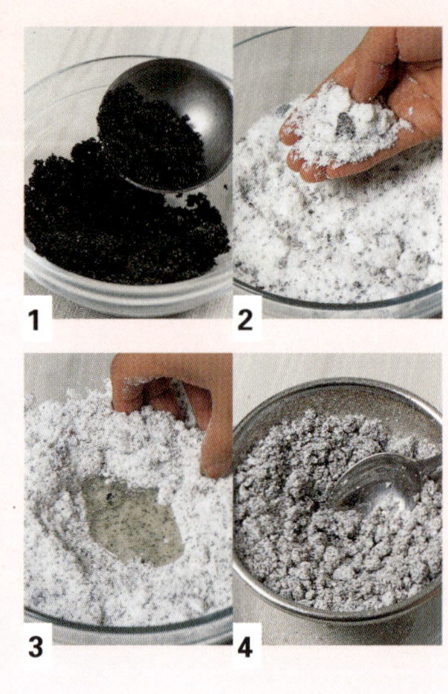

검은깨와 꿀의 만남

검은깨호마떡

주재료 검은깨 2/3컵,
쌀가루 2컵,
꿀 5큰술, 물 4큰술,
잣 · 통깨 약간씩

1 검은깨는 깨끗하게 씻어 체에 담고 물을 뺀 후 커터나 믹서에 곱게 간다.
2 쌀가루에 검은깨를 넣어 고루 섞는다.
3 쌀가루와 검은깨 섞은 것에 꿀을 넣어 고루 버무린 후 물을 조금 부어 약간 축축할 정도로 섞는다.
4 물을 조금 섞은 가루를 체에 내린다. 꿀을 넣어 체에 내리기 어렵지만 주걱으로 살살 문지르면 한결 쉽다.
5 한김 오른 찜통에 베보자기를 깔고 체에 내린 가루를 넣어 30분 정도 푹 찐 후 잣과 통깨를 올려 모양을 더한다.

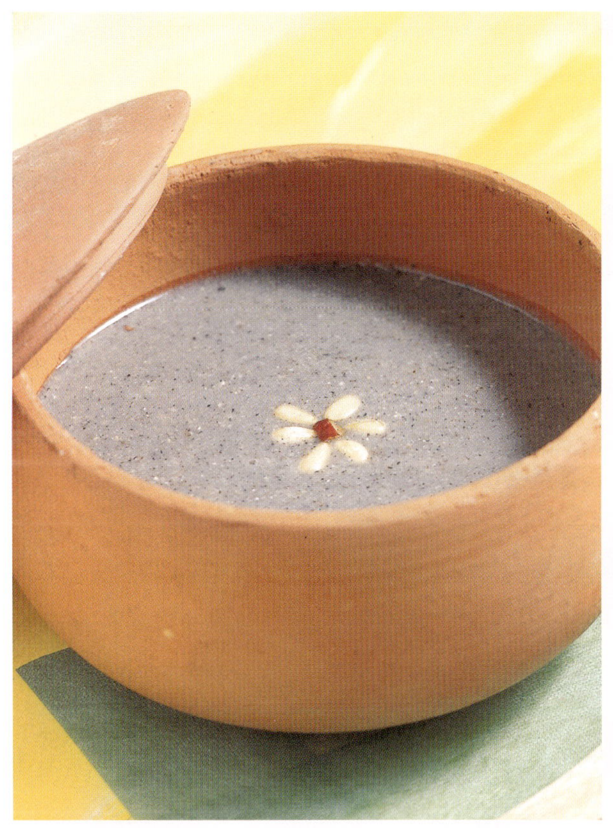

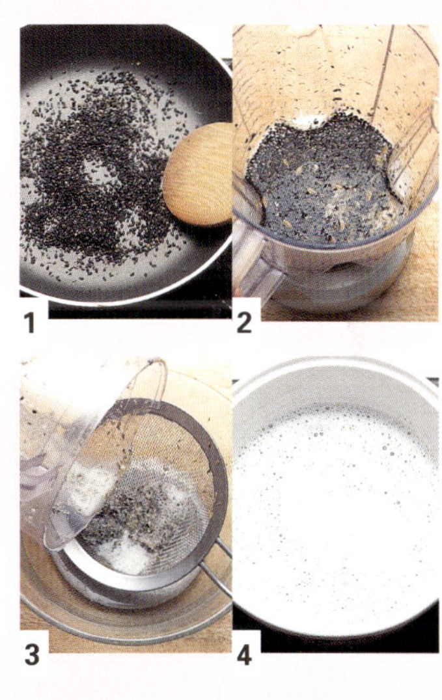

검은깨와 현미의 만남
검은깨 현미죽

주재료 검은깨 · 현미 70g씩,
잣 · 소금 조금씩

1 검은깨는 물에 깨끗이 씻어서 일어 건진 다음 프라이팬에
재빨리 볶는다. 현미는 물에 여러 번 씻어서 30분 정도 불
린다.

2 믹서에 볶은 검은깨와 불린 현미를 넣고 물을 조금 부어
곱게 간다.

3 검은깨와 현미가 곱게 갈아지면 체에 걸러 즙만 받는다.

4 검은깨 · 현미즙을 냄비에 넣고 중불에서 서서히 끓인다.
죽이 잘 퍼지면 소금으로 간을 심심하게 하고 잣을 띄워
상에 낸다.

012 찹쌀

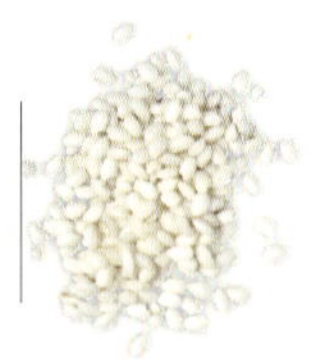

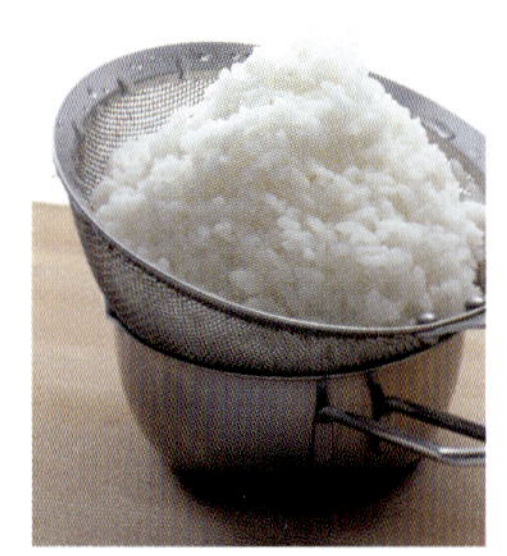

찹쌀은 맛이 달고 성질은 따뜻합니다. 텍스트린 성분이 다량 들어 있어 점성이 강하지요. 약 75% 이상의 전분, 8% 가량의 단백질, 0.5~1%의 지방을 함유하고 있습니다. 주요 단백질은 오리자닌이며, 지방에는 에스테르형의 콜레스테롤과 유리 콜레스테롤·트리글리세리드·스티그마스테롤·사이토스테롤·유리지방산 등으로 구성되어 있습니다. 이 밖에 글루코오스, 과당, 맥아당 등 단당류와 초산, 자근산, 구연산 등 여러 유기산이 들어 있지요. 약간의 비타민 B류도 들어 있는데, 비타민 B_1은 쌀겨층에 많아 물에 녹기 쉬워 찹쌀밥에는 거의 없습니다. 비타민 A는 거의 없고, 비타민 C와 D는 전혀 없습니다. 찹쌀은 칼로리가 높습니다.

허하고 냉해서 온 설사를 다스립니다

찹쌀은 중초를 보양합니다. 따라서 비위를 튼튼하게 하고 소화가 잘되게 합니다. 대변을 굳게 하는 효능이 있고 몸을 따뜻하게 합니다. 그래서 허하고 냉해서 온 설사를 다스립니다.

기를 보충하고 폐기능을 보양합니다

소변을 줄이는 효능이 있습니다. 그래서 소갈증(당뇨병)으로 소변이 잦을 때 좋습니다. 또 기를 보충하며 폐 기능을 보양합니다. 따라서 식은땀을 많이 흘릴

"

때도 효과가 있습니다. 멥쌀보다 신장과 위장에 작용하는 힘도 강하지요.

미백효과가 있습니다

한편 찹쌀은 치아가 누렇게 된 것을 치료하는 미백 효과가 있습니다. 태워서 만든 재로 이를 닦아 보세요.

Good 잘 맞는_음식궁합

찹쌀과 대추

찹쌀과 대추를 배합하면 찹쌀의 단점인 칼슘과 철분을 보완할 수 있고, 쇠약해진 내장 기능을 회복하고 원기를 돋울 수 있습니다.

찹쌀과 엿기름 · 설탕

찹쌀을 먹고 체한 데에 엿기름을 끓여 먹으면 좋습니다. 식혜도 좋고 설탕에 물을 부어서 묽은 꿀같이 될 때까지 끓여 먹어도 좋습니다.

찹쌀과 쑥

찹쌀과 쑥을 배합하면 찹쌀에 부족한 각종 영양소를 보충할 수 있습니다. 쑥떡도 좋고, 찹쌀을 먹을 때 쑥국을 곁들여도 좋습니다.

찹쌀과 옻닭

찹쌀과 옻을 배합하면 복강 내의 종양성 질환(소화기암이나 부인과 종양 등)에 특효가 있다고 알려져 있습니다. 국물에 찹쌀을 넣어 죽을 쒀 드세요.

찹쌀과 오리고기

오리고기를 먹고 소화 안 될 때 찹쌀을 씻은 뜨물(두 번째 씻은 물)을 마시면 효과가 있습니다. 이 뜨물을 '나미감' 이라 하는데 맛은 달고 성질은 서늘합니다. 토사곽란이나 심장이 벌떡벌떡 뛸 때나 가슴이 답답하고 갈증이 날 때도 좋습니다.

찹쌀과 통밀

찹쌀과 통밀을 배합하여 가루 내어 미음을 만들어 먹으면 식은땀이 멎지 않을 때 좋습니다. 찹쌀과 돼지고기를 함께 끓여 먹어도 좋습니다.

plus one

○● 찹쌀로 만들어 먹을 수 있는 궁합 맞춘 음식

찰밥이나 떡, 미숫가루, 고추장, 엿, 술 등에 이용되는데 〈본초강목〉에는 "찹쌀은 성질이 따뜻한데 술을 빚으면 뜨거워지고 엿으로 만들면 열이 더 심해진다. 볶아서 먹으면 냉해서 온 설사가 즉시 멎고 떡이나 단자를 만들어 밤에 먹으면 노인의 빈뇨가 멎는다."고 했습니다. 단, 더운 체질에는 찹쌀이 안 좋습니다.

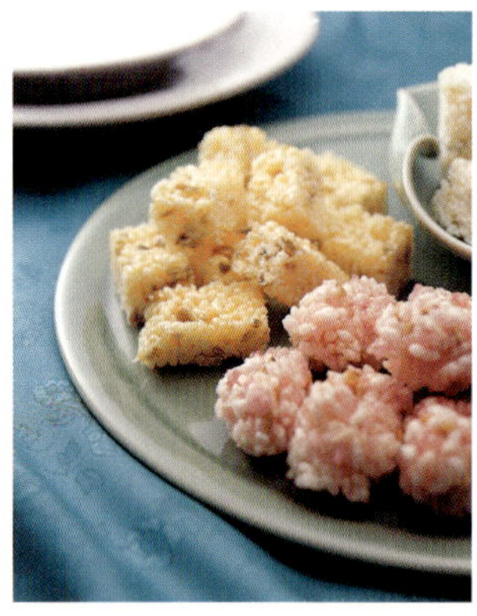

멥쌀과 물엿의 만남
쌀강정

주재료 멥쌀 5컵, 물 7컵, 소금 1큰술, 튀김기름 적당량
[기타재료] 호박씨 적당량, 치자 · 오미자 우린 물 조금씩
[강정시럽] 물엿 · 설탕 1컵씩, 소금 조금

1 밥을 찬물에 여러 번 씻다가 마지막 헹군 물에 소금 간을 한 뒤 다시 한 번 씻어 물기를 빼 바짝 말린 다음 밀대로 밀어 기름에 튀겨낸 뒤 기름을 뺀다.

2 설탕과 물엿의 비율을 1:1로 섞어 끓여 시럽을 만들어 치자 우린 물과 오미자 우린 물에 시럽을 각각 섞어 끓인 뒤 호박씨와 튀긴 밥알을 넣고 볶는다.

3 네모반듯한 틀에 기름을 바른 후 버무린 강정을 쏟고 밀대로 납작하게 만들어 식기 전에 먹기 좋은 크기로 썬다.

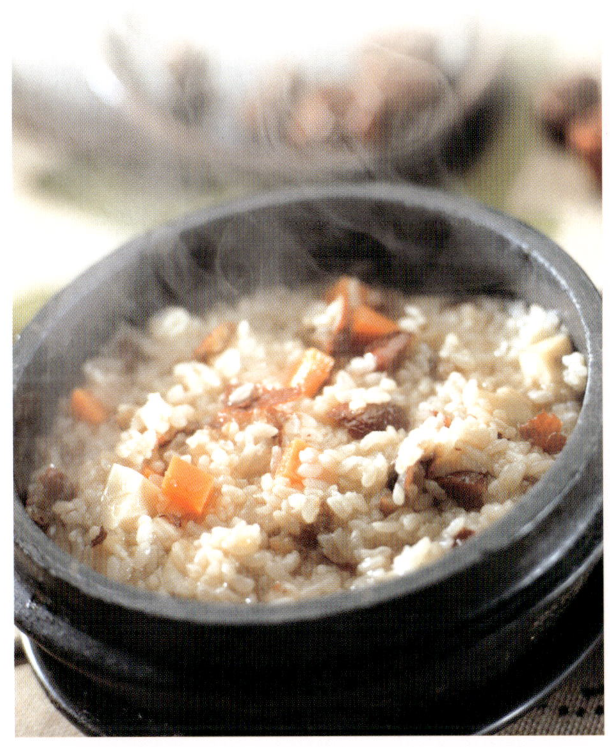

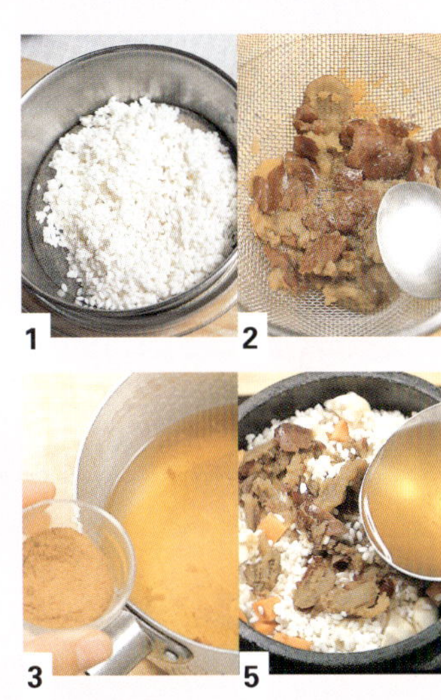

찹쌀과 대추의 만남
대추건강약밥

주재료 찹쌀 2컵,
대추 20알, 밤 8개,
당근 50g,
계핏가루 1/2작은술,
설탕 · 참기름 · 간장 1큰술씩,
소금 1작은술

1 찹쌀은 씻어 불린 다음 건져서 물기를 빼 둔다.

2 대추는 칼로 씨를 뺀 후 다섯 알은 남긴다.

3 씨를 뺀 대추 15알은 냄비에 담고 푹 무르게 끓여 체에 거른다.

4 밤, 당근은 껍질을 벗겨 잘게 썰고 대추 다섯 알도 잘게 썰어 준비한다.

5 찹쌀을 밥솥에 안치고 썰어 놓은 밤, 당근, 대추를 섞은 후 계핏가루와 걸러 둔 대추물을 붓고 참기름, 소금, 간장으로 맛을 낸 다음 밥을 짓는다.

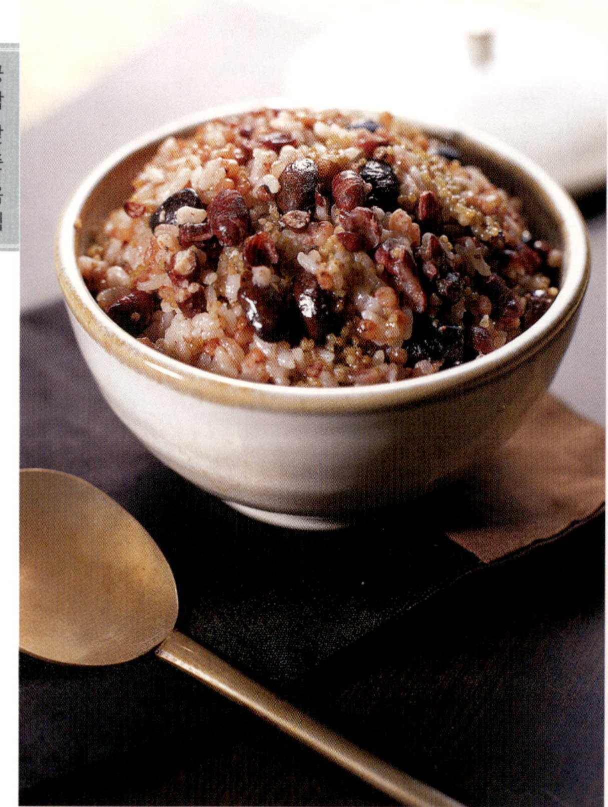

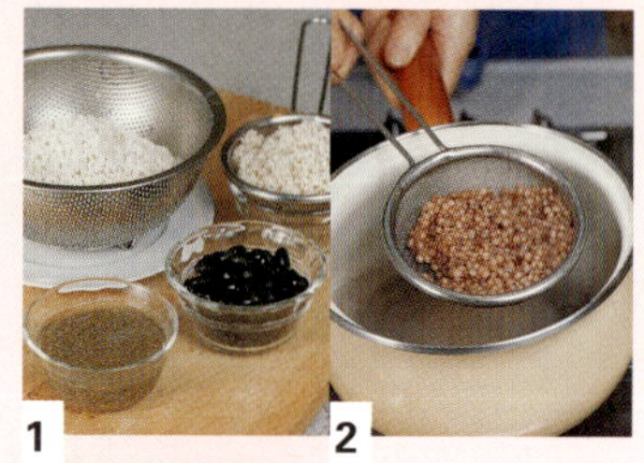

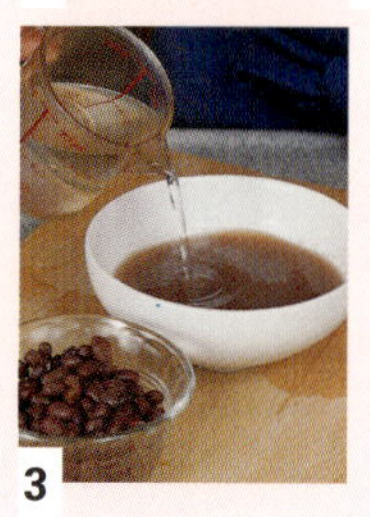

찹쌀과 오곡의 만남

오곡찰밥

주재료 쌀 4컵,
찹쌀 1컵반,
붉은팥 · 수수 1/2컵씩,
밤콩 · 차조 1/2컵씩
[기타재료]
소금 1큰술, 물 6컵

1 쌀과 찹쌀은 깨끗이 씻어 체에 밭쳐 물기를 빼고 차조는 얼른 씻어 체에 밭쳐 놓는다.

2 밤콩은 깨끗이 씻어 한나절 정도 불리고 수수는 세게 주무르듯이 씻어 헹군 뒤 체에 담아 끓는 물에 데쳐 건진다.

3 붉은팥은 씻어서 찬물을 부어 끓인 다음 물은 따라 버리고 다시 찬물을 붓고 푹 삶아 팥은 따로 건져 놓고, 팥물은 그대로 두었다가 밥물로 사용한다.

4 멥쌀과 찹쌀, 불린 콩, 수수, 삶은 팥을 섞고 팥물을 부은 다음 소금으로 간한 후 밥을 짓는다.

5 밥이 끓으면 씻어 놓은 차조를 얹어 조금 더 끓인 다음 뜸을 푹 들인다.

○● 멥쌀의 약효

맛이 달고 따뜻한 성질의 찹쌀과 달리, 멥쌀은 성질이 평이합니다. 〈본초강목〉에서는 "북방에서 나는 메벼는 성질이 서늘하고 남방에서 나는 메벼는 따뜻하고, 빨간 메벼는 성질이 덥고 흰 메벼는 서늘하다"고 했습니다.

■ 기운을 돋워 줍니다

멥쌀은 보중익기 작용을 합니다. 즉 중초를 보양하며 기운을 돋워 줍니다. 또 비장을 튼튼하게 하며 위장의 기능을 고르게 하지요. 또 조갈증이나 설사를 멎게 합니다. 이 밖에 근골을 튼튼하게 하며, 진액을 생기게 하고, 눈을 밝게 하며, 지혜를 늘리는 효능이 있습니다.

■ 이른 아침 죽 한 그릇은 보약이 됩니다

멥쌀로 밥이나 죽 등 여러 요리를 해 먹는데, 멥쌀 죽은 소변이 잘 나오게 하고 조갈증을 멎게 합니다. 〈죽기〉에 의하면 "매일 일어나서 죽을 큰 사발로 한 사발을 먹으면 위장이 허하여 곡기가 바로 작용하기 때문에 크게 보양한다"고 했습니다.

○● 잘 맞는 음식궁합 ●○

멥쌀과 우유	죽을 쒀서 먹으면 체력 보강에 좋습니다.
멥쌀과 차조기잎	죽을 쒀서 먹으면 감기에 좋고 신경안정제 역할도 합니다. 생선을 먹고 중독이 되어 두드러기가 생겼을 때 효과가 좋습니다.
멥쌀과 박하잎	해열작용이 강해져서 열을 떨어뜨립니다. 번갈을 없애며 구취가 심할 때도 좋습니다.
멥쌀과 마가루	죽을 쒀서 먹으면 비위를 튼튼하게 하며 설사가 잦을 때 좋습니다.
멥쌀과 마름	죽을 쒀 먹으면 정력을 증진하고 정신력이 강해지며 눈과 귀가 밝아집니다.
멥쌀과 곶감	달여 먹으면 코가 자주 막히는 데 좋습니다.
멥쌀과 비름	죽을 쒀 먹으면 산후에 설사가 심할 때 좋습니다. 비름을 삶아 즙을 내어 멥쌀과 섞어 죽을 쑤면 됩니다.

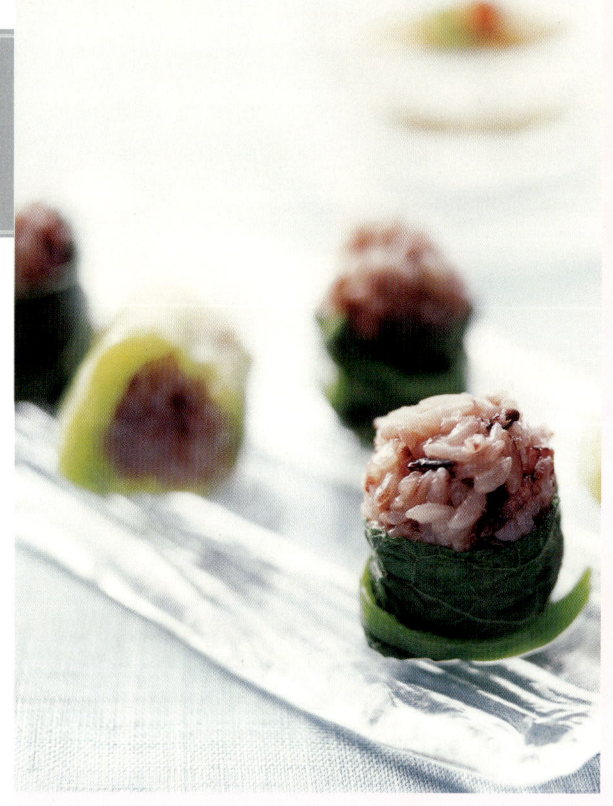

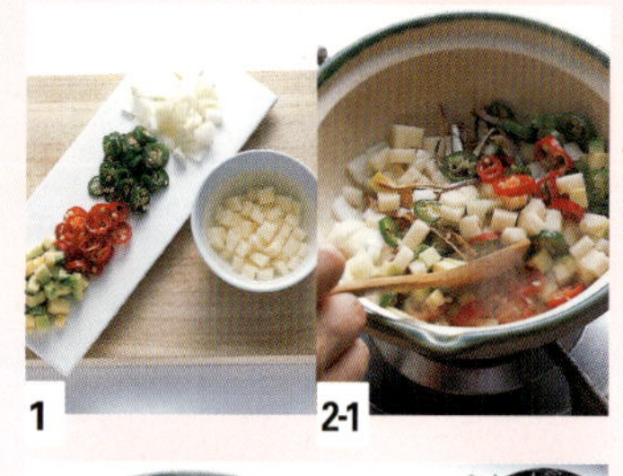

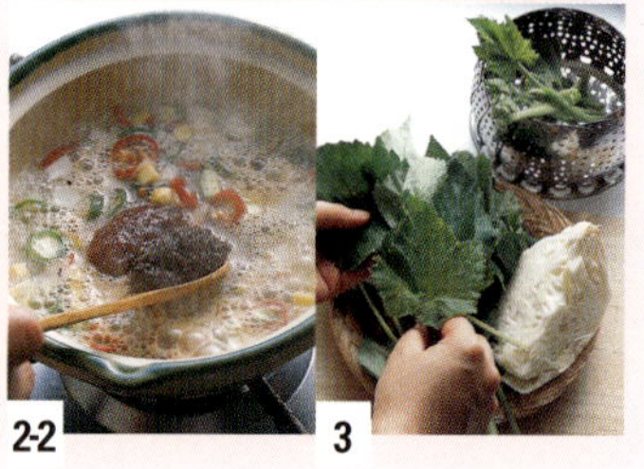

흑미와 된장의 만남

흑미밥과 강된장찌개

주재료 흑미밥 4공기,
쌈채소 적당량, (곰취, 머위,
호박잎, 양배추 등)

[강된장찌개] 된장 4큰술,
고추장 1큰술, 감자 1/2개,
풋고추 2개,
호박·양파 20g씩,
멸치 10g, 홍고추 1개,
다진 마늘 · 참기름 1큰술씩,
물 1컵

1 감자, 호박, 풋고추, 양파, 홍고추는 잘게 썰어 놓고 멸치는
  머리와 내장을 제거한 후 잘게 썬다.

2 뚝배기나 냄비에 참기름을 두르고 멸치와 다진 마늘, 채소
  를 먼저 볶다가 물을 붓고 한소끔 끓인 다음 된장, 고추장
  을 넣고 끓인다.

3 쌈 채소는 연한 것으로 준비하여 씻은 후 각각 찜통에 찐다.

4 양배추는 잎 부분만 준비하여 찐다.

5 흑미밥을 지어 준비한 채소 잎에 놓고 강된장찌개를 얹어
  쌈으로 싸 먹는다.

013 콩

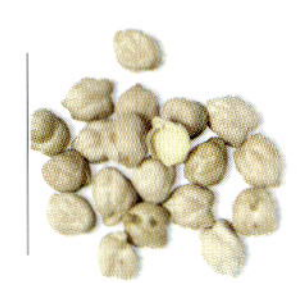

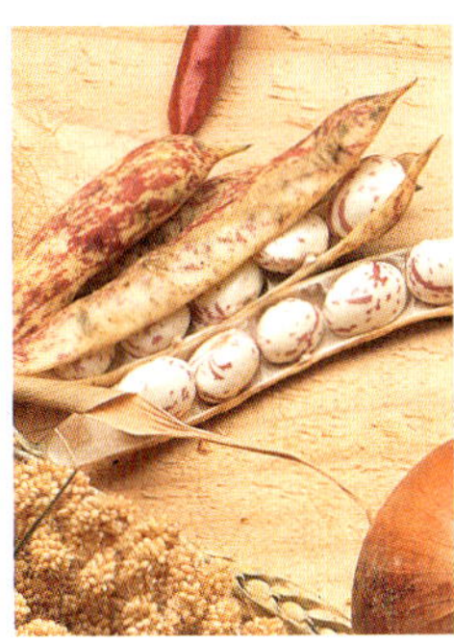

콩에는 여러 종류가 있어 대두(大豆)라 불리는 콩을 비롯해서 검은콩, 아주까리콩, 쥐눈이콩 등 다양합니다. 콩은 맛이 약간 쓰고 달며 성질은 찹니다. "밭에서 나는 고기"라는 말이 있을 정도로 콩에는 많은 양의 단백질이 들어 있습니다. 특히 레시틴·리놀레산 이외도 아스파라긴산·티로신·리신 같은 아미노산도 풍부합니다. 비타민 B_1·B_2·E, 칼슘, 칼륨, 마그네슘 등도 들어 있습니다.

콜레스테롤 흡수를 억제합니다

"콩을 좋아하는 사람에게는 고혈압이 없다"는 말이 있듯이, 시토스테롤 성분이 콜레스테롤 흡수를 억제합니다.
또 혈액순환을 촉진하며 혈관의 탄력성을 높여 주지요. 따라서 동맥경화, 고혈압, 중풍을 예방합니다.

당뇨병을 개선합니다

콩은 랑게르한스섬의 β세포의 변성·위축으로 야기된 당뇨병을 개선합니다. 특히 당뇨병으로 간장의 글리코겐이 혈액 속으로 용출된 것을 보충해 주는 아스파라긴산, 티로신, 리신 같은 필수아미노산을 함유하고 있습니다.

변통을 좋게 합니다

사포닌·레시틴·섬유질이 대장을 자극하여 변통을 좋게 하고, 위액의 산도를
유지하며 식욕을 증진합니다. 레시틴· 리놀레산 성분은 세포막을 강하게 하고
스트레스를 방어합니다.

골다공증 예방에 도움이 됩니다

콩의 이소플라본 성분은 약한 식물성 에스트로겐 호르몬인데, 골다공증 예방에
도움이 됩니다. 한편 콩의 트립신 인히비터, 이소플라본, 불포화지방산 등이 암
예방에 중요한 작용을 한다고 합니다.

Good **잘 맞는_음식궁합**

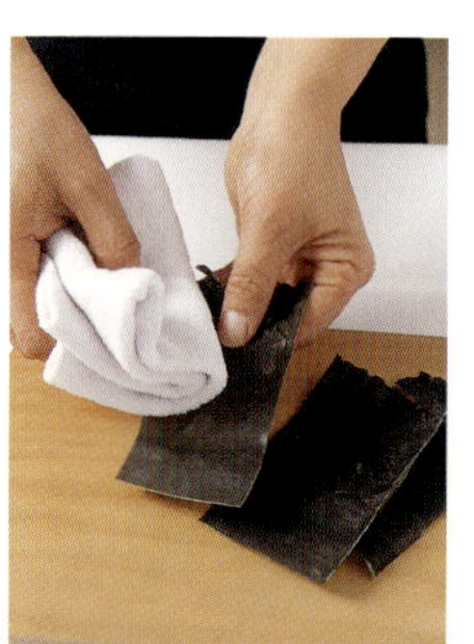

콩과 다시마

콩과 다시마를 함께 먹으면 당뇨병에 아주 좋습니다.
구내염에 잘 걸리거나 고혈압이나 변비에도 잘 들지
요. 특히 물렁살 체형에 좋습니다.

콩비지와 우거지

콩비지와 우거지를 배합하면 혈관을 대청소하여 혈
액순환을 촉진하며, 혈중 콜레스테롤을 저하하고, 특히 변비를 없애 줍니다.
콩의 식이섬유는 13.4%인데 비해 콩비지에는 36.3%의 식이섬유가 함유되어
있습니다.

콩죽과 소금

콩죽에 소금으로 간을 해 먹으면 체액 손실과 땀으로 체내의 질소, 나트륨이 소
실된 것을 보충합니다. 더위와 장마철 습기로 악화된 신경통도 완화합니다. 불필
요한 습기를 체외로 배설시키고, 다이제이 · 다이진이 근육긴장을 완화합니다.

콩국수 열무김치

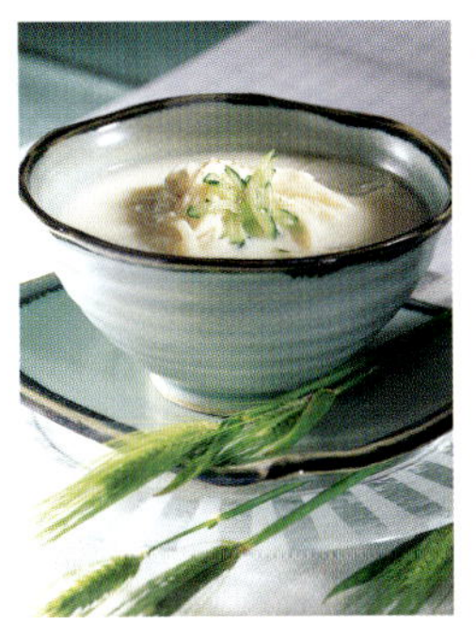

콩국수를 먹을 때는 열무김치를 곁들이면 콩에 부족한 비타민 C 등 양질의 영양소를 고루 섭취할 수 있어 영양만점 별미가 됩니다.

콩과 생선

콩과 생선은 궁합이 잘 맞습니다. 생선구이를 할 때 생선 밑에 콩을 깔면 생선이 뼈째 익는답니다.

콩과 생강·무

콩에 체했을 때는 생강이나 무즙을 먹으면 곧 풀립니다.

콩기름과 브로콜리

콩기름과 브로콜리를 배합하면 성인병을 예방하며 노화방지에 도움이 됩니다. 콩기름의 올레산·리놀산·리놀렌산 등과 브로콜리의 비타민 A·C 및 미네랄 성분이 더 잘 흡수됩니다.

메주콩과 멸치

메주콩과 멸치를 배합하면 울화증을 치료하는 안정제 역할을 합니다. 메주콩은 조혈, 정자생산, 난소발달의 특효약이며 점막이 짓무르는 것도 예방해 줍니다.

메주콩과 율무식초

메주콩과 율무식초를 배합하면 당분의 흡수와 지방합성을 억제해 주어 비만증에 좋습니다. 메주콩을 율무식초에 담가 '초두'를 만들어 드세요.

된장국과 부추

된장과 부추를 함께 먹으면 이상적인 식단이 됩니다. 된장은 염분 함량이 높은데, 부추가 나트륨을 체외로 배출해 염분 흡수량을 줄입니다. 또 된장에 부족한 비타민 A와 C를 부추가 보충해 줍니다.

청국장과 요구르트

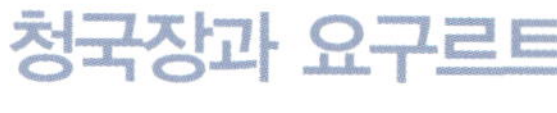

청국장과 요구르트를 배합하면 항산화작용이 상승하고 당뇨병 개선에 도움이 됩니다. 항암물질, 면역증강 물질 같은 생리활성물질도 더 늘어납니다.

두유와 솔잎

두유와 솔잎을 배합하면 당뇨병에 좋습니다. 두유의 표면에 생기는 두터운 앙금이 당뇨병에 효과가 있으며, 솔잎도 혈당을 낮춰 줍니다. 이 두 가지는 가열하면 파괴되는 성분이 있으므로 되도록 생으로 마시는 것이 효과적입니다.

두부와 무

두부를 먹고 중독됐을 때는 무 끓인 물을 마시거나 무씨를 갈아 먹으면 좋습니다. 가래가 많이 나오는 기침에도 좋습니다. 참고로 연두부는 비타민 B_1과 칼륨 함량이 많고, 손두부는 단백질과 칼슘 및 철분 함량이 많으므로 피가 뜨거운 타입은 연두부를, 기가 허한 타입은 손두부가 잘 어울립니다.

두부와 미역

두부와 미역을 배합하면 궁합이 잘 맞습니다. 두부는 몸속의 요오드를 배출하므로 요오드가 풍부한 미역, 김 같은 해조류를 먹으면 좋습니다. 또 두부와 미역을 배합하면 칼슘 흡수가 상승합니다.

완두와 보리

완두와 보리를 껍질째 검게 태운 것을 배합하면 소화불량에 의한 설사에 효과가 있습니다. 위장이 약하고 구역질이 날 때도 좋습니다. 완두는 이뇨작용도 뛰어나 몸이 붓거나 소변보기가 어려울 때도 좋습니다.

완두는 평소에 꼬투리까지 버리지 않고 삶아 먹는 것이 좋습니다. 꼬투리에는 카로틴과 비타민 C 등이 풍부합니다. 〈광군방보〉에는 "완두는 잎과 새싹이 부드러우며 알약처럼 생긴 씨가 들어 있는데 어린 것은 삶아서 먹고 늙은 것은 구워 먹는다"고 했습니다.

완두와 시금치

완두와 시금치를 배합하면 당뇨병에 도움이 됩니다. 완두의 사포닌 성분은 장의 융모가 커지는 것을 억제합니다. 이 융모가 커지면 비만을 일으키고 당뇨를 악화시킵니다. 또 완두에는 많은 단백질이 들어 있어서 당뇨병 환자에게 필요한 단백질을 원활하게 공급할 수 있습니다. 완두와 시금치를 배합하면 특히 당뇨로 인한 갈증에 효과가 있습니다.

완두와 상추씨

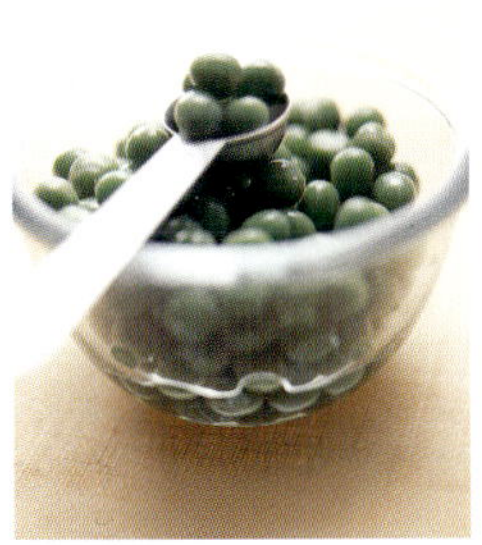

완두와 상추씨를 함께 끓여 마시면 모유 분비를 촉진합니다.완두는 맛이 달고 성질은 평온하고, 라이아신 등의 아미노산이 풍부하고 비타민 A · C도 함유하고 있습니다. 〈식료본초〉에 "완두를 삶아 먹으면 젖이 잘 나온다"고 했습니다.

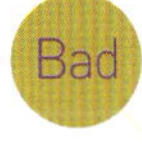 Bad **맞 지 않 는_ 음 식 궁 합**

콩과 돼지고기 · 더덕

콩과 돼지고기는 궁합이 잘 안 맞습니다. 〈식료본초〉에는 "아기가 콩을 볶아 돼지고기와 함께 먹으면 반드시 기가 막히어 10중 8, 9는 죽는다. 10세 이상은 괜찮다"고 했습니다. 콩은 더덕과도 궁합이 맞지 않으며, 또 볶은 콩은 피마자씨와 맞지 않습니다. 함께 먹으면 배가 팽창합니다.

콩과 치즈

콩과 치즈도 배합하면 안 좋습니다. 치즈의 칼슘과 콩의 인산이 만나 인산칼슘을 만들어 흡수되지 않기 때문입니다.

두부와 시금치

두부와 시금치를 배합하면 궁합이 안 맞습니다. 시금치의 수산과 두부의 칼슘이 결합하면 수산칼슘이 만들어져 결석을 만들 우려가 있습니다.

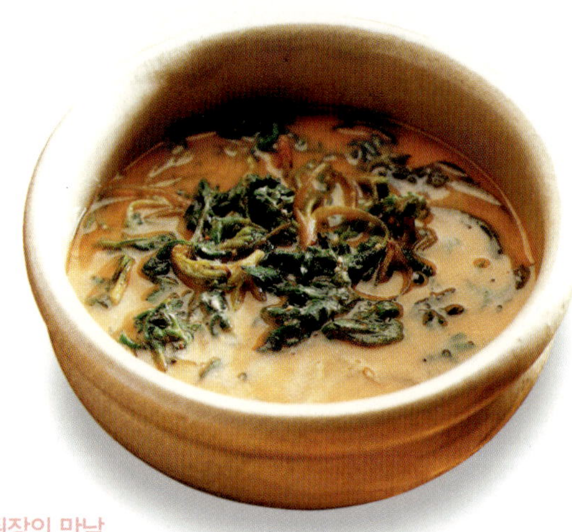

콩가루쑥된장국

주재료 쑥 50g, 쇠고기 100g, 물 5컵, 된장 2큰술, 고추장 1/2큰술,
다진 마늘 1작은술, 날콩가루 1/2큰술

1 쇠고기를 얄팍하게 썰어 양념하여 물을 붓고 끓이다가 된장과 고추장을 풀어
국물을 만든다.

2 쑥은 흐르는 물에 흔들어 씻어 물기를 뺀 다음 날콩가루로 버무린다.

3 콩가루 묻힌 쑥을 끓는 장국에 넣어 끓인다.

4 어느 정도 끓으면 다진 마늘을 넣어 맛을 내고 콩가루가 멍울멍울 엉기면서
익으면 불을 끈다.

---

plus one

○● 콩으로 만들어 먹을 수 있는 궁합 맞춘 음식

콩을 가장 효과적으로 먹는 방법은 날콩을 물에 불렸다가 하루에
10개씩 씹어 먹는 것입니다. 풋내가 나서 먹기 힘들면 주서나 믹
서에 갈아 두유로 만들어 마셔도 되지요.

양성체질에는 검은콩이 좋고, 음성체질에는 흰콩이 좋습니다. 한
편 콩에 풍부한 칼슘이 파괴되지 않게 날콩을 식초에 담가 '초
두'를 만들어 먹으면 좋습니다.

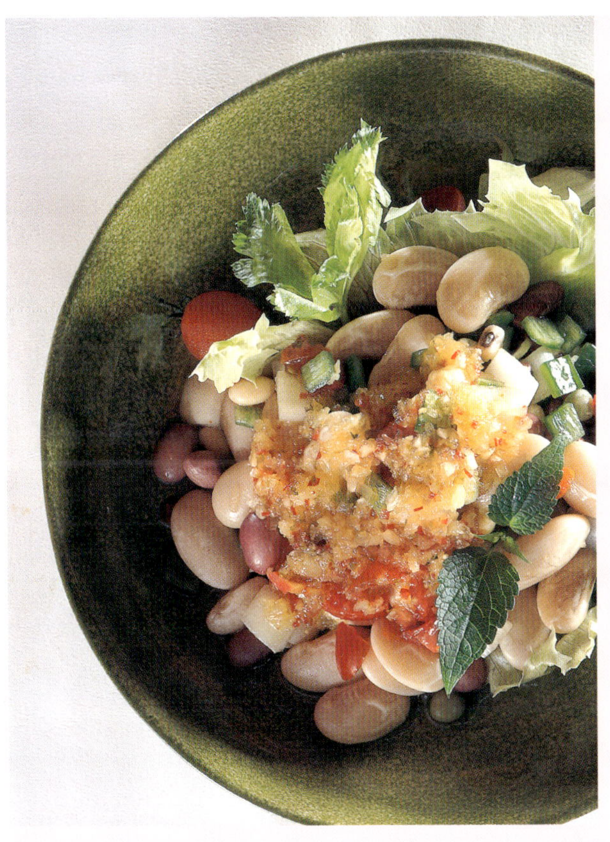

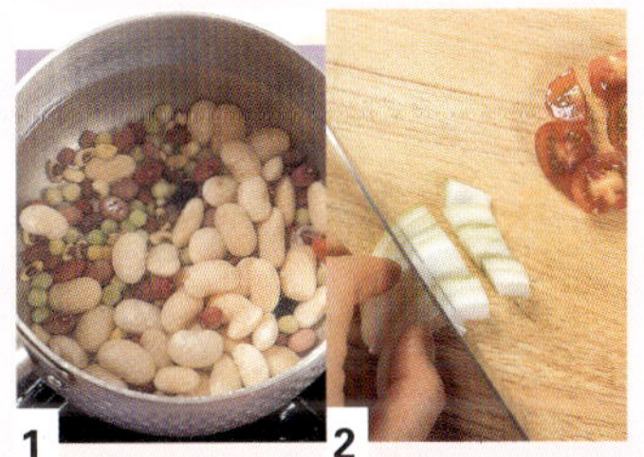

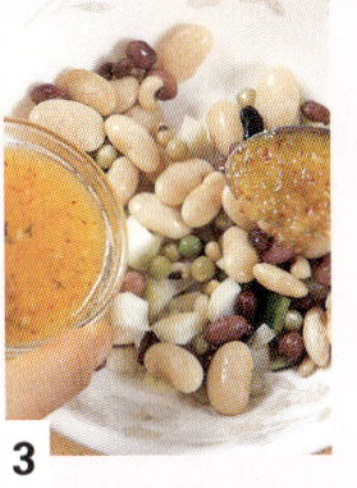

콩과 식초의 만남

콩샐러드

주재료 불린 강낭콩 1컵,
양파 1/4컵,
방울토마토 6개, 피망 1/2개,
붉은피망 1/2개,
프렌치드레싱 1/3컵

1 불린 강낭콩은 삶아 건진다.

2 양파는 사방 1㎝ 크기로, 방울토마토는 4등분한다. 피망은
   속씨를 털고 양파와 같은 크기로 썬다.

3 준비한 재료를 그릇에 담고 프렌치드레싱을 끼얹는다.

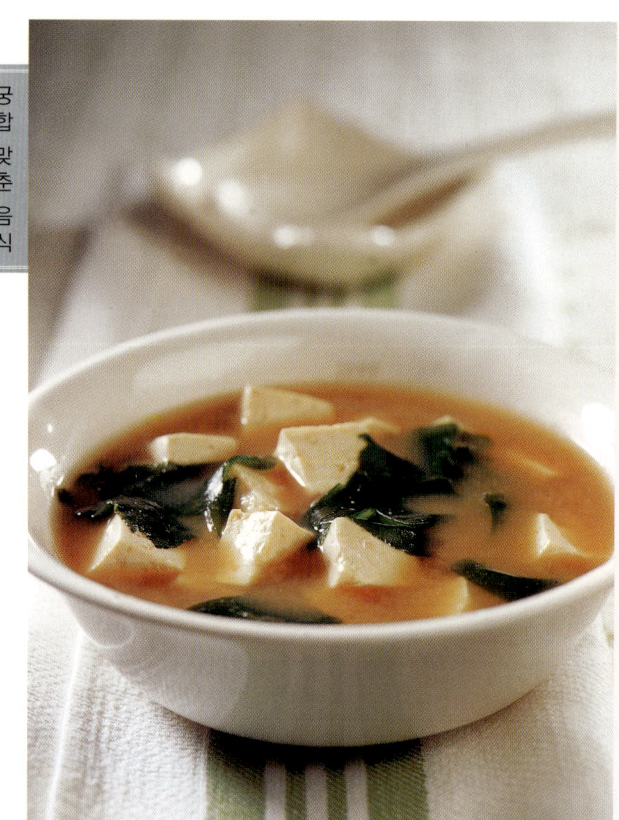

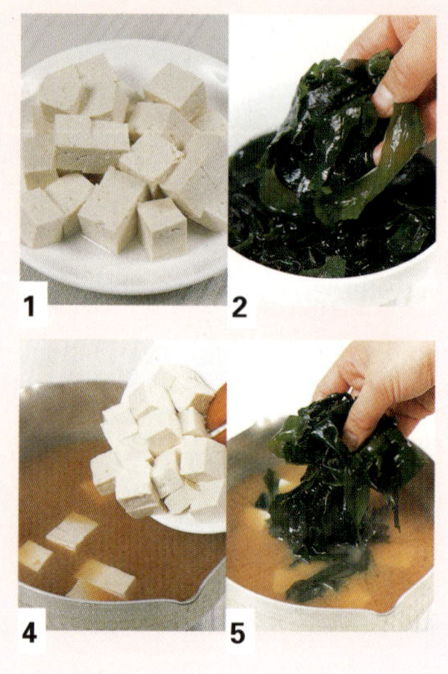

두부와 미역의 만남
두부미역된장국

주재료 두부 1/2모,
미역 15g, 물 4컵,
국물용 멸치 30마리,
소금 약간, 된장 2큰술,

1 두부는 먹기 좋은 크기로 네모지게 썬다.
2 미역은 찬물에 담가 부드럽게 불린 후 적당히 자른다.
3 내장을 정리한 멸치에 물을 붓고 끓여 멸치육수를 만든 후
   멸치는 건진다.
4 멸치육수에 된장을 풀고 두부를 넣어 한소끔 살짝 끓인다.
5 된장국물에 미역을 넣어 한소끔만 더 끓인다.

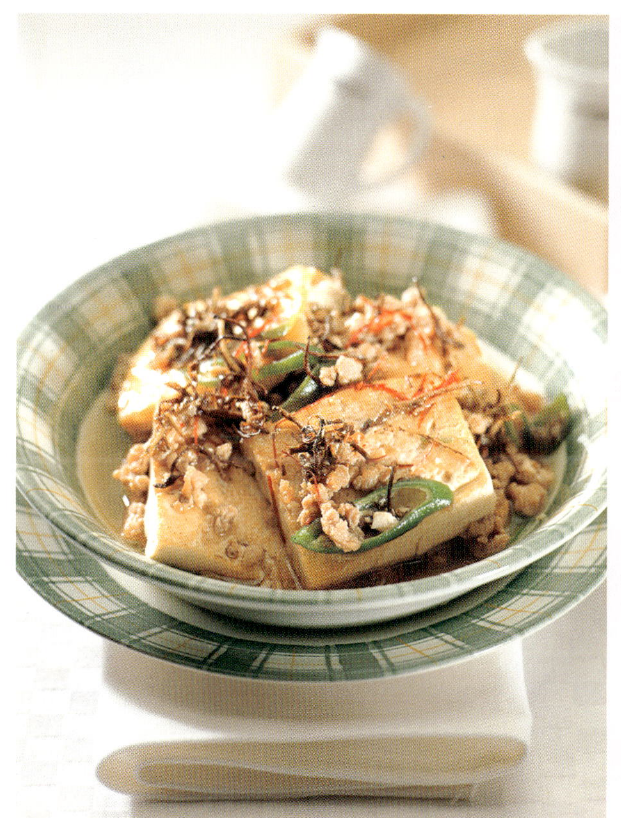

두부금침채조림

주재료 돼지고기 100g,
당귀 10g, 금은화 20g,
두부 1/2모,
실고추 · 풋고추 1개씩,
모과 2개, 황설탕 300g,
물 4컵, 돼지고기
[양념간장] 간장 1큰술,
설탕 1/2큰술, 다진 파 1/2큰술,
다진 마늘 1/2작은술,
깨소금 · 참기름 1작은술씩

1 당귀에 물 2컵을 부어 1컵이 될 때까지 달이고 금은화는 물
  에 넣어 불린다.
2 돼지고기는 다져 양념장으로 밑간하여 볶는다.
3 두부는 소금을 뿌려 노릇하게 지진다.
4 냄비에 지진 두부를 담고, 그 위에 고기를 얹은 다음, 채 썬
  풋고추와 불린 금은화, 당귀 달인 물 1컵을 붓고 양념간장
  을 끼얹어 조린다.

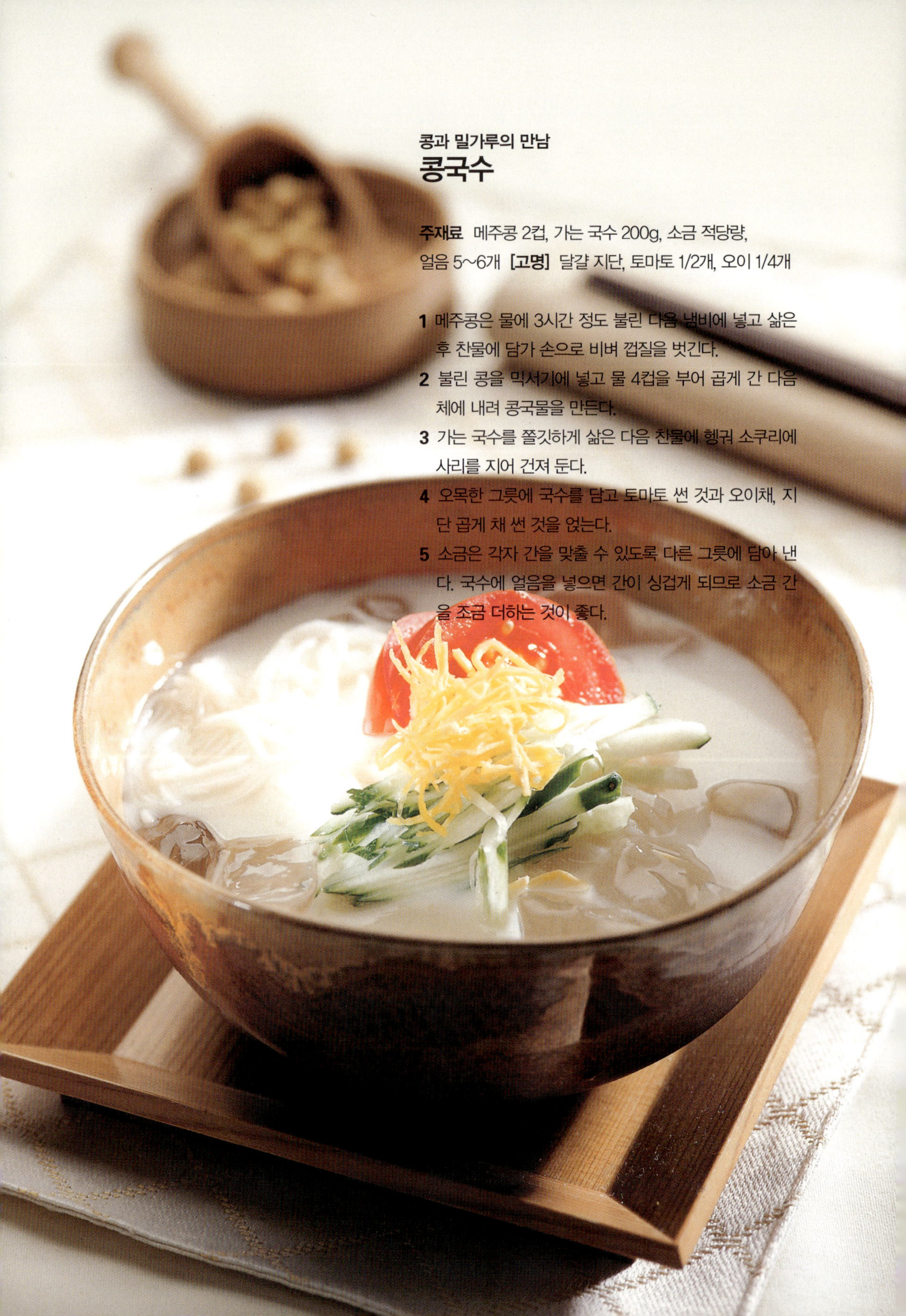

콩국수

주재료 메주콩 2컵, 가는 국수 200g, 소금 적당량,
얼음 5~6개 **[고명]** 달걀 지단, 토마토 1/2개, 오이 1/4개

1 메주콩은 물에 3시간 정도 불린 다음 냄비에 넣고 삶은
후 찬물에 담가 손으로 비벼 껍질을 벗긴다.

2 불린 콩을 믹서기에 넣고 물 4컵을 부어 곱게 간 다음
체에 내려 콩국물을 만든다.

3 가는 국수를 쫄깃하게 삶은 다음 찬물에 헹궈 소쿠리에
사리를 지어 건져 둔다.

4 오목한 그릇에 국수를 담고 토마토 썬 것과 오이채, 지
단 곱게 채 썬 것을 얹는다.

5 소금은 각자 간을 맞출 수 있도록 다른 그릇에 담아 낸
다. 국수에 얼음을 넣으면 간이 싱겁게 되므로 소금 간
을 조금 더하는 것이 좋다.

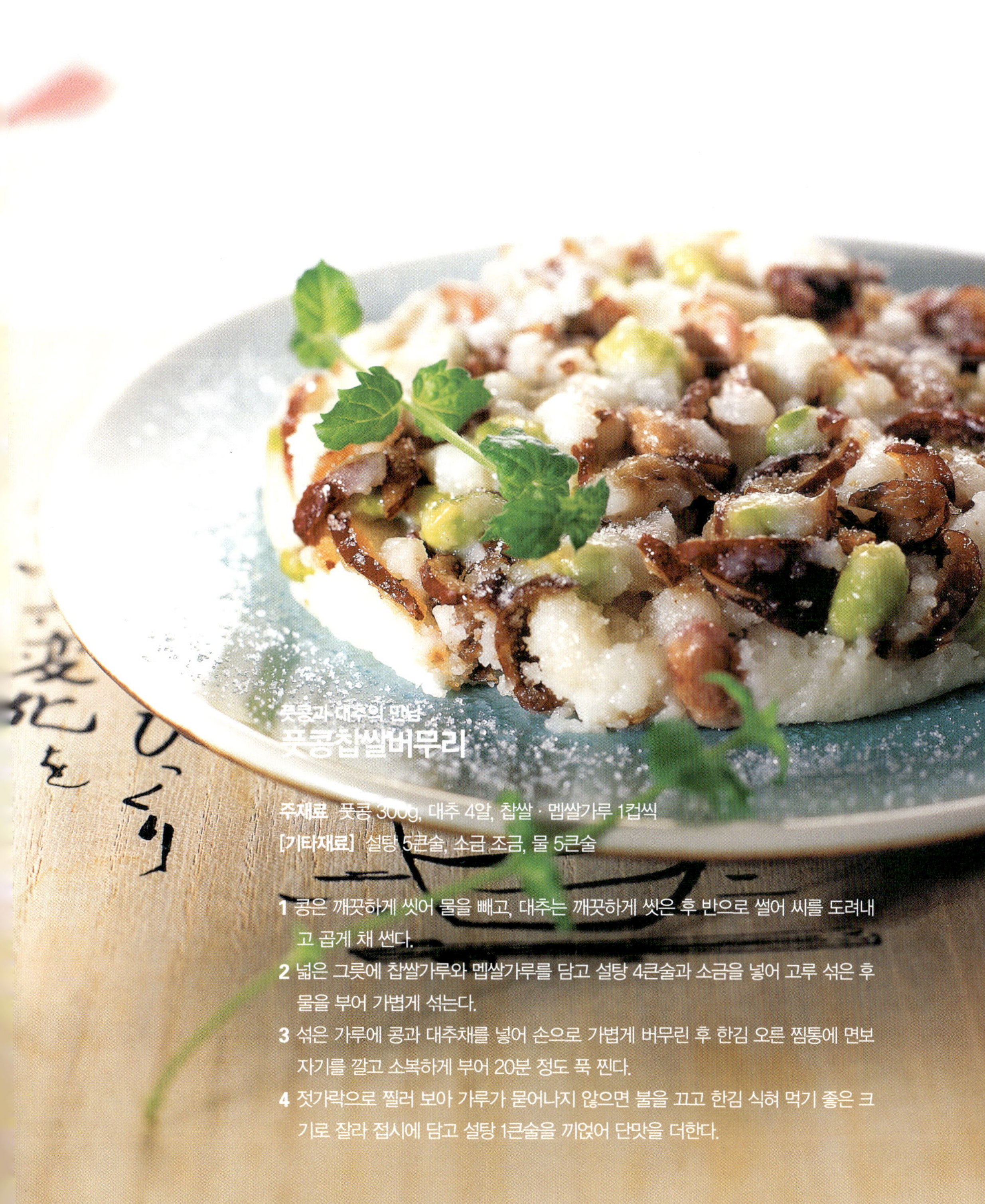

풋콩찹쌀버무리

주재료 풋콩 300g, 대추 4알, 찹쌀 · 멥쌀가루 1컵씩
[기타재료] 설탕 5큰술, 소금 조금, 물 5큰술

1 콩은 깨끗하게 씻어 물을 빼고, 대추는 깨끗하게 씻은 후 반으로 썰어 씨를 도려내고 곱게 채 썬다.

2 넓은 그릇에 찹쌀가루와 멥쌀가루를 담고 설탕 4큰술과 소금을 넣어 고루 섞은 후 물을 부어 가볍게 섞는다.

3 섞은 가루에 콩과 대추채를 넣어 손으로 가볍게 버무린 후 한김 오른 찜통에 면보자기를 깔고 소복하게 부어 20분 정도 푹 찐다.

4 젓가락으로 찔러 보아 가루가 묻어나지 않으면 불을 끄고 한김 식혀 먹기 좋은 크기로 잘라 접시에 담고 설탕 1큰술을 끼얹어 단맛을 더한다.

콩과 식초의 만남

콩모둠샐러드

주재료 강낭콩 · 완두 · 울타리콩 60g씩, 양파 1/4개, 파프리카 1/5개, 당근 1/4개, 붉은피망 1/3개

[오일소스] 올리브오일 4큰술, 양파즙 2작은술, 당근즙 1작은술, 설탕 · 식초 2작은술씩, 소금 1/4작은술, 후춧가루 1/5작은술

1 준비한 콩에 물을 자작하게 부어 삶은 후 찬물에 얼른 헹궈 물기를 뺀다.
2 양파와 파프리카는 손질해 완두보다 조금 작거나 비슷한 크기로 썰고, 당근과 피망도 손질해 양파와 파프리카와 비슷한 크기로 썬다.
3 준비한 오일소스 재료를 한데 담아 고루 섞어 소스를 만든다.
4 삶은 콩에 준비한 야채를 섞고 오일소스로 버무린다.

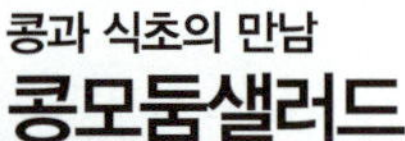

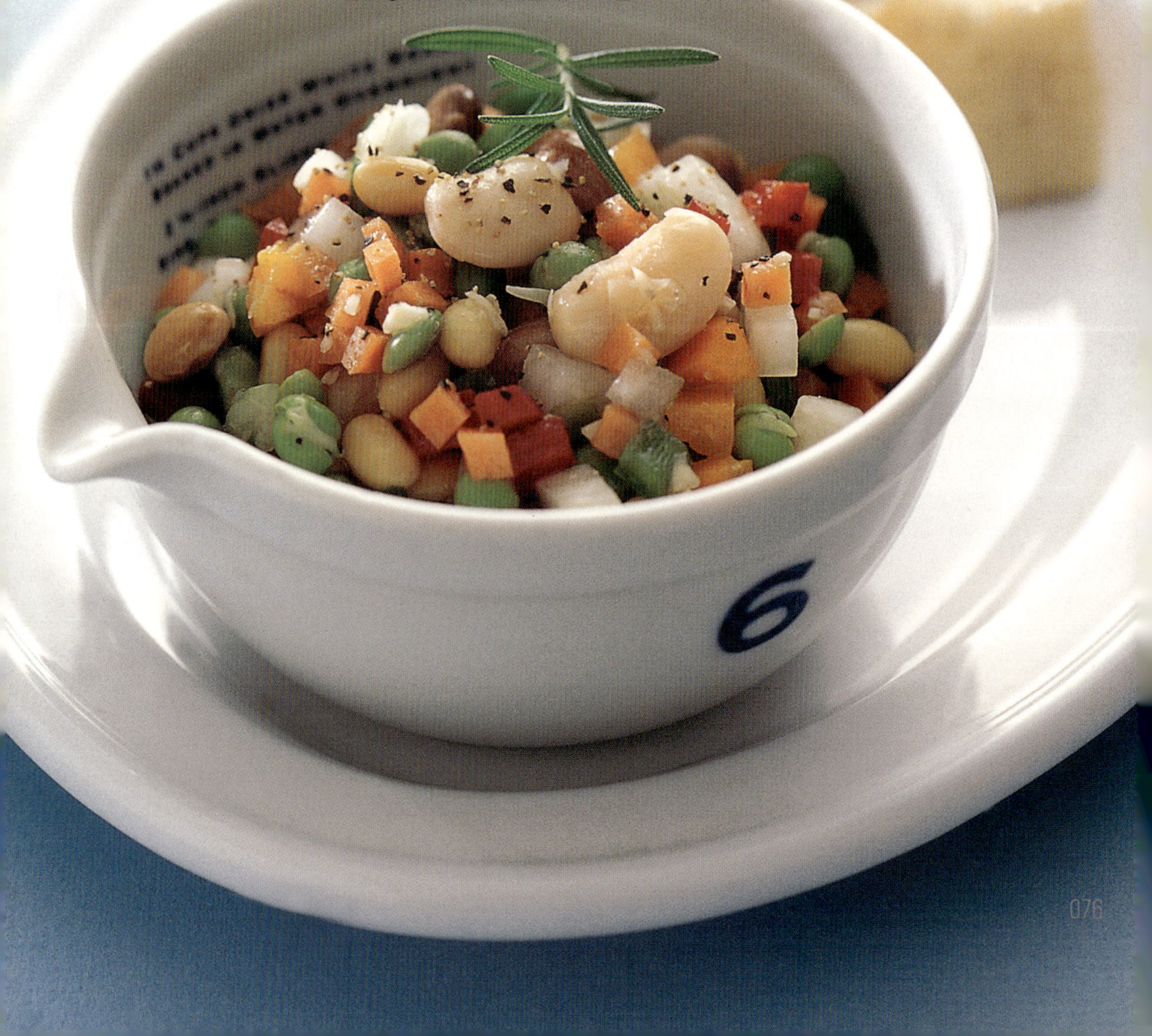

완두옹심이

주재료 완두 200g, 강낭콩 80g, 찹쌀가루 1컵
[기타재료] 생수 4컵, 뜨거운 물 3큰술, 소금 조금

1 완두는 속까지 무르도록 삶아 생수 4컵을 붓고 믹서에 갈아 냉장고에 넣어 차게
식히고 강낭콩은 푹 무르도록 삶아 찬물에 헹군다.
2 찹쌀가루에 뜨거운 물을 붓고 소금을 조금 넣어 여러 번 치대어 부드럽게 반죽한
다음 비닐봉지에 넣어 30분 정도 둔다.
3 찹쌀 반죽을 손톱만 한 크기로 떼어 경단처럼 빚은 후 가운데를 오목하게 누르고
끓는 물에 넣어 동동 떠오를 때까지 삶아 건진다.
4 차게 식힌 완두물에 소금간을 하고 찹쌀 옹심이와 삶은 강낭콩을 넣어 맛을 낸다.

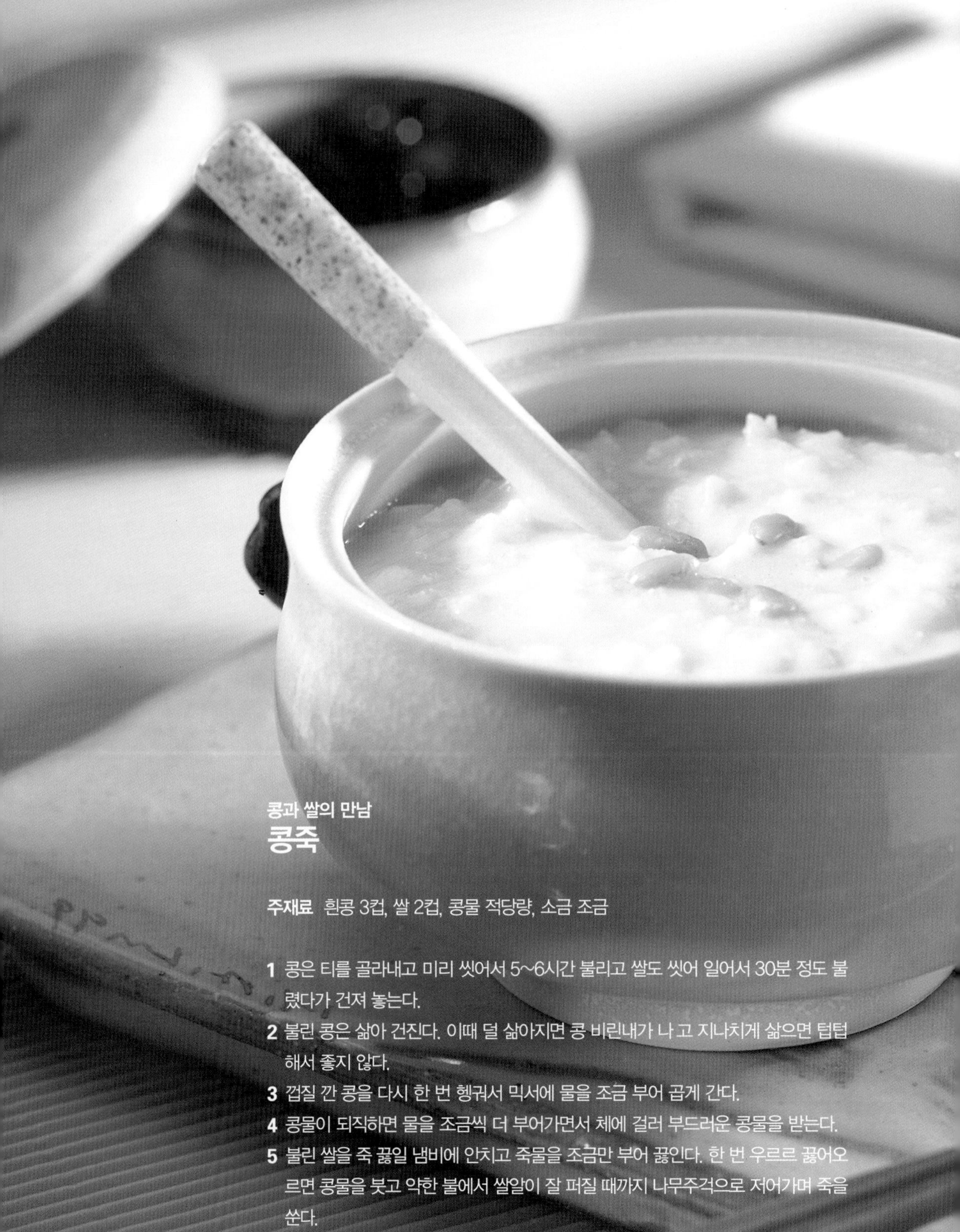

콩죽

주재료 흰콩 3컵, 쌀 2컵, 콩물 적당량, 소금 조금

1 콩은 티를 골라내고 미리 씻어서 5~6시간 불리고 쌀도 씻어 일어서 30분 정도 불
 렸다가 건져 놓는다.
2 불린 콩은 삶아 건진다. 이때 덜 삶아지면 콩 비린내가 나고 지나치게 삶으면 텁텁
 해서 좋지 않다.
3 껍질 깐 콩을 다시 한 번 헹궈서 믹서에 물을 조금 부어 곱게 간다.
4 콩물이 되직하면 물을 조금씩 더 부어가면서 체에 걸러 부드러운 콩물을 받는다.
5 불린 쌀을 죽 끓일 냄비에 안치고 죽물을 조금만 부어 끓인다. 한 번 우르르 끓어오
 르면 콩물을 붓고 약한 불에서 쌀알이 잘 퍼질 때까지 나무주걱으로 저어가며 죽을
 쑨다.

014 통밀

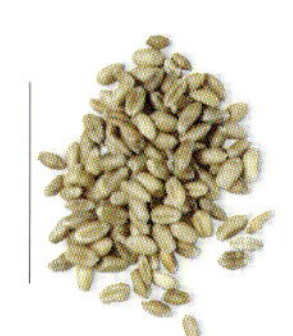

한해살이 밀을 '봄밀'이라 하고, 두해살이 밀을 '가을밀'이라고 합니다. '봄밀'은 기를 부족하게 받기 때문에 독이 있고 성숙이 늦어 주로 '가을밀'을 재배합니다. 가을에 심으면 6월경에 수확하게 되므로 자연히 그 성질이 차고 따뜻함을 겸합니다. 그러므로 오곡에서 제일 귀한 것으로 여겨왔습니다.

〈동의보감〉에서는 "밀은 맛이 달고 성질은 차다"고 했습니다. 또 "밀가루는 성질이 뜨겁고, 밀기울은 성질이 차다"고 했습니다. 밀은 전분이 53~70%이며, 단백질은 약 11%입니다. 지방유의 주요 성분은 올레산, 리놀렌산, 팔미트산, 글리세릴스테아르산염 등입니다. 미량의 비타민 B를 함유하고 있지요. 밀의 배아에는 피토헤마글루티닌이 들어 있습니다. 통밀 중 물에 뜨는 바싹 마르고 쪼글쪼글한 밀을 부소맥이라고 하는데 맛이 달고 짜며 성질은 서늘합니다.

심장기능을 도와줍니다

밀은 찬 성질을 가졌기 때문에 가슴이 답답하면서 열이 나고 갈증이 날 때 좋습니다. 또 소변을 원활하게 해 주며, 간이 혈액을 듬뿍 간직할 수 있도록 돕습니다. 또 심장기능을 돋우기 때문에 심장병에 좋고 아이를 갖고 싶어 하는 여성들에게도 좋은 식품입니다.

밀은 항암식품입니다

비뇨기암이나 피부암에 특히 도움이 된다고 합니다. 밀가루는 종기를 없애는 작용과 피를 맑게 하는 작용을 하지요. 한편 밀배아유는 회춘식품이랍니다. 배아는 곡물의 눈으로 천연 비타민 E의 보고이지요. 밀의 배아에는 비타민 E 중 알파 토코페롤이 듬뿍 들어 있어서 성생활에 활기를 준답니다.

피의 흐름을 부드럽게 합니다

치매도 예방합니다. 또 과산화지질을 없애며 동맥경화를 예방하고 혈관을 부드럽게 합니다. 혈류의 정상화로 심장의 부담을 줄이고, 피부도 아름답게 합니다.

신경안정 효능이 있습니다

부소맥은 수면 중 땀을 많이 흘릴 때 좋습니다. 신경을 안정시키는 효능도 있으며, 찬 성질이기 때문에 뼛속에서 열이 날 때나 과로에 의해 열이 날 때 좋습니다.

Good 잘 맞는_음식궁합

통밀과 황기

통밀과 황기를 배합하면 땀을 많이 흘릴 때 좋습니다. 황기는 단너삼 뿌리로 약효가 좋아 '왕손' 이라는 별명을 갖고 있으며, 또 '백 가지의 근본' 이라는 뜻으로 일명 '백본' 이라 부릅니다. 성호르몬 유사작용과 중추신경의 흥분작용을 하며, 땀샘을 조절하여 다한증을 개선합니다.

통밀과 인삼

통밀과 인삼을 배합하면 기력증강에 효과가 있습니다. 인삼은 파낙소사이드가 함유되어 있어 기운을 돋우는 대표적인 약재입니다. 이 두 가지를 배합하여 여름철에 음료수 대신에 마시면 좋습니다.

밀가루와 녹두

뾰루지에는 밀가루와 녹두를 함께 배합, 반죽해서 팩을 합니다. 얼굴에 몰린 열기를 없애 주지요. 참고로 탈모에 밀가루를 물에 풀어 머리를 감으면 좋습니다.
또 더위를 먹었을 때 밀가루를 물에 타서 마시며, 설사에는 밀가루를 누렇게 볶
아 따뜻한 물에 타서 마시면 곧 멎습니다. 단, 밀의 껍질은 성질이 차고 알갱이
는 성질이 뜨겁기 때문에 껍질을 버린 밀가루는 열과 답답한 것을 없애지 못합
니다. 따라서 껍질을 벗기지 않은 통밀을 써야 합니다.

밀가루와 엿기름·무

밀가루와 엿기름을 배합하면 좋습니다. 국수를 먹고 체한 데에 엿기름을 드세
요. 엿기름 우린 물이나 엿기름가루를 4g씩 온수로 먹거나 식혜를 드세요. 또
무가 좋습니다. 무즙을 마시거나 무씨를 진하게 달여 드세요.

밀가루와 식초·두부

급성유선염에 밀가루를 볶아 식초에 풀같이 끓여서 바르면 즉시 낫습니다. 고
열에는 밀가루와 두부를 함께 주물러 거즈에 펴 발라 이마에 붙입니다.

plus one

○● 통밀가루를 각종요리에 활용한다

밀가루는 다른 곡류에 비해 단백질을 많이 함유하고 있어 여러가
지 요리에 다양하게 활용할 수 있습니다. 생선 구울 때 밀가루를
입히면 기름이 튀지 않고 달라붙지 않으며 비린내도 없애 줍니
다. 재첩국을 끓일 때 밀가루를 넣어 주면 맛도 좋아지고 민물냄
새도 제거합니다.

○● 통밀가루를 세제로 활용한다

밀가루는 점성과 팽창력이 있으므로 오염물질이나 냄새를 흡착
하는 성질이 있습니다. 집안의 찌든때나 기름기가 낀 그릇을 씻
는 데도 좋습니다. 물에 갠 밀가루를 키친타월에 묻혀 레인지후
드에 붙여 두면 찌든때를 쉽게 없앨 수 있습니다. 김치냄새가 밴
반찬통을 밀가루 푼 물에 담가 두면 냄새가 빠집니다. 기름이 낀
프라이팬은 밀가루 푼 물을 넣고 끓인 후 닦습니다.

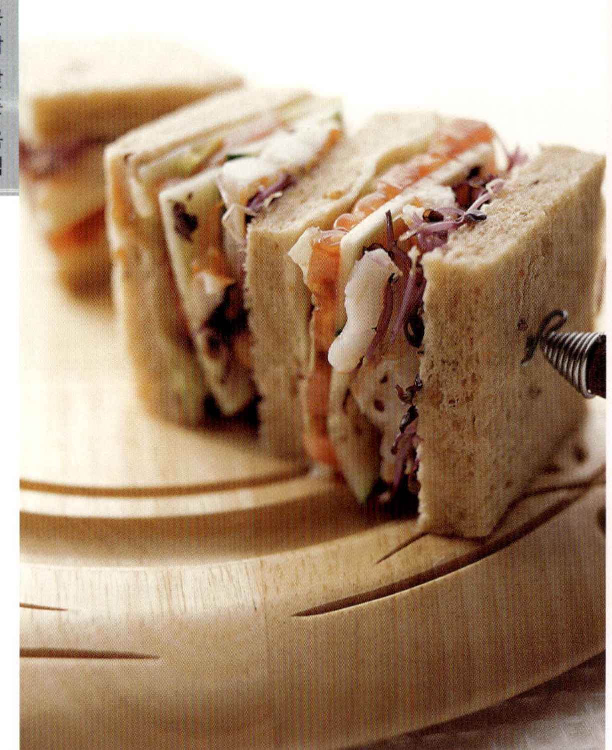

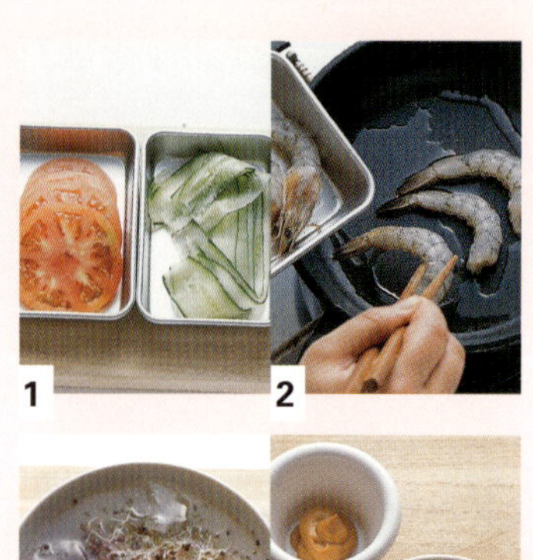

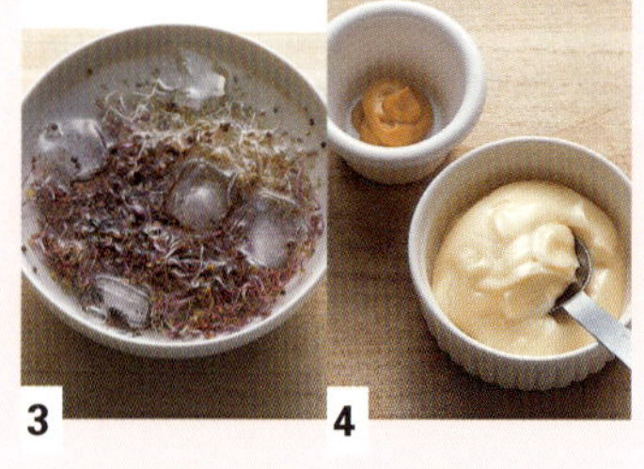

호밀과 토마토 · 오이의 만남
호밀빵샌드위치

주재료 호밀빵 4쪽,
토마토 · 오이 1개씩,
새우(중간크기) 6마리,
양상추 2잎, 싹채소 20g
[기타재료] 소금 · 후춧가루
조금씩, 식용유 1큰술
[소스] 마요네즈 4큰술,
머스터드 1작은술

1 토마토는 둥글납작하게 썰고, 오이는 20㎝ 이상 되는 것으로 골라 양쪽 끝 부분을 잘라내고 반으로 토막 내어 길이로 얇게 썬다.

2 새우는 껍질을 벗기고 등 쪽에 칼집을 넣어 편평하게 편 다음 소금, 후춧가루로 양념하여 기름 두른 팬에 굽는다.

3 양상추는 칼로 두드려 편평하게 준비하고 싹채소는 얼음물에 담갔다가 싱싱해지면 건져 물기를 제거한다.

4 마요네즈에 머스터드를 섞어 혼합한다.

5 호밀빵에 소스를 펴 바른 다음 준비해 놓은 재료를 켜켜로 얹고 다시 소스를 발라 다른 호밀빵을 덮어 샌드하고, 가장자리는 잘라낸 후 4등분하여 꼬치로 고정한다.

015 팥

팥은 맛이 달고 시며, 성질이 평이합니다. 팥의 주성분은 당질·단백질·비타민 B_1 입니다. 비타민 B_1 의 함량은 현미보다 많습니다. 이 밖에 비타민 A·B_2, 니코틴산, 칼슘, 인, 철분 및 식물성 섬유를 함유하는데, 식이섬유가 무려 18% 정도나 되지요. 특히 지질 함량이 높습니다.

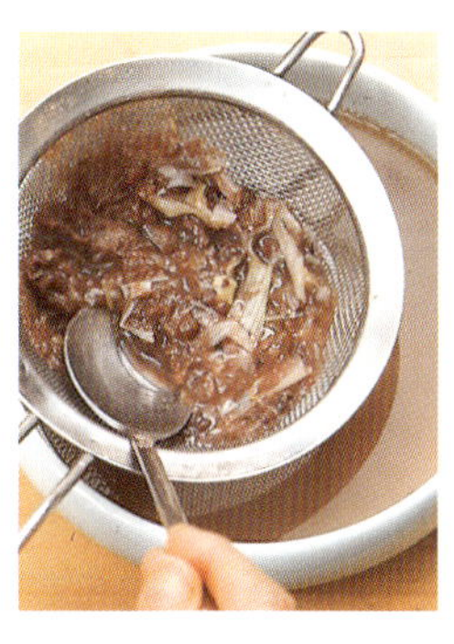

이뇨작용으로 부종을 없애고 장을 깨끗이 해 줍니다

팥에 들어 있는 사포닌과 식물성 섬유에 의해 이뇨작용과 변통작용을 합니다. 그래서 신장병, 방광염, 부종을 다스리며, 배변을 촉진하여 장을 깨끗이 해 줍니다. 특히 불용성 섬유소가 변의 부피를 증가시켜 장 운동을 활발하게 하며, 라피노오스나 스타키오즈 등 올리고당도 장에서 발효되면서 유기산을 생성하여 장 운동을 촉진합니다.

종기를 없애고 어혈을 제거합니다

팥은 해독작용이 강한 식품입니다. 숙취를 해소하며, 술로 약해진 위장을 보호해 주는 역할도 합니다. 종기를 없애고, 어혈을 제거합니다. 또 조혈작용과 보혈작용을 합니다.

근육통 등에 효과가 있습니다

비타민 B₁은 각기병을 낮게 하며 피로를 회복시킵니다. 또 당질이 근육 내에 축적되지 못하게 하면서 당질을 에너지로 변환시킵니다. 따라서 근육통 등에도 유효합니다. 다이어트에도 효과가 있습니다.

Good **잘 맞는_음식궁합**

팥과 술

팥과 술을 배합하면 해독작용이 더 활발해져 간장을 보호하는 효과가 있습니다. 팥을 프라이팬에서 볶아 뜨거울 때 소주를 부으면 지글지글하면서 붉은 팥물이 우러나오는데 이것을 마시면 됩니다. 이것을 '적두감미주' 라고 합니다.

팥과 소금

팥으로 만드는 음식에 소금을 넣으면 독을 풀고 배변을 부드럽게 하는 팥의 작용이 더 강화됩니다. 또 팥가루와 무즙을 배합하여 환부에 바르면 상처나 부스럼의 고름이 쉽게 낫습니다.

팥과 콩나물 · 육류

팥과 콩나물을 배합하면 숙취 해소에 좋습니다. 또 고기에 의한 체증에는 팥 태운 가루를 먹으면 좋습니다.

팥과 율무

팥과 율무를 배합하면 운동부족에 의한 부종에 좋습니다. 팥과 옥수수를 배합해도 무기질과 질산칼슘 등이 많아져 이뇨효과가 뛰어납니다.

팥과 잉어

팥을 잉어(내장과 비늘을 제거한 것)의 뱃속에 넣어 함께 끓이면 체내에 고인 불필요한 수분을 체외로 즉시 배출해 주며, 정력에도 좋습니다.

팥과 파

팥과 파 흰 부분을 배합하면 부종이나 방광염에 좋습니다. 소변이 잘 나오지 않고 소변의 색이 흐릴 때, 또는 혈뇨에 좋습니다.

Bad 맞지 않는 음식궁합

팥과 흰설탕

팥과 흰설탕을 배합하면 변비가 되기 쉬울 뿐 아니라 비타민 B_1도 소비되어 버립니다. 단, 팥을 많이 먹고 감각의 이상이 있거나 피부가 꺼칠해졌을 때는 설탕이나 꿀물을 먹으면 좋습니다.

팥과 소다

팥은 곡류 중에서 보기 드물게 비타민 B_1이 많습니다. 단단한 팥을 음식에 쓰려면 푹 삶아야 하는데, 이때 시간을 아끼느라 소다를 넣는 경우가 있지요. 이러면 팥에 들어 있는 비타민 B_1이 파괴되어 버리므로 팥 삶을 때 소다를 넣으면 안 됩니다.

plus one

○● 팥으로 만들어 먹을 수 있는 궁합 맞춘 음식

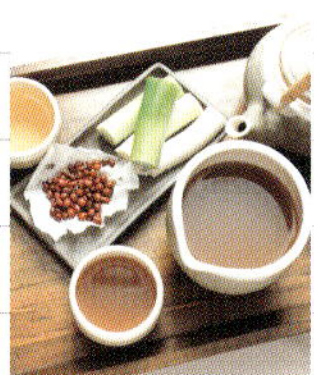

옛말에 "팥을 당나귀가 먹으면 발이 가벼워진다"고 했습니다. 동물과 사상체질을 대비해 보면 소양인을 당나귀로 볼 수 있습니다. 그래서 소양인에게 팥은 가장 알맞은 식품이라고 할 수 있습니다. 팥은 겉껍질에 영양분이 풍부하므로 껍질째 먹는 것이 좋습니다. 단, 많이 먹으면 진액이 빠져 몸이 마르고 꺼칠해집니다. 우리 음식에는 팥을 이용한 것이 참 많습니다. 팥을 무르게 삶아 체에 거른 뒤 찹쌀 옹심이를 넣고 끓인 팥죽, 쌀떡 위에 팥가루로 고물을 올린 팥떡, 쌀이나 찹쌀에 팥을 섞은 팥밥 등이 대표적인 예인데 모두 궁합이 잘 맞는 음식입니다. 팥에 풍부한 비타민 B_1이 쌀이나 찹쌀의 녹말이 당화되는 것을 도와 소화도 잘되고 영양도 보충할 수 있습니다. 열성 식품인 팥을 차가운 얼음과 함께 먹는 팥빙수도 궁합이 잘 맞는 음식이고요.

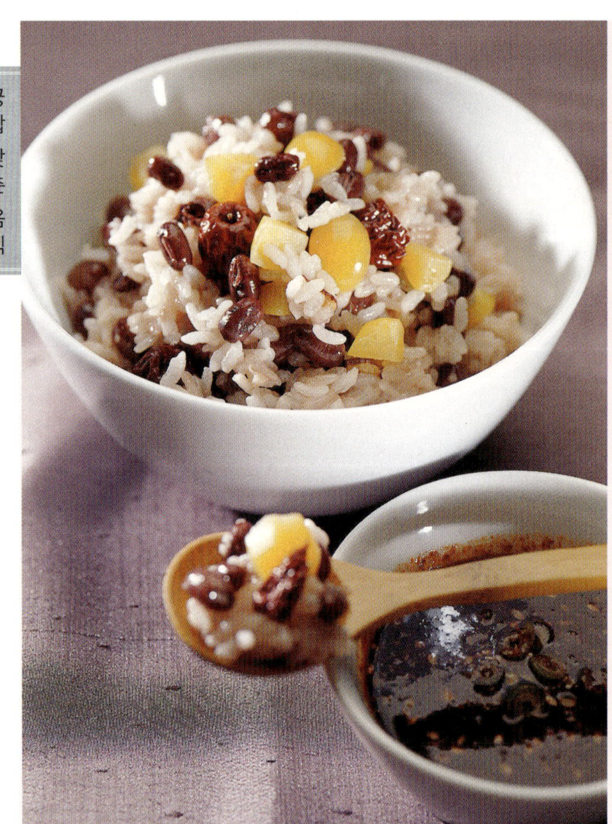

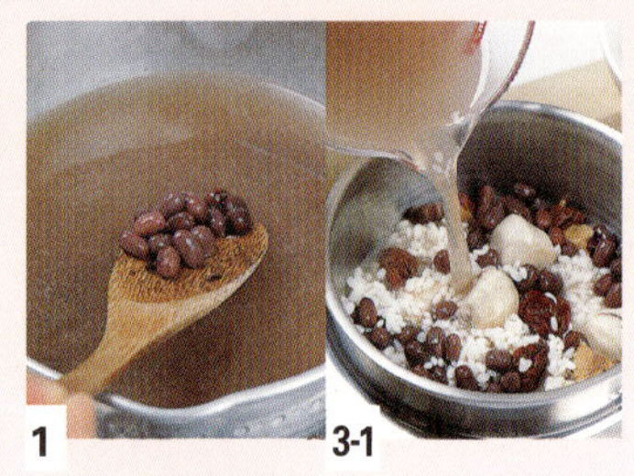

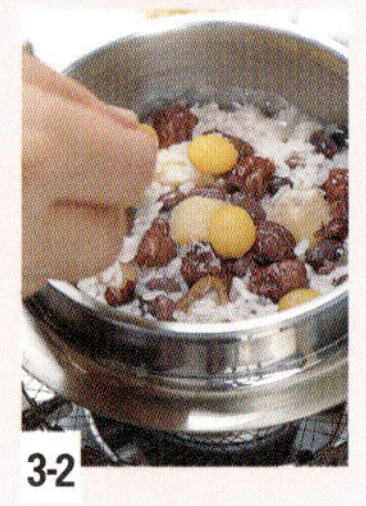

팥과 대추의 만남

팥대추찰밥

주재료 불린 찹쌀 2컵,
삶은 팥 반컵, 밤 5개,
대추 7개, 은행 5개,
팥물 2컵, 소금 1작은술

1 팥은 깨끗이 씻어서 물 5컵을 붓고 푹 삶아 체에 내린다.
2 쌀은 씻어서 불리고 대추는 돌려 깎아 속씨를 제거하며, 밤은 속껍질을 벗기고 굵직하게 썬다. 은행은 기름 두른 팬에 볶아 껍질을 말끔히 벗긴다.
3 밥솥에 은행을 제외한 찹쌀, 밤, 대추를 안치고 분량의 팥물을 부은 후 소금을 조금 넣고 끓이다가 뜸 들이기 전에 은행을 넣는다.

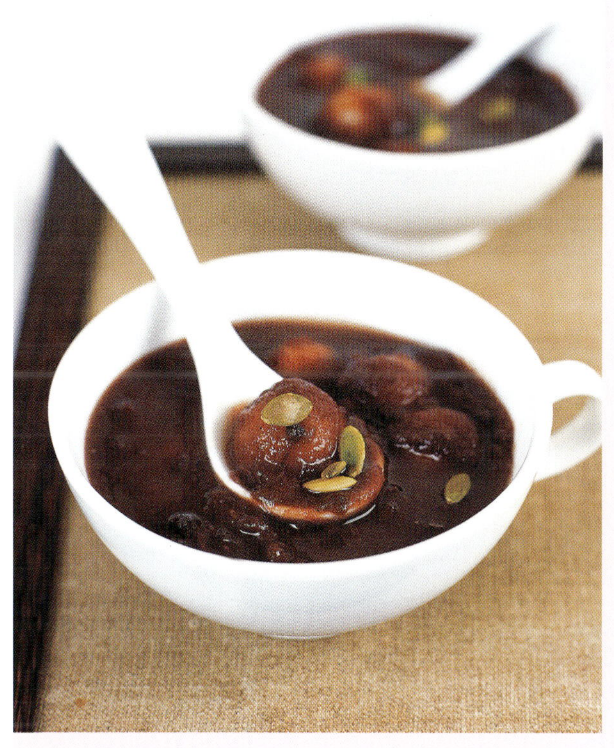

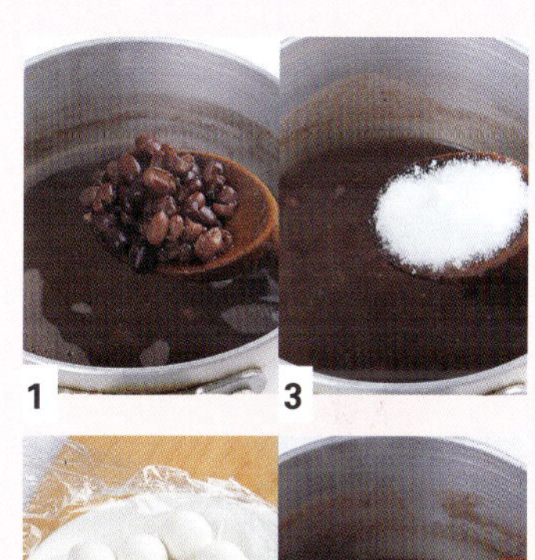

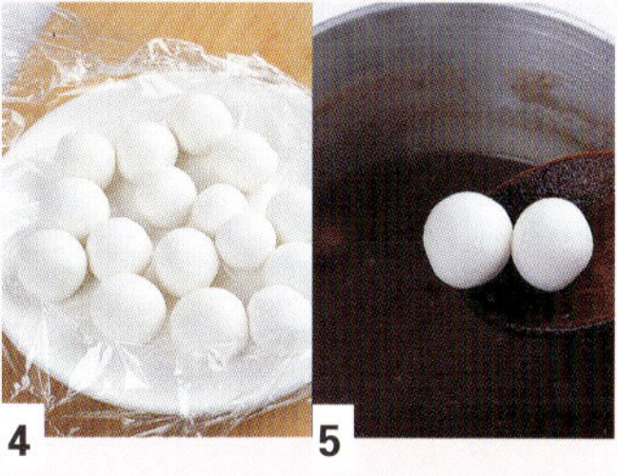

팥과 찹쌀의 만남

팥옹심이죽

주재료 팥 2컵, 찹쌀가루 2컵
[기타재료] 물 6컵,
설탕 1/2컵, 뜨거운 물 5큰술,
소금 1작은술, 호박씨 2큰술

1 팥은 반나절 이상 물에 담가 불린 후 물을 자박하게 부어 팥이 충분히 익을 때까지 푹 삶는다. 1시간 정도 중불에서 뭉근히 끓여야 부드럽게 삶아진다.

2 삶은 팥을 건져 팥알이 반 정도만 으깨지도록 체에 내린다. 팥 껍질이 싫다면 완전히 체에 내려 고운 팥 앙금만 준비해도 된다.

3 으깨거나 체에 내린 팥에 설탕을 붓고 저어가며 끓인다.

4 찹쌀가루에 소금을 조금 넣고 뜨거운 물로 반죽을 해서 한 입에 먹기 좋은 크기의 옹심이를 만든다.

5 끓는 팥죽에 옹심이를 넣어 끓이다가 옹심이가 둥둥 떠오르면 호박씨를 뿌려 맛을 더한다.

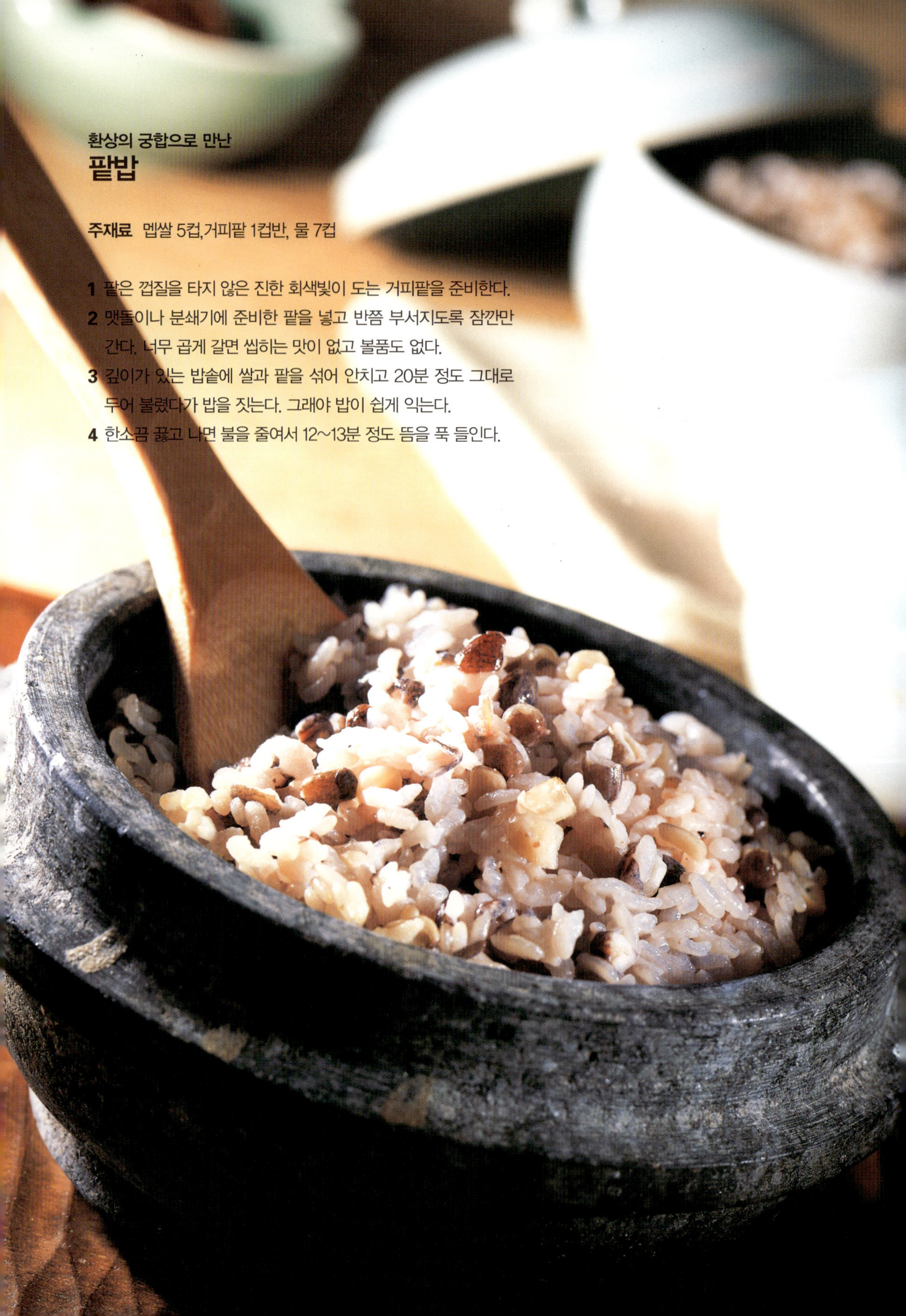

환상의 궁합으로 만난
팥밥

주재료 멥쌀 5컵, 거피팥 1컵반, 물 7컵

1 팥은 껍질을 타지 않은 진한 회색빛이 도는 거피팥을 준비한다.

2 맷돌이나 분쇄기에 준비한 팥을 넣고 반쯤 부서지도록 잠깐만
간다. 너무 곱게 갈면 씹히는 맛이 없고 볼품도 없다.

3 깊이가 있는 밥솥에 쌀과 팥을 섞어 안치고 20분 정도 그대로
두어 불렸다가 밥을 짓는다. 그래야 밥이 쉽게 익는다.

4 한소끔 끓고 나면 불을 줄여서 12~13분 정도 뜸을 푹 들인다.

016 현미

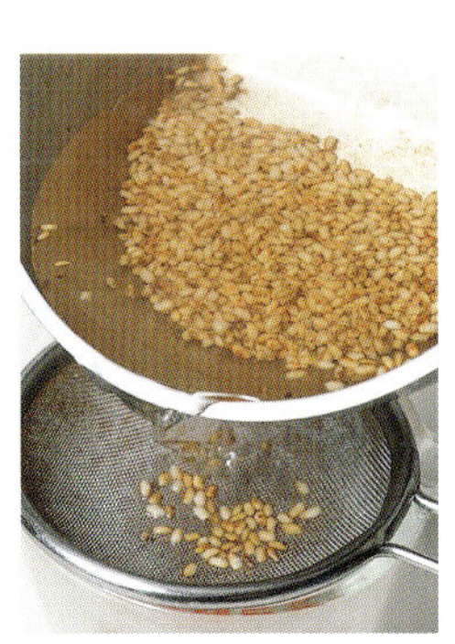

현미는 배아미이므로 비타민 $A \cdot B_1 \cdot B_2 \cdot B_6 \cdot B_{12}$, 니코틴산, 판토텐산, 엽산 외에 각종 영양소가 풍부합니다. 그중에서도 특히 비타민 B군은 놀랄 만큼 양이 많습니다. 또 식물성기름도 풍부하고요.

멀미가 심할 때 좋습니다

현미는 비위의 기능을 강화합니다. 따라서 식욕이 부진하고 여윌 때나 설사로 탈수증이 있을 때, 안색이 안 좋을 때 좋습니다. 멀미가 심할 때도 좋습니다.

손발이 저리고 숨찰 때 좋습니다

현미는 혈액의 흐름도 좋게 하며, 신경조직과 근육의 작용을 정상으로 유지하므로 손발이 저릴 때나 숨이 찰 때 좋습니다.

뇌 신경에 에너지 공급을 합니다

체력을 증진시킵니다. 따라서 열이 있어 체력이 떨어졌을 때 좋으며, 감기 초기에 도움이 됩니다.
현미는 뇌와 신경에 필요한 에너지를 공급해 주어 졸음이 많은 것을 개선하며 기억력을 좋게 하는 데도 도움이 됩니다.

혈액의 산성화를 막아 줍니다

현미는 유해물질이 장에 흡수되는 것을 막아 줍니다. 현미에 특히 풍부한 비타민 B_1은 당질을 분해하고, 그 흡수를 도와주므로 혈액의 산성화를 막고 만성피로를 풀어 줍니다.

변비와 빈혈을 막아 줍니다

현미의 비타민 E는 노화를 방지하며, 현미의 셀룰로이드는 장의 연동운동을 촉진하여 변비를 없애 줍니다. 또 비타민 B · C가 많이 함유되어 있어서 빈혈을 막아 줍니다. 또 항암물질(시토스테롤)을 함유하고 있어서 암을 억제하고요.

 Good **잘 맞는_음식궁합**

현미와 쑥

현미와 쑥을 배합하면 이상적인 궁합이 됩니다. 현미에 부족한 칼슘, 철, 비타민 C 등을 쑥이 보충해 주기 때문입니다. 또 항암작용도 상승합니다. 현미나 쑥 둘 다 항암 성분을 가지고 있기 때문입니다.

현미식초와 달걀

현미식초와 달걀을 배합하면 골다공증과 기미에 좋습니다. 현미식초에 깨끗이 씻어 물기를 없앤 달걀을 넣고 밀봉했다가 달걀껍질이 흐물거릴 때 껍질 속의 얇은 막을 버리고 나머지를 고루 잘 섞어 물한 컵에 한 큰술씩 타서 드세요. 하루 2회 정도 공복에 드세요. 각종 비타민과 필수아미노산, 칼슘까지 섭취할 수 있어 보약 못지않은 효과를 볼 수 있어요.

현미와 다시마

현미와 다시마를 배합하면 심한 설사로 탈수증이 되었거나 체력이 떨어졌을 때 좋습니다. 현미를 노르스름하게 볶아 다시마 우려낸 물로 뭉근하게 끓입니다.

현미와 참마

현미와 참마를 배합하면 피로회복에 좋습니다. 노르스름하게 볶은 현미를 참마와 함께 뭉근하게 끓여 향긋한 냄새가 날 때 소금으로 간을 맞춰 먹으면 됩니다.

현미와 무

현미와 무를 배합하여 밥을 지어 먹으면 중풍 예방 및 중풍 후유증을 개선하는데 도움이 됩니다. 한의서적에는 예로부터 현미와 무가 궁합이 잘 맞는다고 했으며, 〈소녀경〉에서도 중풍에 무밥이 좋다고 했습니다.

현미식초와 우유

현미식초와 우유를 배합하면 피로회복과 피부미용에 좋습니다. 우유 한 잔에 현미식초 3~5티스푼을 타서 고루 저으면 요구르트처럼 되는데, 이것을 마시면 돼요. 꿀을 조금 타서 먹거나 얼음을 넣어 시원하게먹어도 좋아요.

○● 현미로 만들어 먹을 수 있는 궁합 맞춘 음식

현미로 밥도 짓고 죽도 쒀 드세요. 혹은 현미효소를 식후 5분 이내에 4~7g씩 하루 3회 복용합니다. 혹은 커피잔으로 한 잔의 생수에 현미식초를 3~4티스푼씩 타서 공복에 마시면 좋습니다.

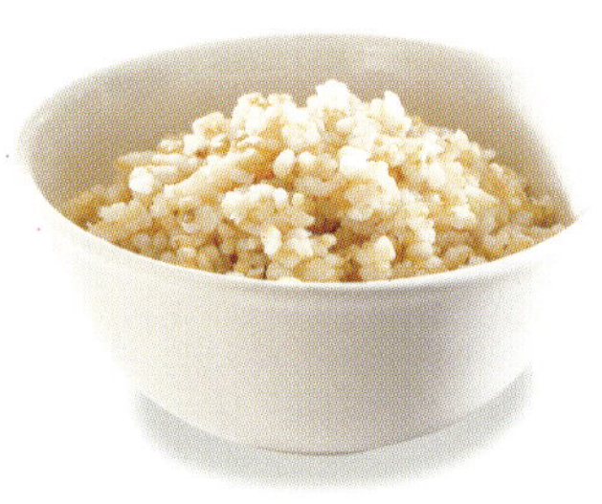

현미와 보리의 만남
현미찹쌀보리밥

주재료 쌀(현미) 360g, 찹쌀(백미) 15g, 보리 5g

1 현미는 30분 전에 미리 씻어 불려 놓는다.
2 보리도 미리 불려 삶은 뒤 건져 놓는다.
3 불려 놓은 현미, 찹쌀, 보리를 섞어 압력솥에 안치는데 밥물은 쌀밥보다 2할 더 많이 붓고 그대로 1시간쯤 두어 불려서 물을 충분히 흡수시킨 다음 밥을 짓는다.

궁합 맞춘 음식

곡물 음식 궁합

○● 떡 · 잡곡밥의 궁합

■떡의 궁합

떡은 에너지 소모가 심할 때 이를 손쉽게 보충해 주는 에너지식품입니다. 떡은 몸을 따뜻하게 합니다. 허리와 하복부를 강건하게 해 주고요. 또 빈뇨증에도 효과가 있습니다. 소변불통, 배뇨통에도 좋고 신장 기능을 조절합니다. 떡에 체했을 때는 식초를 마시면 쑥 내려갑니다. 또 설탕을 먹어도 좋습니다.

■잡곡밥의 궁합

잡곡밥을 상식하면 체질 개선 효과가 있으며, 육류보다는 야채를 먹고 싶은 욕구가 생기기 때문에 피도 맑아집니다. 당뇨병을 비롯해서 천식, 류머티즘, 신경통, 고혈압, 변비, 어깨결림, 요통, 만성두통, 정력감퇴 등에도 좋습니다.

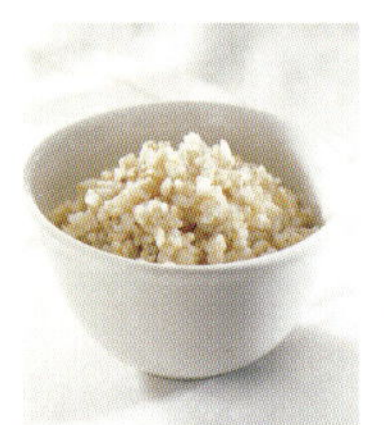

■잡곡밥을 지을 때 기본 요령

첫째, 다양한 곡식을 섞습니다. 둘째, 배아째 먹습니다. 셋째, 씨껍질이 다 도정되지 않은 곡류를 섞습니다.넷째, 충분히 불린 곡류로 밥을 짓습니다. 이렇게 하는 것은 배아의 함유량이 높을수록 비타민 E도 늘어나며, 도정을 덜할수록 식물성섬유인 셀룰로이드 양이 많아지고 또 곡류를 충분히 불려야 소화 장애가 생기지 않기 때문입니다.

○● 현미와 배합하면 좋은 잡곡 ●○

현미와 팥	이뇨작용이 더 활발해집니다.
현미와 콩	비만증과 고혈압을 예방하는 효과가 커집니다.
현미와 녹두	녹두의 청열 · 해독 · 이뇨작용이 더 활발해집니다.
현미와 땅콩	당뇨병 환자나 비만증 환자의 식사대용으로 좋습니다.
현미와 율무	치료 효과가 있습니다. 또 율무의 이뇨작용과 신경안정작용이 보완될 수 있습니다.

이때 잡곡밥에 부족한 비타민 A와 C 등을 보충하기 위해 녹황색 채소를 배합할 필요가 있습니다. 그러나 조 · 기장 · 보리 · 통밀 · 메밀 · 율무 · 녹두 등은 모두 성질이 냉한 편이므로 함께 배합하면 안 좋습니다.

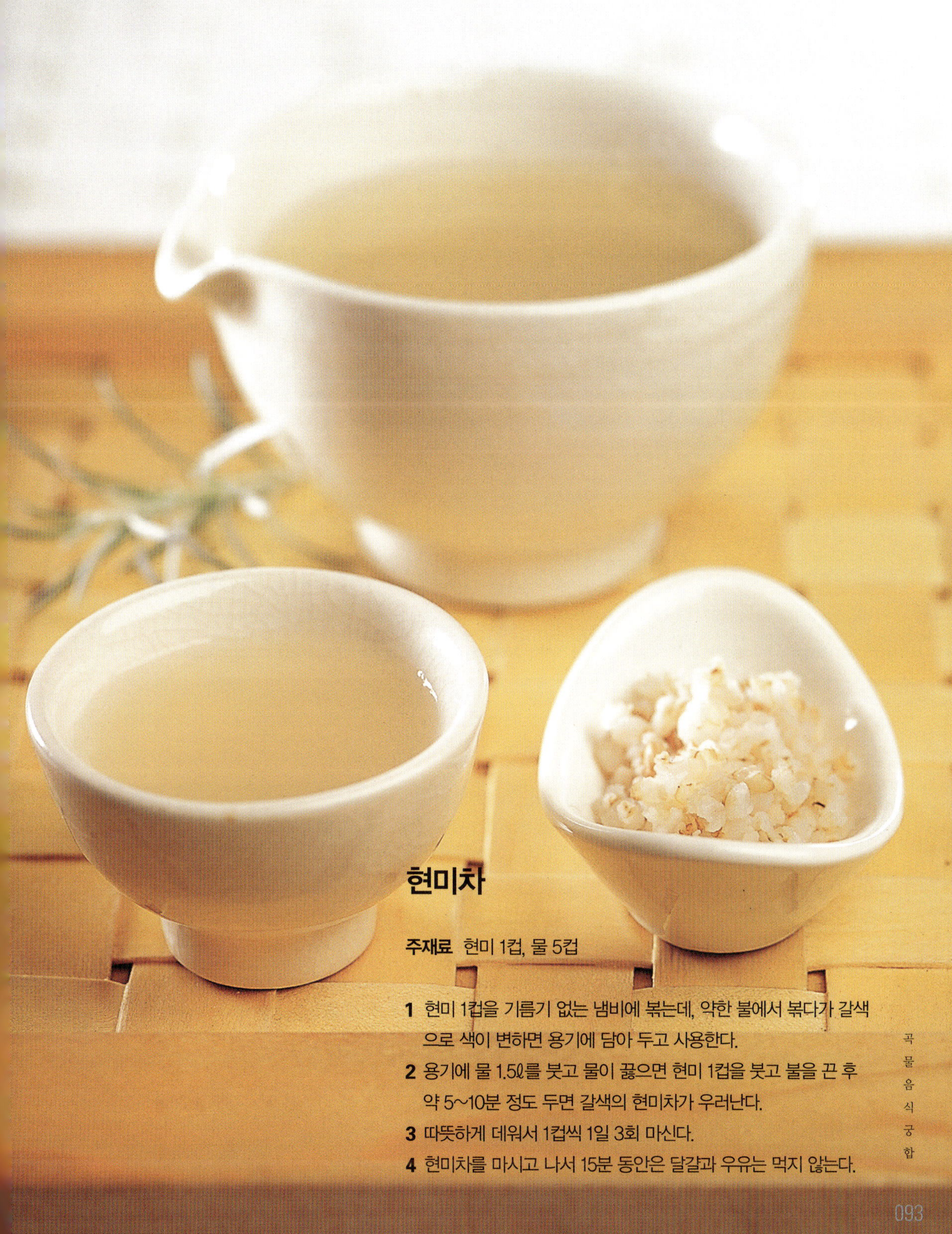

현미차

주재료 현미 1컵, 물 5컵

1 현미 1컵을 기름기 없는 냄비에 볶는데, 약한 불에서 볶다가 갈색
으로 색이 변하면 용기에 담아 두고 사용한다.

2 용기에 물 1.5ℓ를 붓고 물이 끓으면 현미 1컵을 붓고 불을 끈 후
약 5~10분 정도 두면 갈색의 현미차가 우러난다.

3 따뜻하게 데워서 1컵씩 1일 3회 마신다.

4 현미차를 마시고 나서 15분 동안은 달걀과 우유는 먹지 않는다.

곡물음식궁합

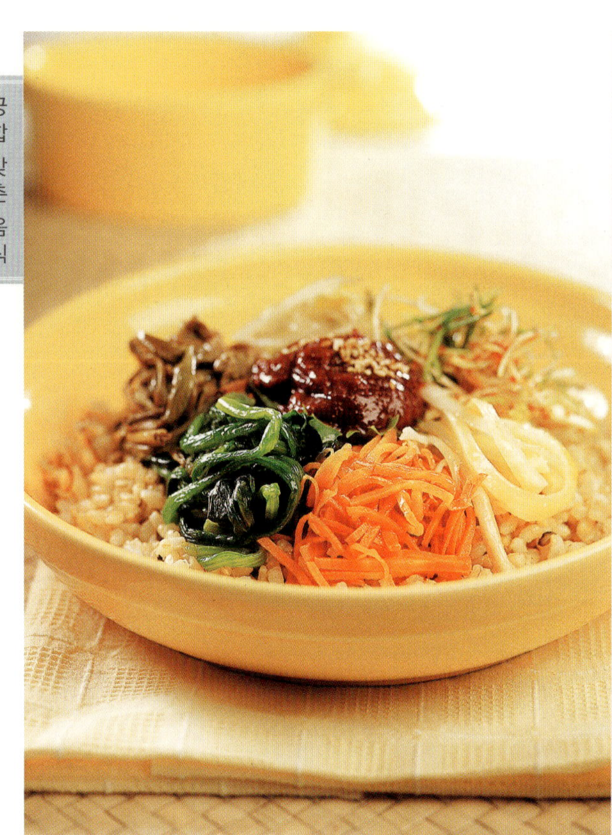

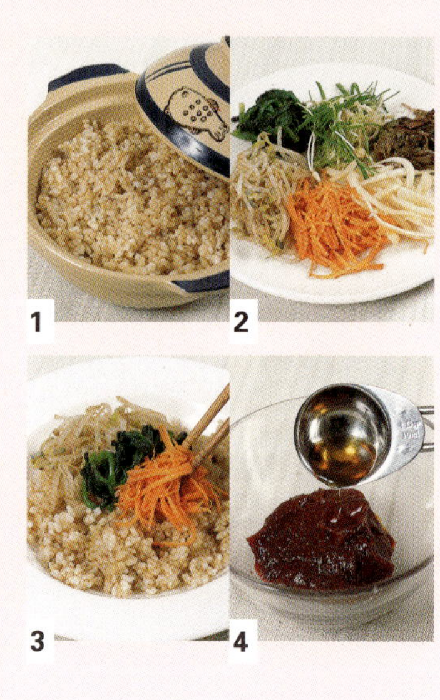

현미와 현미찹쌀의 만남

현미비빔밥

주재료 현미 2컵반,
현미찹쌀 1/2컵,
콩나물 · 고사리 100g씩,
도라지 80g, 시금치 1/2단
달래 50g, 당근 2/3개,
식용유 2큰술, 참기름 4큰술,
소금 약간, 고춧가루 1작은술,
고추장 3큰술,
들기름 2작은술

1 현미찹쌀과 현미를 한데 담아 깨끗하게 씻어 불린 후 고슬
하게 밥을 짓는다.

2 콩나물과 시금치는 끓는 물에 데치고 고사리는 삶은 것으
로 준비한다. 도라지와 달래는 씻어 적당한 길이로 자른다.
당근은 곱게 채 썬다.

3 손질한 재료는 각각 참기름과 소금으로 간하면서 볶거나
무친다. 달래는 고춧가루와 참기름으로 가볍게 무친다.

4 고추장에 들기름이나 참기름을 넣어 고루 섞어 비빔장을
만든다.

5 고슬하게 지은 현미밥 위에 준비한 나물을 얹고 고추장을
곁들인다.

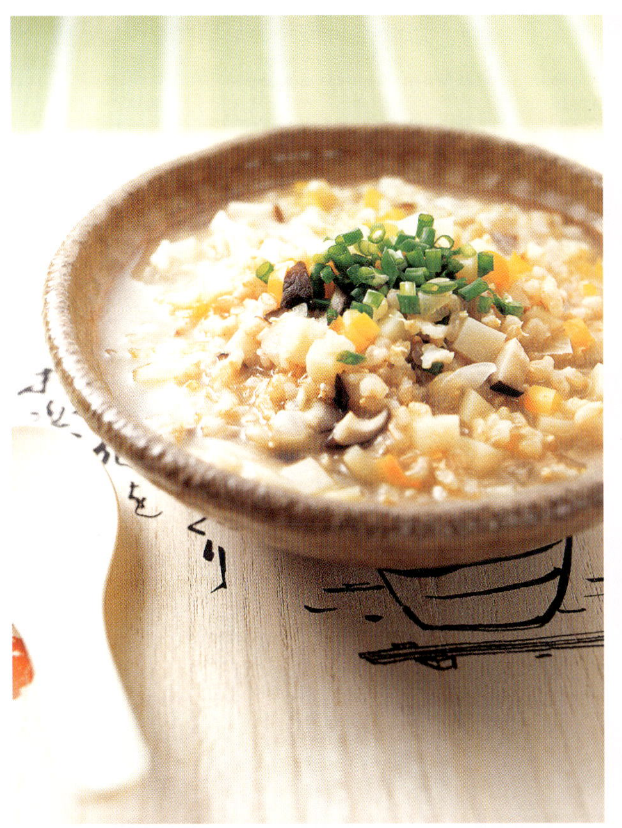

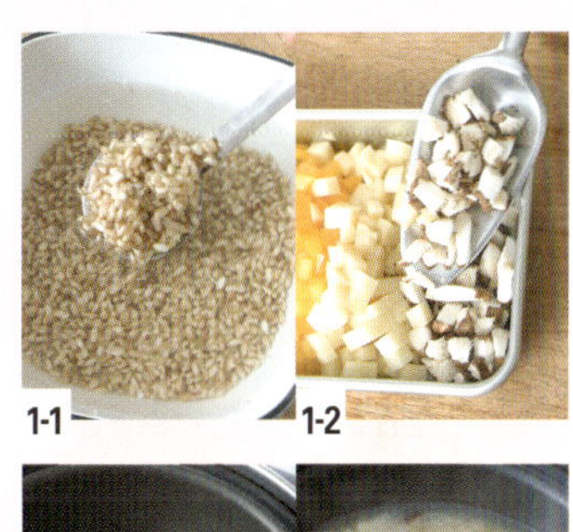

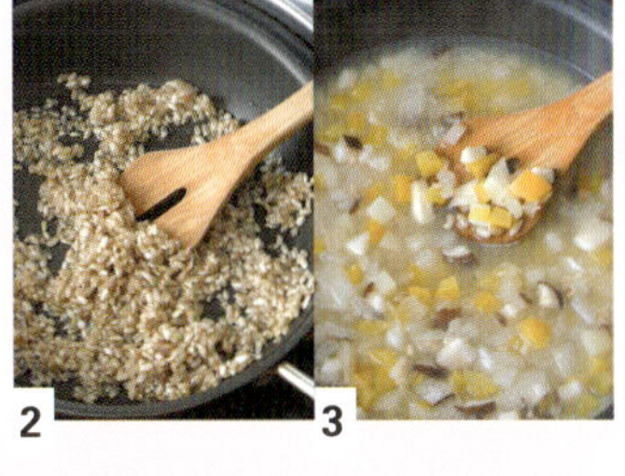

현미와 야채의 만남

현미야채죽

주재료 찹쌀현미 2컵,
감자 1개, 양파 1/2개,
표고버섯 2개,
노랑파프리카 1/3개
[기타재료] 생수 6컵,
참기름 2큰술, 소금 조금,
실파 2뿌리

1 현미는 씻어서 30분 정도 담갔다가 건져 체에 밭쳐 두고, 감자, 양파, 표고버섯, 노랑파프리카는 깨끗하게 손질해서 네모지게 썬다.

2 죽 끓일 냄비를 달구어 참기름을 두르고 불린 현미를 볶다가 현미가 통통하게 익으면 썰어 놓은 야채를 넣어 다시 한 번 볶는다.

3 볶아진 재료에 물을 붓고 나무주걱으로 저어가며 끓이다가 밥알이 반 정도 익으면 불을 약하게 줄여 뭉근하게 끓인 후 소금으로 간해 그릇에 담고 송송 썬 실파를 뿌린다.

	잘 맞는 음식궁합	
강남콩	강낭콩과 달래	이뇨작용 강화로 붓기가 잘 빠진다
	강낭콩과 양파	심장병과 고혈압에 좋다
	강낭콩 깍지와 당근	당뇨병 치료에 도움이 된다
검은콩	검은콩과 설탕	고질적인 기침 치료에 효과가 있다
	검은콩과 술	중풍과 산후 어지럼증에 좋다
	검은콩과 흑임자	다이어트에도 효과가 있다
	검은콩과 감초	항암 치료 후유증을 최소화 할 수 있다
	검은콩과 마황	부종 · 요통 · 당뇨병 등에 좋다
	검은콩과 천화분	당뇨병에 좋다
	검은콩과 익모초	어혈을 제거하는 효과가 있다
	검은콩과 현미식초	전립선증에 좋다
	검은콩과 하수오	탈모를 방지할 수 있다
	검은콩과 솔잎	니코틴 독을 없애고, 콜레스테롤을 줄인다
까치콩	까치콩과 식초	설사, 구토 억제 효과가 크다
	까치콩과 향유	구토와 설사를 억제해 준다
	까치콩과 대추	추위를 잘 타고 손발이 찬데 효과가 있다
	까치콩과 천화분	당뇨병으로 갈증이 심한 데 좋다
	까치콩과 대추	불안, 초조, 스트레스 해소에 효과가 있다
녹두	녹두와 치자	갱년기장애에 좋다
	녹두와 대추	부종이나 배에 물이 차는 복수에 좋다
	녹두와 팥	이뇨작용이 강해진다
	녹두와 동아	여름철에 무기력해지고 입맛이 없을 때 좋다
메밀	메밀과 모시조개	먹은 것을 토할 때 효과가 있다
	메밀과 무	메밀의 단점을 무의 소화효소가 보완해 준다
	메밀과 오렌지	메밀의 비타민 D, 오렌지의
		비타민 C 의 상승효과가 있다
	메밀과 당귀	기억세포의 기능을 강화한다
보리	보리와 꿀	항암치료에 도움이 된다
	보리와 아몬드 · 아보카도	항산화 작용이 향상된다
	보리와 술	보리가 술독을 풀어준다
	보리와 귀리	대장암 예방과 치료에 효과가 있다
	보리와 밀	결장암 예방에 좋고, 두뇌활동이 원활해진다
수수	수수와 설탕	급성 위장염으로 구토, 설사할 때 좋다
	수수 뿌리와 설탕	자궁출혈, 산후 출혈에 좋다
	수수와 달걀	감기에 효과가 있다
	수수와 부추	성기능 저하를 수반하는 요통에 효과가 있다
	수수와 대추	소아의 소화불량을 개선한다

<table>
<tr><td colspan="3" style="background:#f5a04b">잘 맞는 음식궁합</td></tr>
<tr><td rowspan="14">옥수수</td><td>옥수수와 우유</td><td>옥수수에 없는 단백질, 무기질, 비타민을 제공한다</td></tr>
<tr><td>옥수수와 완두콩</td><td>옥수수에 없는 비타민 C를 제공한다</td></tr>
<tr><td>옥수수와 표고버섯</td><td>옥수수에 부족한 비타민 D를 제공한다</td></tr>
<tr><td>옥수수와 고등어</td><td>편두통에 좋다</td></tr>
<tr><td>옥수수와 양파 · 마늘 · 두유</td><td>맛좋은 스태미나식이다</td></tr>
<tr><td>옥수수와 귀리</td><td>많은 멜라토닌을 섭취할 수 있다</td></tr>
<tr><td>옥수수와 바나나</td><td>피로를 빨리 회복할 수 있다</td></tr>
<tr><td>옥수수와 메밀</td><td>영향을 보충할 수 있다</td></tr>
<tr><td>옥수수와 패주</td><td>마음 안정에 효과가 좋다</td></tr>
<tr><td>옥수수수염과 율무</td><td>월경으로 인한 부종에 좋다</td></tr>
<tr><td>옥수수수염과 돼지고기</td><td>당뇨병에 좋다</td></tr>
<tr><td>옥수수수염과 인진쑥</td><td>간염성 황달에 좋다</td></tr>
<tr><td>옥수수수염과 엉겅퀴 · 삼겹살</td><td>신경과로에 의한 토혈 치료에 좋다</td></tr>
<tr><td>옥수수수염과 수박껍질</td><td>원발성 고혈압 치료에 도움이 된다</td></tr>
<tr><td rowspan="11">율무</td><td>율무와 마름</td><td>간경화나 간암에 의한 복수 제거에 좋다</td></tr>
<tr><td>율무와 녹찻잎</td><td>위장의 열로 인한 구취 치료에 좋다</td></tr>
<tr><td>율무와 파인애플</td><td>신진대사를 촉진하고 피로회복에 좋다</td></tr>
<tr><td>율무와 매실</td><td>감기예방 또는 감기회복기에 좋다</td></tr>
<tr><td>율무와 둥굴레</td><td>소염작용이 뛰어나고 주근깨, 여드름에 좋다</td></tr>
<tr><td>율무와 동아</td><td>기미와 주근깨를 없애는데 효과가 있다</td></tr>
<tr><td>율무와 얼룩조릿대</td><td>불안, 초조, 불면에 좋다</td></tr>
<tr><td>율무식초와 우유</td><td>변비에 좋다</td></tr>
<tr><td>율무식초와 마늘</td><td>고혈압에 좋고, 항암효과가 있다</td></tr>
<tr><td>율무식초와 양파</td><td>신경안정에 좋다</td></tr>
<tr><td>율무식초와 냉이</td><td>간 기능 강화와 간이 붓는데 좋다</td></tr>
<tr><td rowspan="7">조</td><td>조와 인삼</td><td>병후 회복에 좋다</td></tr>
<tr><td>조와 오리고기</td><td>체한 데 좋다</td></tr>
<tr><td>조와 붕어 · 해파리</td><td>설사에 좋다</td></tr>
<tr><td>조와 생지황</td><td>눈이 충혈 되고 아플 때 찜질을 하면 좋다</td></tr>
<tr><td>조와 식초</td><td>구토를 다스린다</td></tr>
<tr><td>조와 황기</td><td>임신 중 냉이 많을 때 좋다</td></tr>
<tr><td>조와 달걀</td><td>외용하면 악성 종기에 도움이 된다</td></tr>
<tr><td rowspan="5">참깨</td><td>참깨와 시금치</td><td>시금치의 수산성분 결석 생성을 예방한다</td></tr>
<tr><td>참깨와 부추</td><td>정력을 강화하는 데 효과가 있다</td></tr>
<tr><td>참깨와 꿀</td><td>정신을 맑게 하며 기억력을 좋게 한다</td></tr>
<tr><td>참깨와 토란대</td><td>산성체질 예방 및 피부미용에 좋다</td></tr>
<tr><td>참깨와 두유</td><td>머리카락이 윤택해지고, 노화 방지와 피부미용에 좋다</td></tr>
</table>

찹쌀		
	참깨와 고추 · 식초	어린이 발육에 좋으며, 모유분비도 촉진한다
	참깨와 산나리뿌리	신경쇠약증, 갱년기장애에 좋다
	들깨와 하수오	흰머리가 검게 되고 눈이 밝아진다
	들깨와 하수오, 구기자	새치와 탈모 등에 효과가 있다
	참기름과 당근 · 호박	카로틴 섭취를 돕는다
	찹쌀과 대추	찹쌀에 부족한 칼슘과 철분을 보완할 수 있다
	찹쌀과 엿기름 · 설탕	찹쌀을 먹고 체한 데 좋다
	찹쌀과 쑥	찹쌀에 부족한 영양소를 보충할 수 있다
	찹쌀과 옻닭	복강 내의 종양성 질환에 효과가 있다
	찹쌀과 오리고기	오리고기 먹고 체할 때 찹쌀 뜨물을 마신다
	찹쌀과 통밀	식은땀이 멎지 않을 때 좋다
멥쌀		
	멥쌀과 우유	체력보강에 좋다
	멥쌀과 차조기잎	감기에 좋고 신경안정제 역할도 한다
	멥쌀과 박하잎	해열작용이 뛰어나고, 구취가 심할 때도 좋다
	멥쌀과 마가루	비위를 튼튼하게 하며, 잦은 설사에 좋다
	멥쌀과 마름	눈과 귀가 밝아진다
	멥쌀과 곶감	코막힘에 좋다
	멥쌀과 비름	산후 심한 설사에 좋다
통밀		
	통밀과 황기	땀을 많이 흘리는 데 좋다
	통밀과 인삼	기력증강에 효과가 좋다
	밀가루와 녹두	팩을 하면 얼굴의 열기를 없애 준다
	밀가루와 엿기름 · 무	국수를 먹고 체한 데에 좋다
	밀가루와 식초	급성유선염에 바르면 좋다
	밀가루와 두부	고열이 났을 때 이마에 바르면 좋다
현미		
	현미와 쑥	칼슘, 철, 비타민 C 등을 보충해 준다
	현미식초와 달걀	골다공증과 기미에 좋다
	현미와 다시마	설사로 인한 탈수와 체력이 떨어졌을 때 좋다
	현미와 참마	피로회복에 좋다
	현미와 무	중풍예방 및 중풍 후유증 개선에 효과가 있다
	현미식초와 우유	피로회복과 피부미용에 좋다
	현미와 팥	이뇨작용이 활발하다
	현미와 콩	비만증과 고혈압 예방 효과가 커진다
	현미와 녹두	녹두의 청열, 해독, 이뇨작용이 활발해진다
	현미와 땅콩	당뇨병 환자나 비만증 환자에게 좋다
	현미와 율무	신경안정작용이 보완된다

<table>
<tr><th colspan="3">잘 맞는 음식궁합</th></tr>
<tr><td rowspan="17">콩</td><td>콩과 다시마</td><td>당뇨병, 구내염과 고혈압, 변비에 좋다</td></tr>
<tr><td>콩비지와 우거지</td><td>혈액순환 촉진, 혈중 콜레스테롤 저하, 변비에 좋다</td></tr>
<tr><td>콩죽과 소금</td><td>체내의 질소, 나트륨 손실을 보충할 수 있다</td></tr>
<tr><td>콩국수 열무김치</td><td>콩에 부족한 비타민 C를 보충할 수 있다</td></tr>
<tr><td>콩과 생선</td><td>단백질이 풍부하며, 궁합이 잘 맞는다</td></tr>
<tr><td>콩과 생강 · 무</td><td>콩을 먹고 체했을 때 좋다</td></tr>
<tr><td>콩기름과 브로콜리</td><td>성인병을 예방하며, 노화방지에 도움이 된다</td></tr>
<tr><td>메주콩과 멸치</td><td>안정제 역할을 한다</td></tr>
<tr><td>메주콩과 율무식초</td><td>비만에 좋다</td></tr>
<tr><td>된장국과 부추</td><td>부추가 염분 흡수량을 억제한다</td></tr>
<tr><td>청국장과 요구르트</td><td>항산화작용이 상승한다</td></tr>
<tr><td>두유와 솔잎</td><td>당뇨병에 좋다</td></tr>
<tr><td>두유와 무</td><td>가래가 많이 나오는 기침에 효과가 좋다</td></tr>
<tr><td>두부와 미역</td><td>칼슘 흡수가 상승된다</td></tr>
<tr><td>완두와 보리</td><td>소화불량에 의한 설사에 좋다</td></tr>
<tr><td>완두와 시금치</td><td>당뇨병으로 인한 갈증에 좋다</td></tr>
<tr><td>완두와 상추씨</td><td>모유 분비를 촉진한다</td></tr>
<tr><td rowspan="8">팥</td><td>팥과 술</td><td>간장을 보호하는 효과가 있다</td></tr>
<tr><td>팥과 소금</td><td>배변을 부드럽게 한다</td></tr>
<tr><td>팥가루와 무즙</td><td>상처나 부스럼의 고름이 쉽게 낫는다</td></tr>
<tr><td>팥과 콩나물</td><td>숙취 해소에 좋다</td></tr>
<tr><td>팥과 육류</td><td>고기에 의한 체증에 좋다</td></tr>
<tr><td>팥과 율무</td><td>운동부족에 의한 부종에 좋다</td></tr>
<tr><td>팥과 잉어</td><td>체내에 불필요한 수분을 배출시킨다</td></tr>
<tr><td>팥과 파</td><td>부종이나 방광염에 좋다</td></tr>
</table>

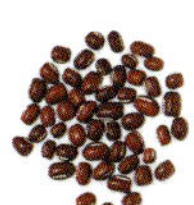

<table>
<tr><th colspan="3">맞지 않은 음식궁합</th></tr>
<tr><td rowspan="4">녹두</td><td>녹두와 잉어</td><td>상극관계이다</td></tr>
<tr><td>녹두와 젓갈</td><td>상극관계이다</td></tr>
<tr><td>녹두와 비자</td><td>상극관계이다</td></tr>
<tr><td>녹두와 약물</td><td>상극관계이다</td></tr>
<tr><td>조</td><td>조와 살구씨</td><td>구토와 설사를 한다</td></tr>
<tr><td rowspan="3">콩</td><td>콩과 돼지고기 · 더덕</td><td>궁합이 맞지 않는다</td></tr>
<tr><td>콩과 치즈</td><td>생성된 인산칼슘이 흡수되지 않는다</td></tr>
<tr><td>두부와 시금치</td><td>결석을 만들 수 있다</td></tr>
<tr><td rowspan="2">팥</td><td>팥과 흰설탕</td><td>변비에 걸리기 쉽고, 비타민 B_1이 소비되어 버린다</td></tr>
<tr><td>팥과 소다</td><td>비타민 B_1이 파괴된다</td></tr>
</table>

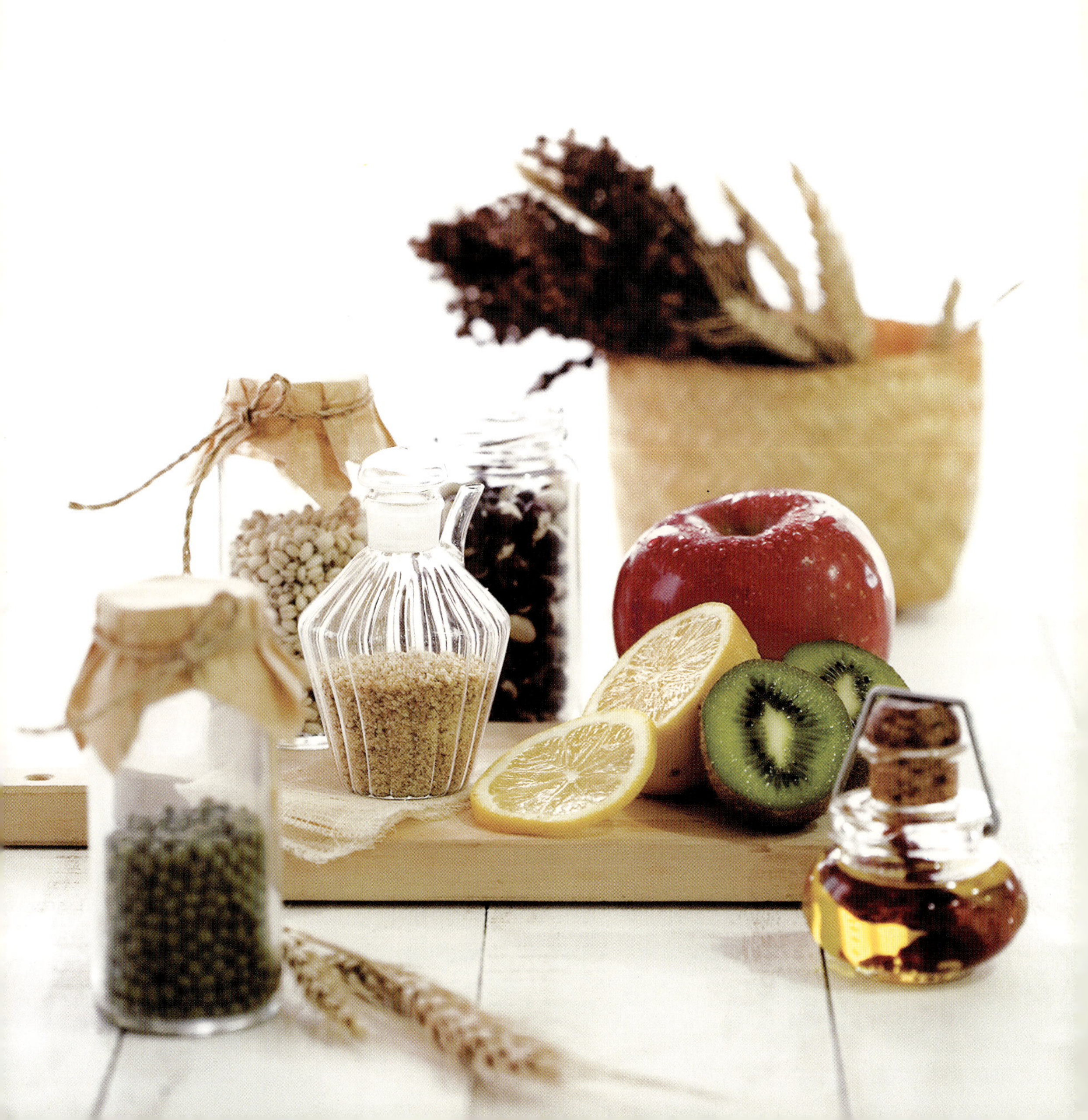

2장

과일, 견과류 음식궁합

각종 비타민과 미네랄이 풍부한 과일, 견과류는 병에 대한 저항력을 길러주는 중요한 식품이다. 과일 견과류는 음식을 만들어 먹기보다는 잘 익은 것을 생으로 먹거나 궁합 맞는 재료들과 섞어 주스로 만들어 먹는 경우가 많다. 이때 궁합을 잘 맞추면 약효 성분이 상승하고 맛도 좋아진다. 때로 향이 역겨워 먹기 힘든 재료가 있을 때 과일을 배합해 향을 중화시키기도 하고 육류요리를 만들 때 과일을 섞어 육질을 부드럽게 하기도 한다. 특히 과일류는 비타민 C가 풍부한 식품이므로 비타민 C가 부족한 식품으로 음식을 만들 때 보조식품으로 사용하면 좋다.

017 감

가래·기침을 다스리고 심장의 열을 내려 줍니다

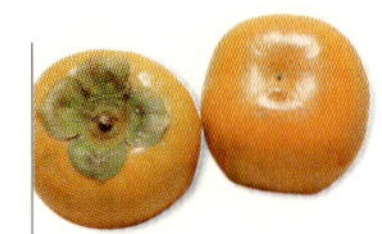

감은 자당·과당·포도당 등 당분을 많이 함유하고 있어요. 미숙한 열매는 타닌 성분이 있고, 신선한 열매는 요오드화물 49.7%를 함유하고 있습니다. 맛은 달고 떫으며 성질은 찹니다. 그래서 열을 내리며, 열로 인한 갈증이나 기침, 토혈, 구강염 등을 다스리며, 술의 열독을 제거하고 위장의 열을 누릅니다. 또 가래, 기침을 다스리며 심장의 열을 내려 줍니다. 특히 설사를 멎게 하며, 세균성 전염성 설사에 뚜렷한 효과가 있습니다. 또 요오드화물을 함유하고 있어서 갑상선 질환에 효과가 있습니다.

출산 직후나 병후 회복기에는 피하세요

감은 체열로 체내의 영양물질인 진액이 부족해지는 열성체질에 좋습니다. 특히 비위가 허하고 냉하여 복통이 잦고 자주 구토하며 설사를 잘 하는 경우, 혹은 체내의 수분대사가 제대로 되지 않은 경우에는 감이 안 좋습니다. 또 출산 직후나 질병을 앓고 막 회복되려고 할 때도 안 좋습니다.

Good **잘 맞는_음식궁합**

감과 우유

〈동의보감〉에 "감은 비위를 강하게 하는데 우유와 꿀을 섞어 달여 마신다"고 했습니다. 단, 떫은 감은 먹지 않도록 하세요. 떫은 감을 먹으면 펩신·트립신·

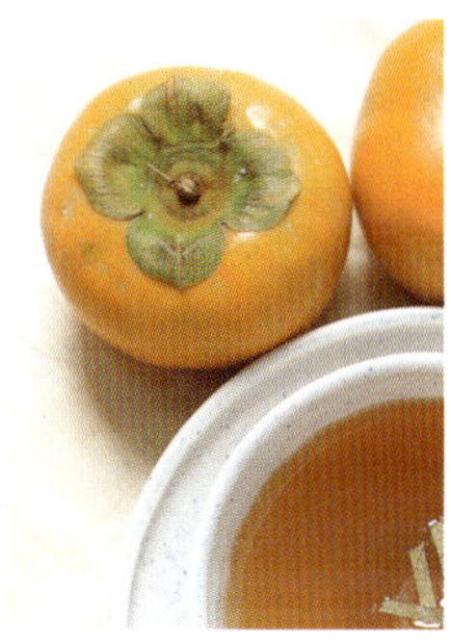

디아스타제 등 소화효소의 작용을 저해하여 소화에 지장을 줄 수 있습니다.

감과 무

감과 무가 잘 어울립니다. 감즙과 무즙을 같은 양으로 섞어 마시면 중풍을 예방하는 데 도움이 되지요. 소주 잔으로 한 잔씩 하루 두세 번 공복에 드세요.

감과 들깨

곶감과 들깨를 배합하면 방광염에 좋습니다. 곶감 5개와 들깨 4g을 두 그릇의 물로 달여 절반이 되도록 해서 마시면 됩니다.

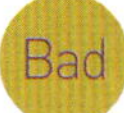 **Bad** 맞 지 않 는 _ 음 식 궁 합

감과 게

〈본초도경〉에는 감과 게를 함께 먹으면 안 된다고 했습니다. 감의 타닌산이 게의 단백질과 결합하여 딱딱한 채 장에 남기 때문에 복통과 큰 설사를 일으킬 수 있기 때문입니다.

감과 술

〈동의보감〉에 "술 마신 후에 연시를 먹으면 위통이 생기고 술이 더 취하게 된다"고 했습니다.

plus one

○● 감의 또 다른 효능

감을 물에 담가 저장한 것을 임시, 즉 장시라 하는데, 설사·몽정·대하 등을 다스립니다. 곶감은 감보다 수렴작용과 지혈작용이 강하여 설사·혈변·혈뇨·객혈·장 및 항문출혈·토혈 등에 효과가 큽니다. 또 새살이 빨리 돋게 하며, 목소리도 맑게 해 주지요. 곶감의 표면에 생기는 서리 같은 흰색의 미세한 가루를 시상이라고 하는데, 정력제로 손꼽힙니다.

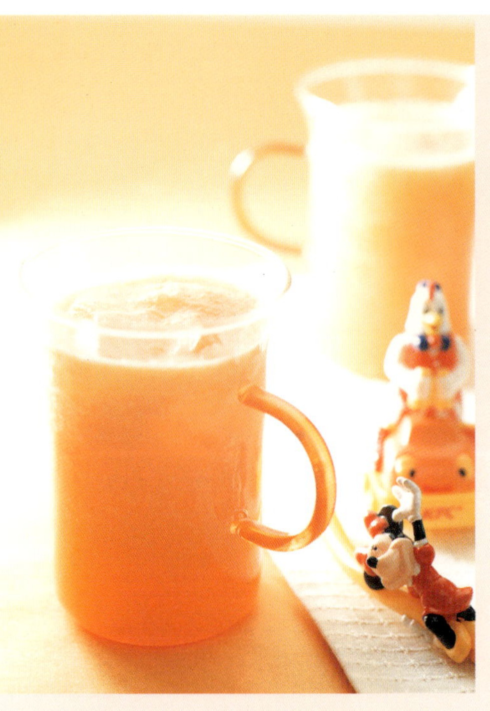

오렌지 레몬즙

주재료 귤 2개, 오렌지 1개, 레몬 1/2개

1 귤은 속껍질까지 벗기고 즙을 짠다.
2 오렌지는 반으로 잘라 즙 짜는 기구로 즙을 낸다.
3 귤껍질과 오렌지즙을 섞고 레몬즙도 같은 방법으로 내어 섞는다.

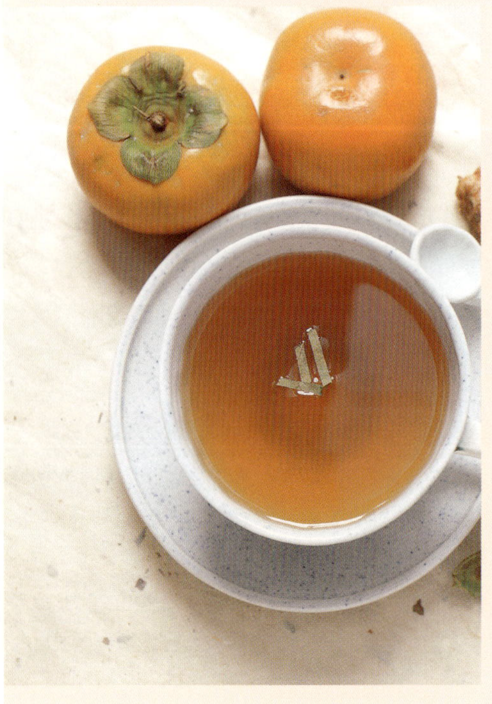

감꼭지 달인 물

주재료 감꼭지 4~5개, 물 1컵반

1 감꼭지는 실에 꿰어 말려 둔다.
2 말린 감꼭지를 깨끗이 씻어 물 1컵반에 넣어 끓인다.
3 물이 반으로 졸면 하루 3회로 나누어 마시게 한다.

018 굴

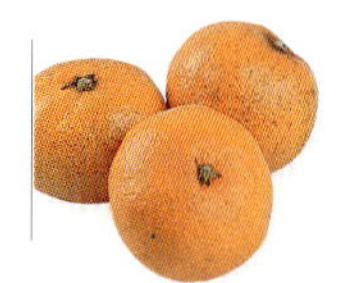

굴을 '달다'는 뜻으로 '감귤'이라고 하며, 굴의 속살을 '귤육'이라고 합니다. 맛은 달고 시며, 성질이 찹니다. 수분이 87.5%이며 열량은 100g당 50kcal에 불과합니다. 질 좋은 구연산이 풍부하고 비타민 C · A 등이 함유되어 있습니다. 비타민 C의 함량이 여느 과일보다 높습니다. 그래서 귤은 비타민 C의 보고라고 하지요.

동맥경화증을 예방합니다

피로를 풀고, 소갈증을 다스리며, 음식 맛을 나게 하고, 구토와 설사를 멎게 합니다. 진액을 생성하며, 숙취를 빨리 깨게 하지요. 동맥경화증도 예방할 수 있습니다.

Good **잘 맞는_음식궁합**

귤과 꿀

귤은 찬 성질이므로 몸이 냉한 경우, 비위가 약하여 기침이 심한 경우에는 많이 먹지 않는 것이 좋습니다. 비위가 약하여 기침이 심한 경우에는 귤 한 개를 통째 으깨어 꿀과 함께 끓여 농축시켜 먹으면 효과가 있습니다.
귤은 정신적 스트레스를 해소하고 피로회복과 신진대사를 도와주는 역할을 합니다. 또한 모세혈관을 튼튼하게 하는 비타민 D가 풍부하게 들어있답니다.

귤씨와 두충

요통에는 귤씨와 두충을 각각 같은 양씩 배합해서 가루 내어 1회 4~6g씩을 3% 소금물로 복용하거나 혹은 따끈하게 데운 술로 복용합니다. 요통 뿐 아니라 아랫배가 아프면서 소변을 보지 못하는 데도 효과가 있습니다. 귤씨는 맛은 쓰고, 성질은 따뜻합니다. 기가 막히거나 뭉친 것을 풀어 주며, 통증을 가라앉힙니다. 특히 음낭수종 등 음낭, 고환의 질환에 효과가 뚜렷합니다.

귤씨와 호두

귤씨와 호두를 배합하면 술독으로 콧등이 붉어진 딸기코에 효과가 있습니다. 살짝 볶은 귤씨를 가루 내어 한 번에 4g씩 호두 한 개를 간 것과 함께 따끈한 술에 타서 복용합니다. 한편 귤씨를 약용할 때는 한옥기와 위에 펴서 말리면 향이 난다고 했습니다. 씨껍질은 버리고 씨 속의 알맹이만 약으로 씁니다.

Bad 맞 지 않 는 _ 음 식 궁 합

귤과 게

귤은 성질이 찹니다. 그래서 찬 성질의 게와 귤을 함께 먹으면 안 좋습니다. 옛 의서에는, 귤과 게를 함께 먹으면 종기를 앓기 쉽다고 했습니다. 귤과 방게도 함께 먹어서는 안 됩니다.

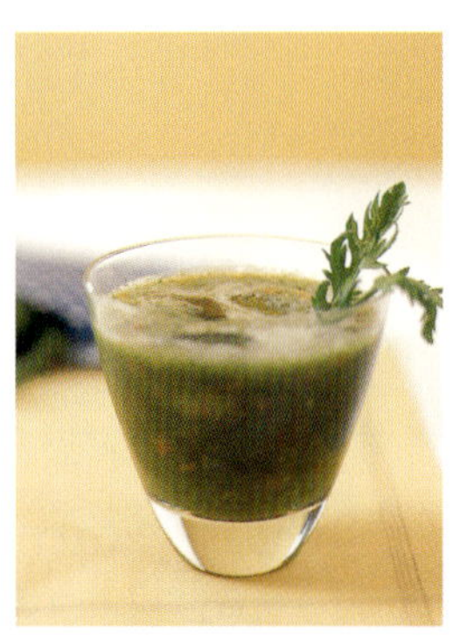

귤 쑥갓즙

주재료 귤 3개, 쑥갓 5줄기, 레몬즙 1큰술, 물 1컵

1 귤은 반으로 잘라 즙 짜는 기구로 즙을 낸다.
2 쑥갓은 줄기를 제거하고 잎만 골라 잘 씻는다.
3 쑥갓을 주서에 갈아 귤즙, 레몬즙, 물과 함께 섞는다.

019 굴껍질

가래를 삭이고 어지러움증을 다스립니다

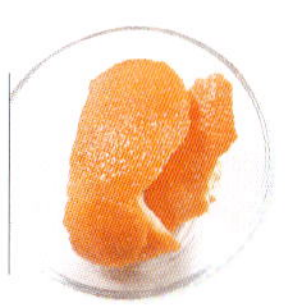

굴껍질을 '귤피' 라 하여 약용합니다. 오래 묵은 것일수록 약효가 좋다고 해서 '진피' 라고도 하지요. 맛은 쓰고 매우며(혹은 달다고도 합니다), 성질은 따뜻합니다. 헤스페리딘, δ-리모넨, 비타민 B_1 등이 함유되어 있습니다.

가래를 삭여 줍니다

건위정장작용이 있어 식욕부진 · 소화불량 · 딸꾹질 등에 씁니다. 또 가래를 삭이므로 끈적끈적한 가래가 끼고 기침이 심하며 호흡곤란을 수반할 때 씁니다.

어지럼증이나 가슴두근거림증에 씁니다

신경안정 역할을 하며, 고혈압 · 동맥경화 · 심장병 · 뇌졸중의 위험을 줄여 줍니다. 노인이나 소아의 변비에 쓰이며, 어지럼증이나 가슴 두근거림증도 개선합니다.

Good **잘 맞는_음식궁합**

굴껍질과 살구씨

허약자의 변비에 굴껍질과 살구씨를 같은 양씩 배합해서 가루 내어 꿀로 반죽해 0.3g 크기의 알약을 만들어 1회 70알씩 미음으로 드세요. 이 처방이 '귤행환' 입니다.

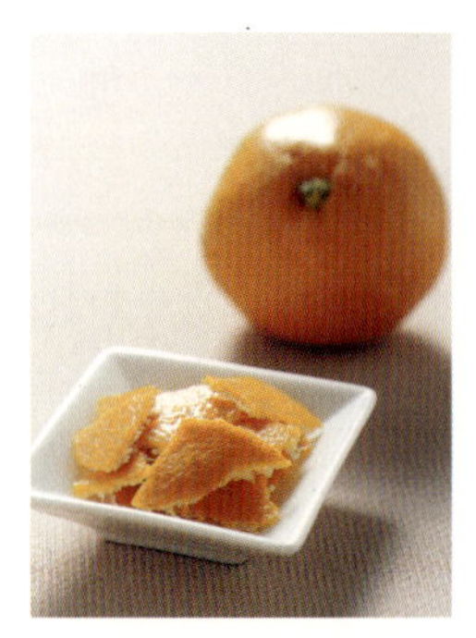

귤껍질과 생선

귤껍질을 생선 요리에 넣으면 생선 비린내를 없애며 독을 풀어 줍니다. 생선을 먹고 중독이 된 데는 귤껍질을 진하게 달여 마시세요. 게 식중독에도 좋습니다.

귤껍질과 생강

귤껍질 한줌에 생강 한 조각을 넣고 달여 마시면 감기에 좋습니다. 귤껍질 안쪽의 흰 부분을 긁어내면 더 좋습니다.

귤껍질과 미나리뿌리

기침, 가래가 심할 때는 귤껍질 20g을 미나리뿌리 1단과 함께 물 2컵 반을 붓고 끓여 반으로 줄여 마시세요.

귤껍질과 감초

귤껍질을 감초와 함께 쓰면 폐를 보합니다. 귤껍질 160g, 감초 40g을 함께 볶아 가루 내어 1회 8g씩 먹으면 기침에 좋습니다. 젖몸살을 앓을 때도 좋습니다.

귤껍질과 대나무 속껍질

딸꾹질이 날 때 귤껍질과 대나무 속껍질(죽여)을 각각 8g씩 물 1컵 반을 붓고 달여 반으로 줄여 따뜻하게 드세요.

○● 귤껍질을 안전하게 먹으려면

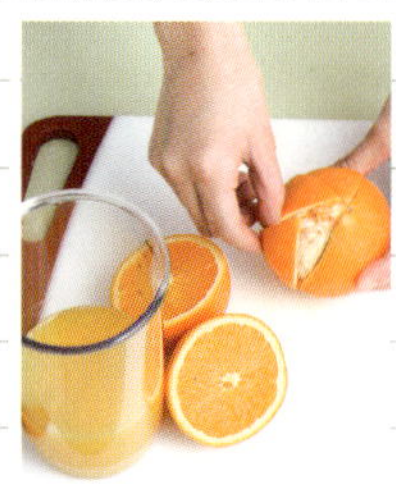

귤껍질이 건강에 좋지만 요즘엔 농약 때문에 약으로 쓰기에 좀 걱정이 되죠. 먼저 귤을 옅은 소금물에 껍질째 담가 잘 씻고 충분히 헹궈 불순물이나 농약을 제거합니다. 이것을 가늘게 채 썰어 꿀에 재워 두었다가 먹어도 좋고, 그늘에 말렸다가 끓여 먹어도 좋습니다. 귤껍질은 오래 보관할수록 효과가 좋으니 귤이 흔할 때 많이 만들어 두는 것이 좋겠어요.

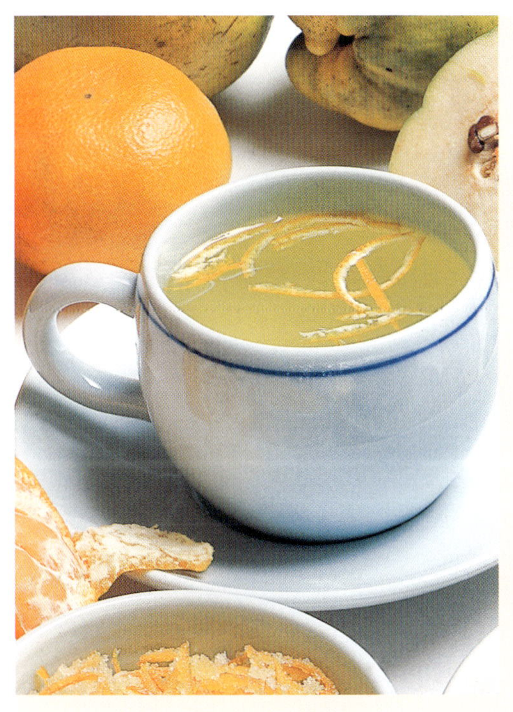

귤껍질차

주재료 귤껍질 200g, 물 1컵반,
꿀 1작은술

1 껍질이 얇고 싱싱한 감귤을 골라 씻은 뒤
껍질을 벗긴다.
2 채반에 귤껍질을 겹치지 않게 널어 바람
이 잘 통하고 그늘진 곳에서 잘 말린다.
3 잘 마른 귤껍질을 찻주전자에 담고 물 1
컵반을 부어 은근한 불에서 끓인다. 맛
이 적당히 우러나면 꿀을 조금 섞어 마
신다.

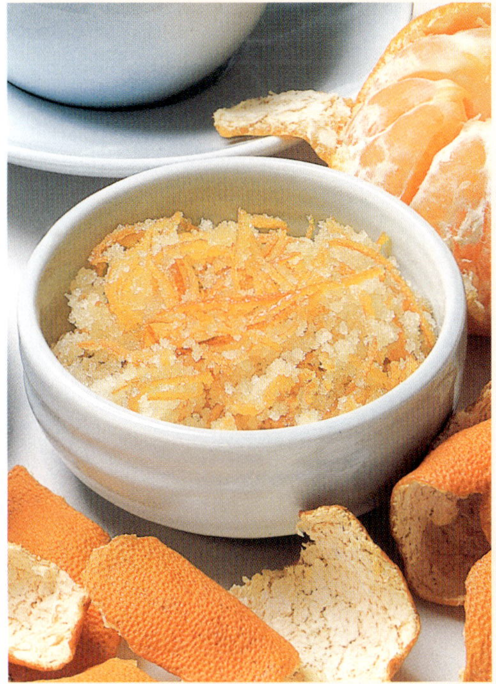

귤껍질 생즙

1 귤껍질 5개 분량을 더운 소금물에 살짝
담갔다가 흐르는 물로 깨끗이 씻는다.
2 주서에 물 1/2컵과 귤껍질을 함께 갈아
서 생즙을 만든다. 취향에 따라 물을 약
간 타서 공복에 마셔도 좋다.
3 많은 양을 마실 수 있는 여건이라면 주
서에 이상의 재료를 넣고, 귤 알맹이와
사이다 1컵을 섞어서 생즙을 내서 마셔
도 된다.

020 다래

열을 내리고
결석을 배출해 줍니다

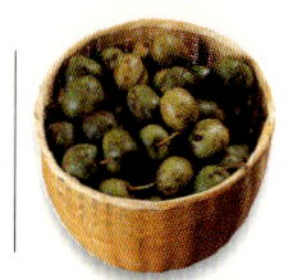

다래는 원숭이가 즐겨 먹는 복숭아 같이 생긴 열매라 하여 '미후도' 라 합니다. 둥근데 표면에 황백색의 길고 단단한 털이 빽빽하게 나 있으며 열매껍질은 갈색이 섞인 황록색입니다. 처음에는 몹시 쓰고 떫다가 서리를 맞은 다음에는 맛이 달고 좋아져서 먹을 만합니다. 성질은 찹니다. 당·유기산·비타민 등이 풍부하지요. 특히 비타민 C가 300mg이나 들어 있답니다.

가슴이 답답하여 잠을 이루지 못할 때 좋습니다

열을 내려 줍니다. 그래서 갈증을 멎게 하고 번열을 없애며, 열이 나서 가슴이 답답하고 잠을 잘 이루지 못할 때 좋습니다. 구토를 주증으로 하는 '얼격' 이나 '반위' 같은 병에 좋습니다.

요도염·방광염에 좋습니다

이뇨작용을 하며 결석을 배출하는 효능이 있습니다. 소변이 항상 뿌옇거나 혹은 요도염이나 방광염에도 좋습니다. 또 기가 위로 잘 오르고, 하지무력증이 있으며, 골절풍과 사지마비가 있을 때에 좋습니다. 이 외에도 황달, 치질, 괴혈병 등에 효과가 있으며, 성분 중 아스코르빈산과 탄수화물은 피로회복을 빠르게 하며, 유기산과 펙틴질은 갈증을 풀고 해독작용을 합니다.
물을 많이 마시는 것 같은데 자꾸 목이 마른 경우에 다래를 40g 정도씩 끓여 차처럼 마시면 됩니다. 증세가 심해지면 80g 정도를 끓여 드세요.

다래와 생강

다래는 속이 느글거리고 구역질이 날 때 좋습니다. 열매나 덩굴의 즙액을 마시세요. 특히 덩굴의 즙에는 다량의 아르기닌과 상당량의 리신·레우친·알라닌·아스파라긴 등이 함유되어 있습니다. 그러나 생즙을 그냥 먹으면 증상을 더 악화시킬 수 있으므로 달여서 그 즙을 마시거나 생강즙을 타서 마시세요. 소변을 통해 신장결석을 제거하는 효능도 있습니다.

다래와 꿀

다래는 심한 갈증을 다스립니다. 서리 맞고 잘 익은 것을 늘 먹으면 좋은데, 〈동의보감〉에는 "꿀에 넣어 정과를 만들어 먹으면 더 좋다."고 했습니다.

다래와 금귤 뿌리

고환의 한쪽이 처지는 증상이 있을 때 다래 40g, 금귤 뿌리 12g을 함께 달여서 찌꺼기를 버리고 소주 80g에 넣어서 2회로 나누어 복용합니다.

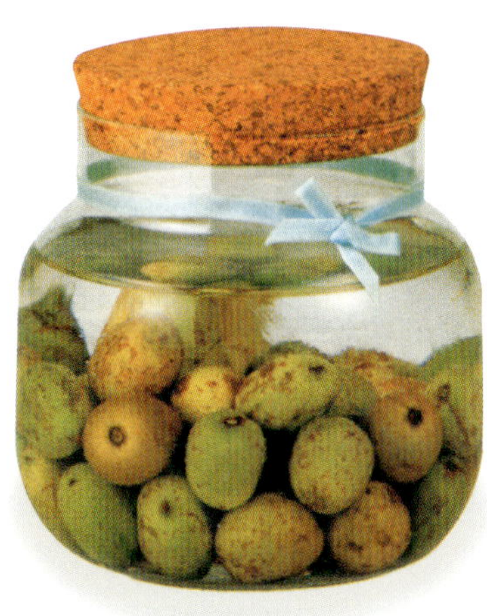

다래술

주재료 다래 1.2kg, 소주 1.8ℓ

1 싱싱하고 흠집 없는 다래를 구입하여 깨끗이 씻은 뒤 마른 행주로 물기를 말끔히 닦는다.
2 가열소독한 유리병에 다래를 넣고 소주를 부어 밀폐한 다음 어둡고 서늘한 곳에서 6개월 동안 숙성한다.

021 대추

신경을 안정시키고
해독작용을 합니다

대추는 맛은 달고, 성질은 따뜻합니다. 단백질, 당, 유기산, 점액질, 칼슘, 비타민 A·B₂·C·P 및 미량의 철분이나 인 등 영양성분이 풍부합니다. 껍질에는 타닌이 함유되어 있고 생대추에는 비타민 C가 60mg이상 들어 있는 것이 특징입니다.

기혈부족을 다스리고 해독작용을 합니다

소화기 기능이 허약해서 식욕이 없고, 소화가 잘 안 되며, 대변이 묽은 것을 다스립니다. 또 기가 약해 권태와 피로가 쉽게 오며, 혈액이 부족한 것도 다스립니다. 신경을 안정시키고, 해독작용도 합니다. 이 외에 진정·이뇨작용을 하며, 빈혈이나 고혈압 등에 쓰입니다.

Good **잘 맞는_음식궁합**

대추와 통밀

여성이 자주 슬퍼하고 잘 울고 걸핏하면 하품을 할 때는 대추·감초·통밀을 함께 끓여 마시면 좋다고 했습니다. 이것을 '감맥대조탕' 이라고 합니다.

대추와 찹쌀

대추와 찹쌀을 배합하면 궁합이 잘 맞습니다. 찹쌀은 칼로리가 높고, 질 좋은 단백질도 많이 가지고 있어서 소화가 잘되며, 비타민 B₁·B₂가 많이 들어 있지만 칼슘과 철분의 함량이 거의 없는 것이 결점인데, 대추는 철분과 칼슘, 섬유질이 풍부해서 찹쌀의 결점을 보완해 줄 수 있습니다. 찹쌀과 대추가 어우러진 약식이나 찹쌀과 대추를 섞어 만든 떡을 만들어 먹으면 좋습니다.

대추와 보리

마른 대추를 솥에 넣고 삶은 후 갈아서 즙을 낸 후 볕에 말리면 기름처럼 빛이 나는데, 이것을 조유라 하고 시고 단맛이 납니다. 이것을 찐 보리가루에 버무려 먹으면 비위장 소화기를 보강합니다.

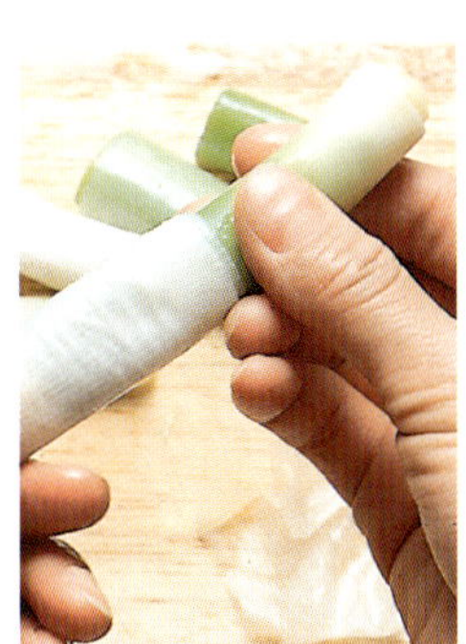

대추와 미나리뿌리 · 대추와 파

최근 발표에 따르면 대추와 미나리뿌리(근채근)를 함께 끓여 먹으면 혈청 콜레스테롤을 떨어뜨린다고 합니다. 한편, 대추를 파와 함께 먹으면 안 좋다고 알려져 있습니다. 대추와 생선도 궁합이 안 맞는다고 합니다.

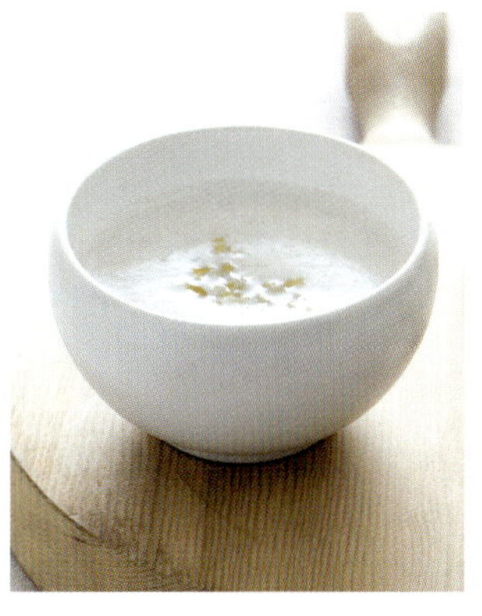

대추잼

주재료 대추살 8개분, 배 1/2개, 설탕 1큰술, 물 1/2컵

1 대추는 타월로 닦은 다음 씨를 빼내고 살만 발라 준비한다.

2 배는 껍질을 벗기고 강판에 갈아 둔다

3 믹서기에 물을 붓고 대추살과 배즙, 설탕을 넣어 간다.

4 갈아놓은 대추살과 배즙을 냄비에 붓고 반으로 줄어들 때까지 졸여 걸쭉해 질 때까지 졸인다.

022 도토리 (떡갈나무 열매)

잇몸에 피가 날 때 효능이 있습니다

도토리는 맛이 떫고 쓰며 성질은 따뜻합니다. 떫은맛을 내는 것은 타닌 성분 때문인데 이 타닌 성분을 빼고 식품으로 만든 것이 도토리묵입니다. 도토리묵은 물이 80%나 되고 열량이 낮아 다이어트 식품으로도 권할 만하지요. 잘 익은 도토리를 채취하여 물에 담갔다가 햇볕에 말리면 속껍질까지 잘 벗겨집니다. 이렇게 껍질을 벗긴 후 다시 햇볕에 말려서 가루를 내어 식용 또는 약용합니다.

설사를 멎게 합니다

도토리의 주성분은 녹말이지만 타닌 성분이 있어서 설사를 멎게 하며 정액이 저절로 흘러내리는 경우에 효과가 있습니다. 타닌 성분이 수렴작용을 하기 때문이지요.

입 안이 헐고 잇몸에 피가 날 때 좋습니다

혈액 순환을 촉진하고 소변을 이롭게 합니다. 또 목이 아플 때나 입 안이 잘 헐고, 잇몸에서 피가 자주 나는 경우 및 치질, 변혈, 자궁출혈, 대하증 등에도 효과가 있습니다.

소음인 체질에 잘 맞습니다

감기를 잘 앓는 선병체질에도 좋습니다. 열량이 적기 때문에 비만체질이나 성인병이 있는 경우에 좋습니다. 떫은맛의 타닌 성분 때문에 빈혈이 있거나 변비가 심한 경우에는 안 좋습니다. 특히 열이 많은 체질이 많이 먹으면 변비가 심해지고 혈액순환 장애를 일으킬 수 있습니다.

 ## 잘 맞는_음식궁합

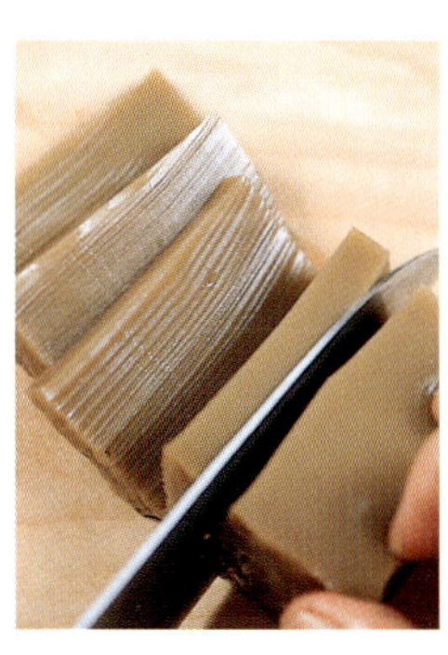

도토리와 소금

도토리묵을 쑬 때 도토리를 맷돌에 갈아 여러 차례 새 물을 붓고 우려내야 쓴맛도 제대로 빠지고 묵을 쒔을 때 묵의 색이 검지 않고 뽀얀 빛이 납니다. 쓴맛을 빨리 빼려면 소금을 넣습니다.

도토리와 생강

도토리가루를 생강 끓인 물에 풀고 누런 설탕으로 맛을 내어 먹으면 설사에 효과가 있습니다. 단, 장이 냉해서 온 설사에는 좋고 식중독이나 세균성 설사 초기에는 쓸 수 없습니다.

한편 '청포묵'은 봄에 청량한 맛으로 먹고, '메밀묵'은 겨울에 텁텁한 맛으로 먹고, '도토리묵'은 여름과 가을에 쌉싸름한 맛으로 먹는 것이 제격이라는 말이 있지만, '도토리묵'은 성질이 따뜻하므로 복부가 냉해지는 여름이나 전신이 추운 겨울에 잘 맞습니다. 밤중에 배가 아파 화장실에 자주 들락거리는 분들, 도토리묵을 자주 드세요. 도토리묵 무칠 때 양념으로 생강가루를 조금 섞으면 맛도 좋아지고 약효도 높아지겠지요.

 ## 맞지 않는_음식궁합

도토리와 감

도토리와 감을 배합하면 타닌 등 감의 성분이 도토리묵의 수분을 흡수해 변비나 어지럼증을 일으킬 수 있다고 합니다.

도토리묵밥

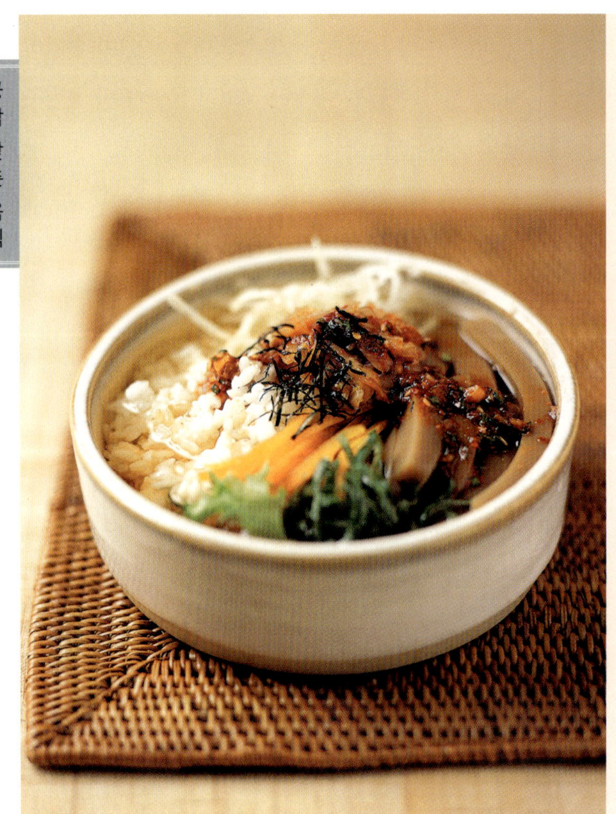

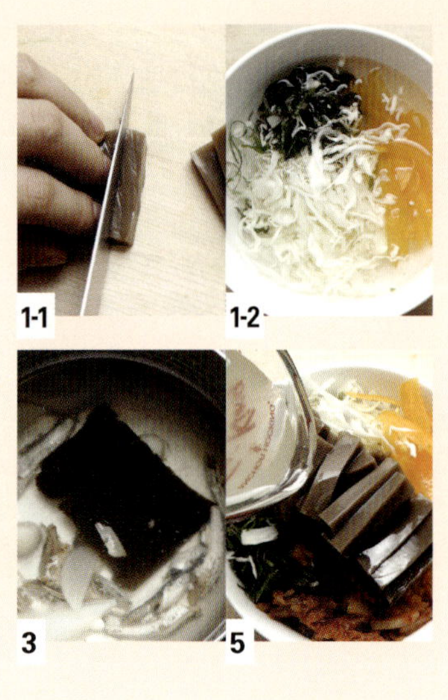

주재료 도토리묵 2모,
현미밥 4공기

[부재료] 주황파프리카 1개,
깻잎 6장, 양배추 · 김치 2잎씩,
치커리 4잎, 김가루 조금

[국물재료] 멸치 10마리,
다시마 2장, 통마늘 3개,
양파 1/4개, 물 7컵

[고춧가루양념]

고춧가루 2큰술, 간장 4큰술,
다진 부추 1큰술,
다진 마늘 1작은술,
참기름 · 통깨 1/2큰술씩,
설탕 1작은술, 통깨 1/2큰술

1 도토리묵은 0.5㎝ 두께로 길게 채 썰고, 파프리카 · 깻잎 ·
양배추는 얇게 채 썰어 찬물에 5분간 담가 물기를 뺀다.

2 김치는 속을 털어 다진다.

3 냄비에 물을 붓고 멸치와 다시마를 넣어 끓이다가 멸치와
다시마를 건지고 국물만 받아 식힌다.

4 고춧가루양념 재료를 섞어 놓는다.

5 그릇에 현미밥을 담고 묵과 야채를 돌려 담은 뒤 식힌 국
물을 붓는다.

6 양념은 따로 담아 내고 치커리로 장식한다.

023 딸기

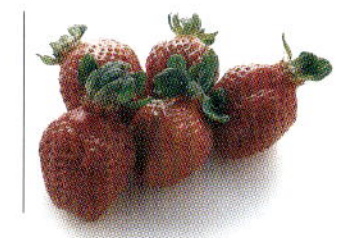

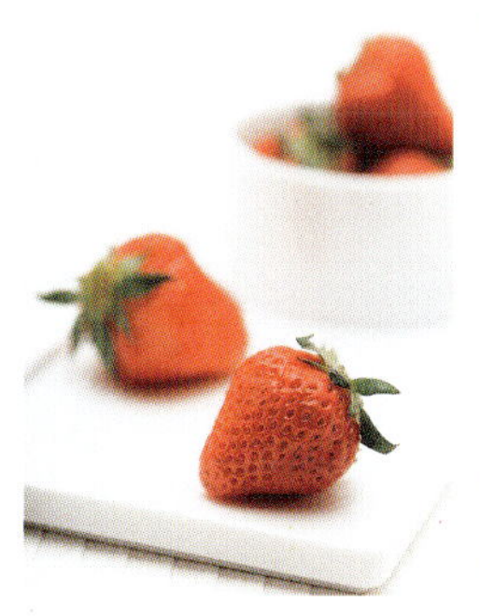

딸기의 빨간색은 안토시아닌 성분이며, 새콤한 맛은 유기산으로 주로 시트르산과 말산입니다. '비타민의 보고'라 불릴 정도로 비타민 C가 풍부하여 하루에 4~5알 정도의 딸기만 먹어도 하루의 비타민 C 필요량을 충족할 수 있을 정도입니다. 철분 함량도 풍부합니다. 딸기는 영어로 'strawberry'인데 'berry'는 '열매'라는 뜻이고 'straw'는 'stri'의 사투리 발음으로 '여기저기'라는 뜻입니다. 즉 여기저기 열매가 달려 있는 모습에서 나온 이름이 'strawberry' 입니다.

신장 기능을 강화합니다

딸기는 신장 기능을 강화하여 소변을 원활하게 하고, 피부를 윤택하게 해 주며 멜라닌 색소의 침착을 막으므로 피부의 젊음을 유지시키고 기미 주근깨를 예방합니다.

잇몸이 곪고 피날 때 좋습니다

딸기에 함유된 자일리톨은 입 안을 상큼하게 해 줍니다. 구내염에 잘 걸리거나 잇몸이 곪고 피날 때나 구취가 심한 데 좋습니다. 잇몸도 튼튼하게 해 주지요. 또 철분이 많아 빈혈에 좋고 혈색도 좋게 해 줍니다.

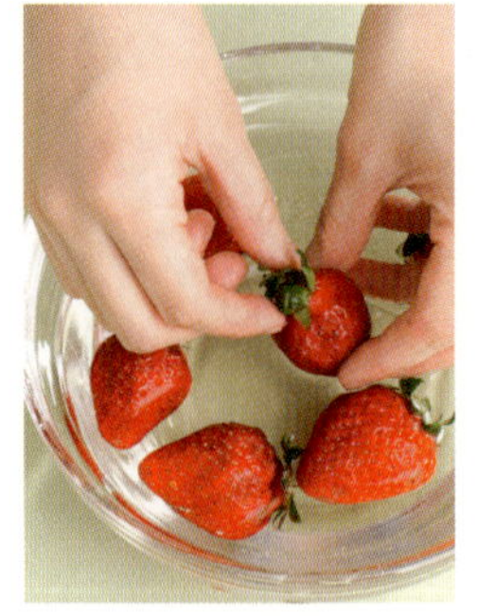

간세포 기능을 되살려 줍니다

해열 · 이뇨 · 거담 작용도 하기 때문에 감기, 기관지염, 기타 호흡기 질병에도 좋습니다. 세포조직을 튼튼하게 해 주며 간세포의 기능을 되살려 주는 작용도 합니다. 특히 신경통 환자나 애연가에게 좋습니다. 담배한 개비에서 손실되는 비타민 C는 25mg인데, 딸기는 이를 보충해 줍니다.

술을 담가 먹습니다

딸기는 생것 그대로 먹는 것이 좋습니다. 딸기에 많이 함유된 비타민 C는 열과 공기에 약하기 때문입니다. 딸기로 술을 담가 먹어도 좋은데, 너무 익은 딸기로 술을 담그면 술이 탁해지고 덜 익은 딸기로 술을 담그면 술이 시어지므로 적당히 익고 신선하고 단단한 딸기로 술을 담가야 합니다. 입 안이 헐었을 때는 딸기의 생잎을 진하게 달여 수시로 입가심하고, 치아가 더러워지거나 누렇게 됐을 때는 딸기로 치아를 닦습니다.

Good 잘 맞는_음식궁합

딸기와 검은콩

딸기는 콩의 불포화지방산이 산화하는 것을 막아 주기 때문에 딸기를 콩과 함께 먹으면 딸기와 콩 속의 영양분을 모두 살릴 수 있습니다. 딸기즙에 두유를 섞고 레몬즙을 떨어뜨려 먹으면 동맥경화, 고혈압, 당뇨 등에 좋습니다.

딸기와 파인애플 · 파프리카

딸기는 빈혈에 좋습니다. 파인애플 역시 비타민 $B_1 \cdot B_2 \cdot C$뿐만 아니라 구연산이 함유되어 있어 빈혈 예방에 효과가 있습니다. 따라서 딸기와 파인애플을 배합하면 빈혈에 좋습니다. 요구르트를 섞어 마시세요. 또 딸기와 파프리카는 둘

다 비타민 C가 풍부하기 때문에 이 둘을 배합하면 감기 예방과 피부미용에 좋습니다.

딸기와 식초

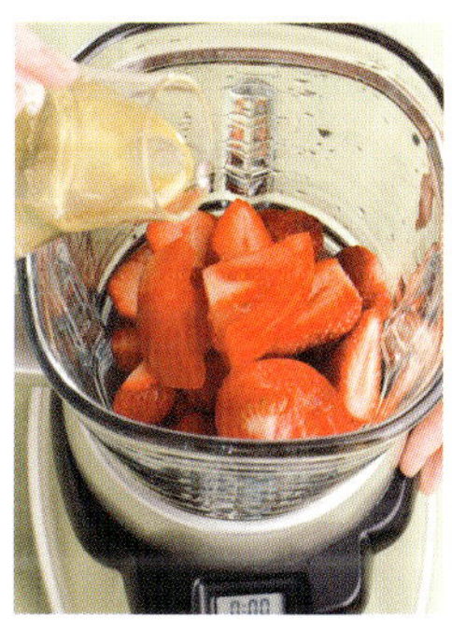

딸기로 드레싱을 만들어 먹으면 상큼한 맛을 느낄 수 있어 좋습니다. 꼭지를 떼고 만든 딸기즙에 샐러드유, 식초, 소금으로 만든 프렌치드레싱을 섞어 양상추와 시금치에 곁들여 드세요. 참고로 딸기를 씻을 때, 꼭지를 떼고 씻으면 물이 스며들어 맛이 싱거워지므로 꼭지째 여러 번 흐르는 물로 씻고 마지막 헹구는 물에 식초를 한 방울 떨어뜨려 씻어 물기를 뺀 후 꼭지를 떼세요.

딸기와 우유

딸기를 우유와 배합하면 자극적인 맛이 중화되면서 딸기에 부족한 단백질, 칼슘 등을 보강할 수 있습니다. 따라서 딸기에 우유와 달걀을 섞어서 만든 딸기 셰이크는 골다공증 예방 및 치료에 꼭 필요한 비타민 C와 칼슘, 단백질을 듬뿍 함유한 음료입니다.

씻은 딸기 50g을 믹서에 갈아 체에 밭쳐 놓고, 우유 반 컵에 달걀 노른자 한 개를 잘 섞은 후 체에 밭친 딸기즙을 넣고 꿀을 적당히 타면 딸기 셰이크가 됩니다. 피부에 바를 때는 딸기즙에 우유를 섞어 바르세요. 그러면 잡티나 기름기가 빠져 나가 피부가 깨끗해진답니다.

딸기와 토마토, 딸기와 복숭아, 딸기와 셀러리 모두 궁합 맞춘 재료이므로 믹서에 갈아 마실 때 섞어서 갈아 드세요.

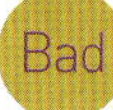 Bad **맞지 않는_ 음식궁합**

딸기와 설탕

딸기와 꿀을 배합하면 비타민 C 흡수가 좋아집니다. 그러나 설탕을 타면 딸기의 비타민 B_1과 사과산, 구연산 등이 파괴됩니다.

딸기복숭아사과주스

주재료 딸기 3알, 복숭아 1/2개,
사과 1/2개, 사이다 반컵

1 딸기는 흐르는 물에 깨끗이 씻은
뒤 꼭지를 떼어낸다.
2 복숭아는 2등분하여 씨를 빼낸
뒤 적당한 크기로 자른다.
3 믹서에 딸기, 복숭아, 사과, 사이
다를 넣고 곱게 간다.

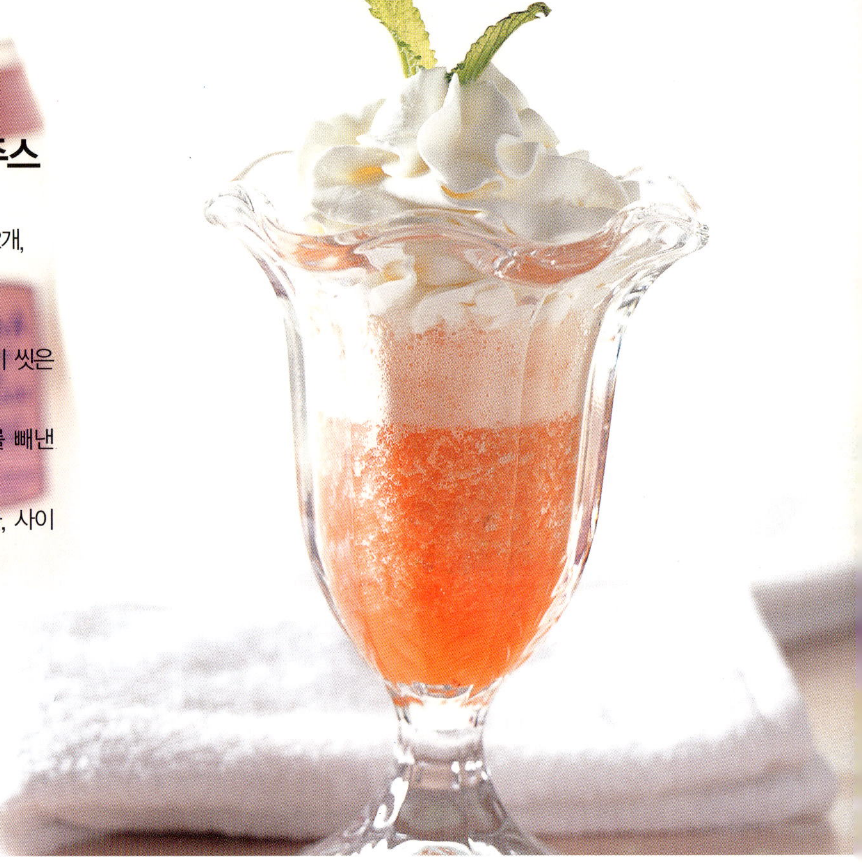

딸기셀러리주스

주재료 딸기 4알, 셀러리,
물 반컵, 꿀 1큰술

1 딸기는 흐르는 물에 깨끗이 씻은
뒤 꼭지를 떼어낸다.
2 셀러리는 억센 섬유질을 제거한
뒤 2cm 길이로 자른다.
3 믹서에 딸기와 셀러리, 물, 꿀을
넣고 곱게 갈아 마신다.

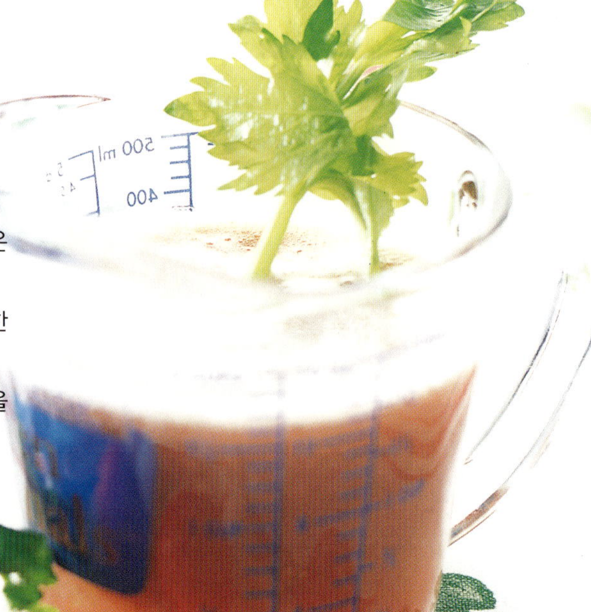

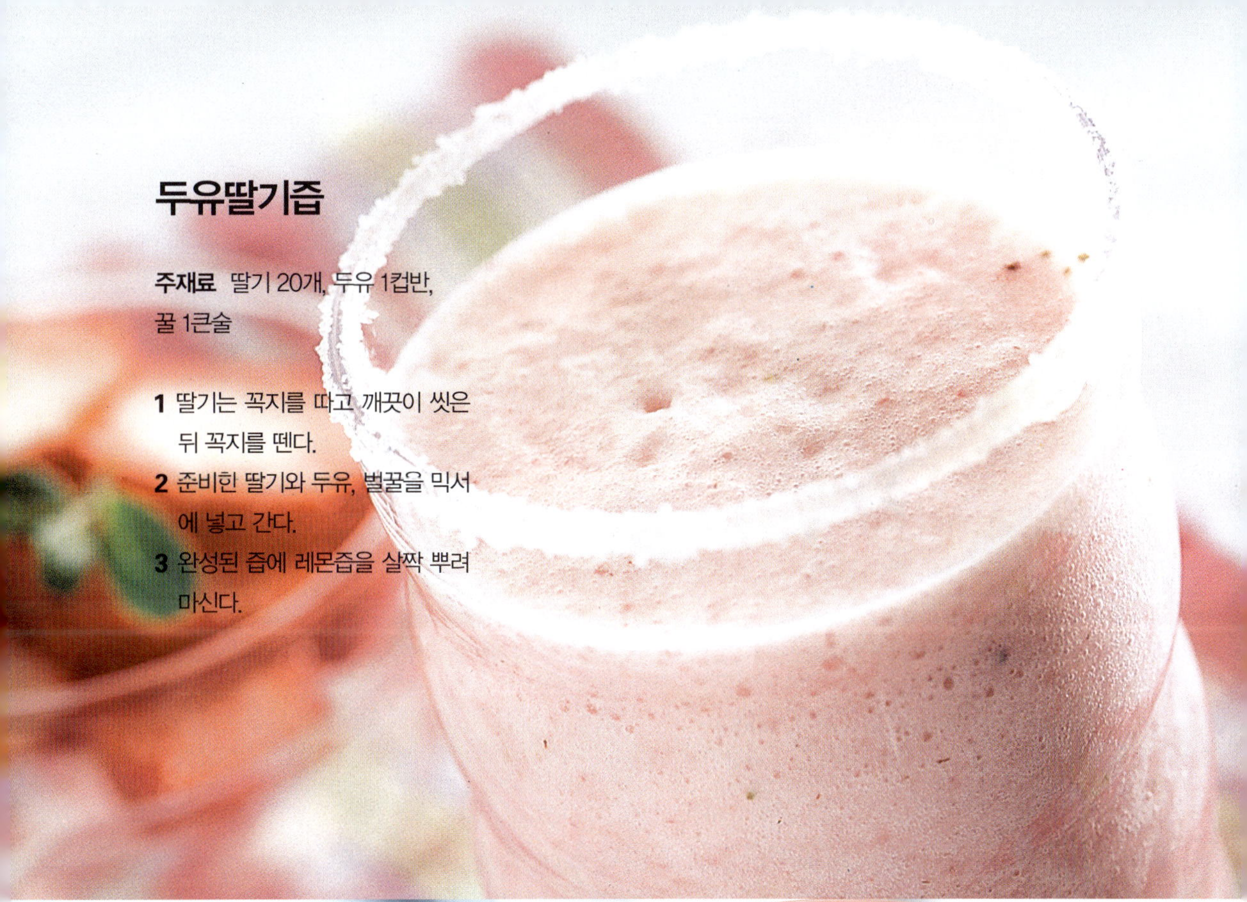

두유딸기즙

주재료 딸기 20개, 두유 1컵반,
꿀 1큰술

1 딸기는 꼭지를 따고 깨끗이 씻은
뒤 꼭지를 뗀다.
2 준비한 딸기와 두유, 벌꿀을 믹서
에 넣고 간다.
3 완성된 즙에 레몬즙을 살짝 뿌려
마신다.

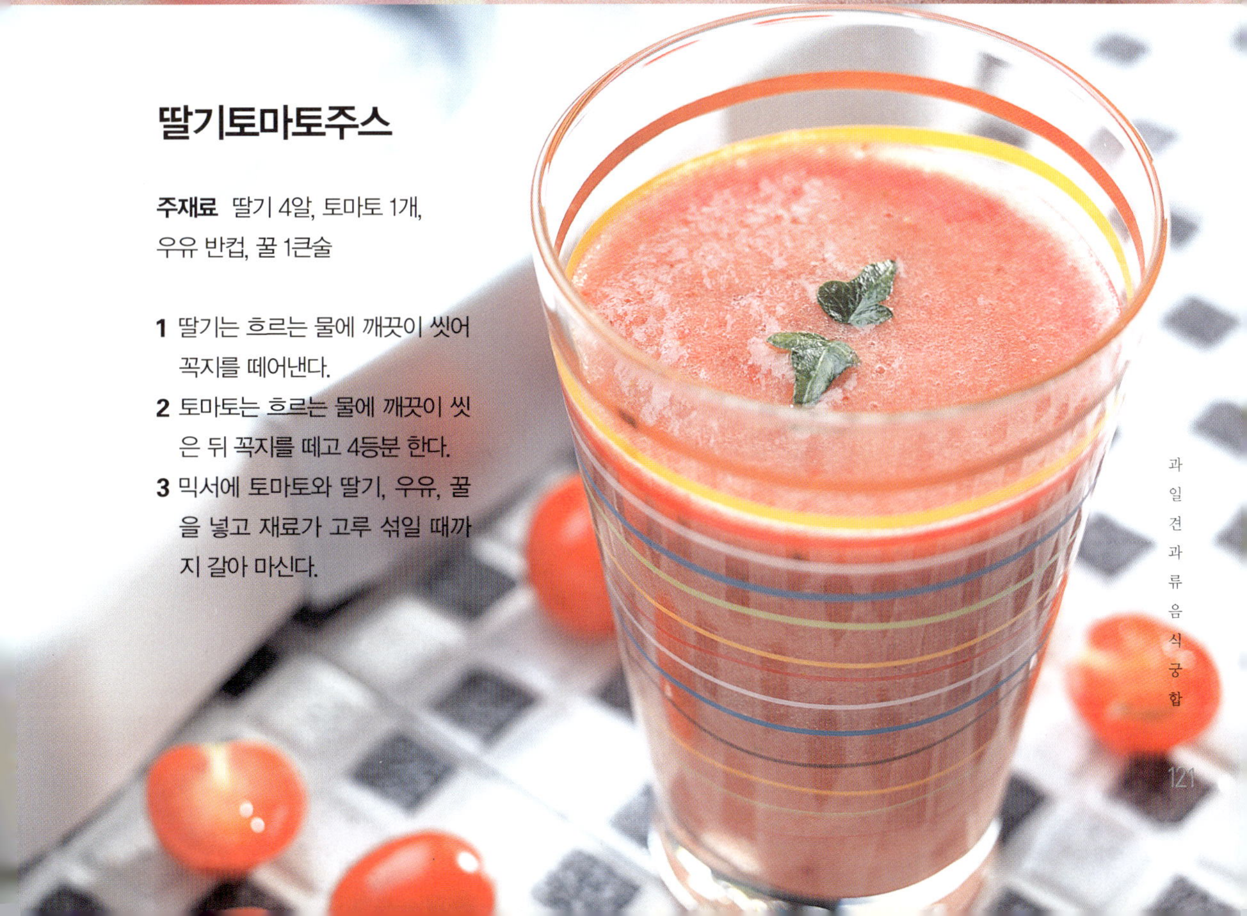

딸기토마토주스

주재료 딸기 4알, 토마토 1개,
우유 반컵, 꿀 1큰술

1 딸기는 흐르는 물에 깨끗이 씻어
꼭지를 떼어낸다.
2 토마토는 흐르는 물에 깨끗이 씻
은 뒤 꼭지를 떼고 4등분 한다.
3 믹서에 토마토와 딸기, 우유, 꿀
을 넣고 재료가 고루 섞일 때까
지 갈아 마신다.

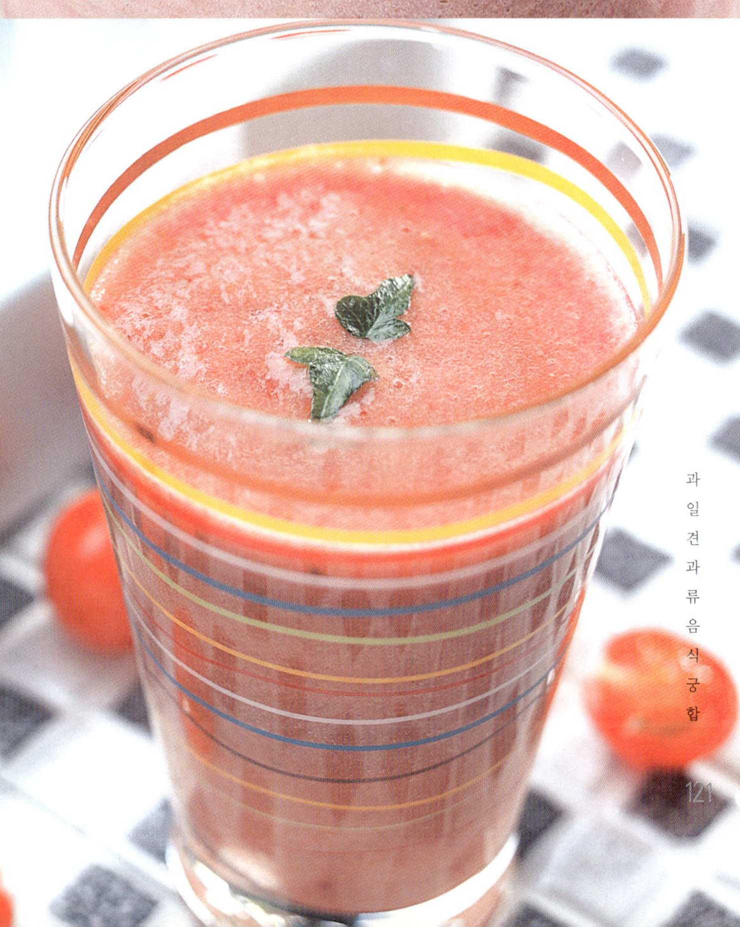

○● 산딸기의 신비한 약효

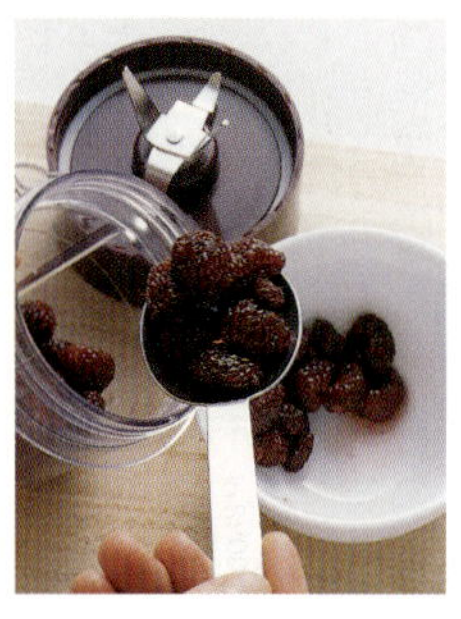

산딸기를 '복분자' 라 합니다. 이것을 먹고 소변을 보면 배뇨하는 힘이 강해져서 새우젓 동이처럼 큰 요강이 뒤집혀 엎어진다고 하여 '복분자' 라 이름 지었다는 일화가 있습니다. 혹은 딸기 덩굴이 땅에 늘어져있어서 '복' 자를 썼다고도 하지요. 맛은 달면서 십니다. 성질은 뜨겁지도 차지도 않습니다.

포도당 · 과당 · 레몬산 · 사과산 · 살리실산 등 유기산, 비타민 A 유사물질, 비타민 C · B군 등 자양성분이 듬뿍 들어 있고, 칼슘과 철분이 많은 알칼리성 식품입니다. 〈동의보감〉에는 "음력 5월에 따는데 어느 곳에나 다 있고, 절반쯤 익은 것을 따서 볕에 말려 쓰는데, 그것을 쓸 때에는 껍질과 꼭지를 버리고 술에 쪄서 쓰라"고 했습니다.

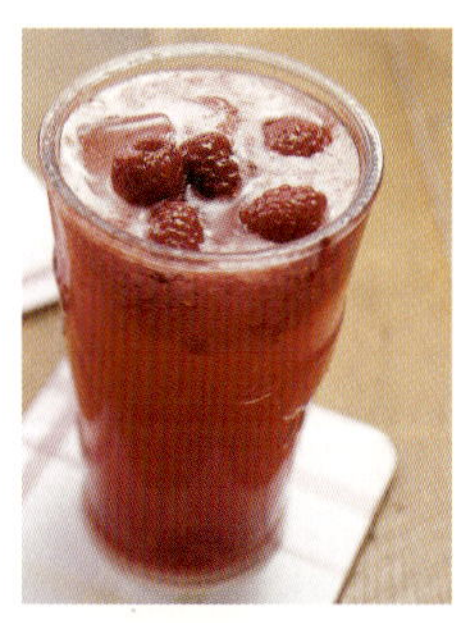

■산딸기술 담그는 법

산딸기로 술을 빚으면 좋습니다. 〈동의보감〉에는 신장 기능을 보강하려면 술에 담갔다가 약한 불기운에 말려서 약에 넣어 알약을 만들어 먹거나 가루 내어 먹는다고 했습니다. 일반적으로 신선한 산딸기 300g을 제철에 구해서 소주 1.8ℓ를 붓고 2~4주 동안 숙성시킨 후 약주로 마시면 좋습니다. 걸러낸 산딸기는 버리지 말고 말려서 슬쩍 볶아 가루 내어 1회 4~8g씩 1일 3회 따뜻한 물이나 산딸기술로 복용합니다. 혹은 말린 산딸기를 차로 끓여 마셔도 좋습니다. 1일 20g씩을 물 2컵 반을 붓고 끓여 반으로 줄여 마시세요.

○● 잘 맞는 음식궁합 ●○

■산딸기와 구기자

말린 산딸기와 구기자를 배합하면 정액을 보충하고 정력을 돋우며 골수를 보하는 데 효과가 더 큽니다. 산딸기와 구기자를 각각 1일 20g씩을 물 5컵을 붓고 끓여 반으로 줄여 하루 동안 여러 번에 나누어 마십니다. 공복에 마실수록 좋습니다.

○● 산딸기의 효능

첫째　신장기능을 강화하는 작용을 합니다. 따라서 임포텐츠, 소변빈삭, 성선 쇠약으로 인한 불임증 등에 효과가 있습니다.

둘째　청량 작용을 합니다. 따라서 갈증이 심할 때 좋습니다.

셋째　간장기능을 강화하는 작용을 합니다. 따라서 눈이 밝아지며 기운이 솟아 몸이 가뿐하고 머리털이 검게 됩니다.

넷째　여성의 불임증에도 쓰입니다. 월경불순도 개선합니다.

다섯째　〈동의보감〉에 '음허화동' 에 좋다고 했습니다. 음허화동이란 열이 훅 달아올랐다 어느새 사라지고, 양 뺨이 발그스름하게 열에 들뜨고, 잠자는 동안 옷을 적실 만큼 땀이 많이 나며, 손발과 가슴에 열이 맺힌 듯 번거롭고, 헛기침이 잦거나 가래에 피가 섞이고, 배고픔을 참지 못해 잘 먹지만 야위고, 쉽게 잠들지 못하고 얕게 자며 꿈이 많고, 괜히 답답해서 한숨을 쉬고, 사소한 것에 짜증을 잘 내며 눈이 잘 충혈되고 목구멍이 마르고, 어질어질하며 머리가 멍하고 맑지 않고, 치아가 들떠 흔들거리거나 아프고, 성욕이 항진되어 과색하는 경향이 있고, 갑자기 몽정이나 조루가 심해지고, 혀끝이 붉고 마르고 갈증이 심하고, 맥박이 가늘고 약하지만 매우 빠른 증상 등이 특징으로 이 증상들 가운데 3분의 2에 해당하면 '음허화동' 의 병증으로 간주할 수 있습니다.

여섯째　피를 맑게 하는 정혈 작용을 합니다. 특히 얼굴빛을 좋아지게 합니다.

plus one

○● 예로부터 내려온 산딸기 강정제 만들기

산딸기(술로 씻고 꼭지를 떼어 버린 것) 160g, 구기자, 토사자(술에 쪄서 떡 모양으로 만든 것) 각 320g, 오미자(갈아서 짓찧은 것), 차전자(키질을 하여 깨끗이 정선한 것) 각 80g을 함께 구운 후 볕에 말린 다음 가루 내어 졸인 꿀로 반죽해서 0.3g 크기의 알약을 만들어 공복에 1회 90알, 취침 직전에 50알을 끓인 물 또는 소금을 타서 슴슴한 물로 복용하면 더 좋습니다. 겨울에는 더운 술로 복용하세요. 다섯 가지 열매로 만든 알약이라 하여 '오자연종환(五子衍宗丸)' 이라 합니다. 예로부터 전해져 내려오는 유명한 강정제입니다.

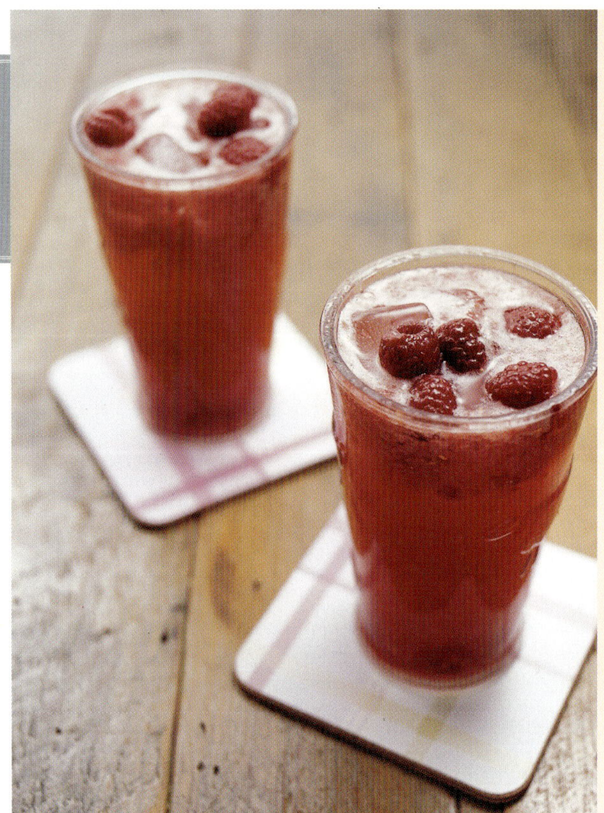

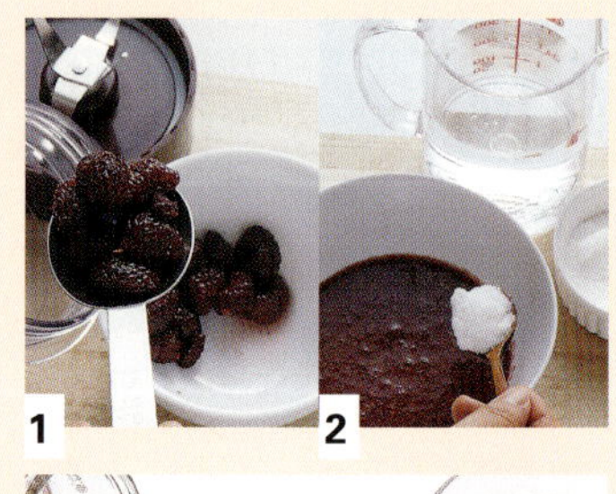

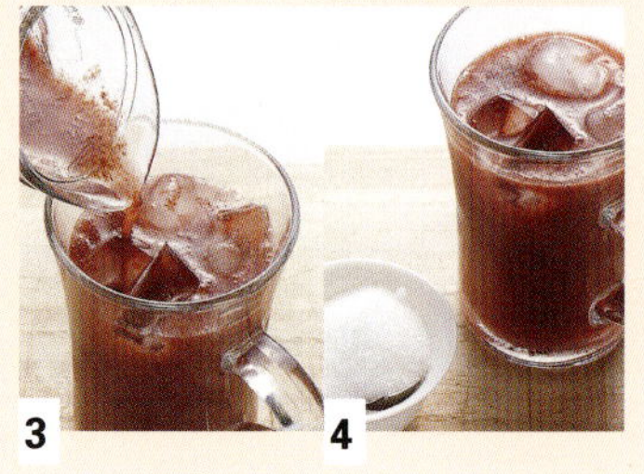

산딸기주스

주재료 산딸기 200g,
설탕 3큰술, 생수 2컵,
조각얼음 1컵

1 산딸기는 흐르는 물에 씻어 물기를 뺀 후 분마기에 꾹꾹 눌러 찧거나 믹서에 5초 정도 간다.

2 곱게 간 산딸기에 설탕과 생수를 고루 섞는다.

3 유리잔에 조각얼음을 적당량 덜어 담고 산딸기 간 것을 붓는다.

4 산딸기는 일반 딸기에 비해 신맛이 강하므로 설탕의 양을 조금 더 늘려도 좋다.

024 땅콩

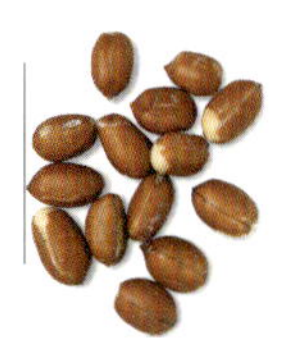

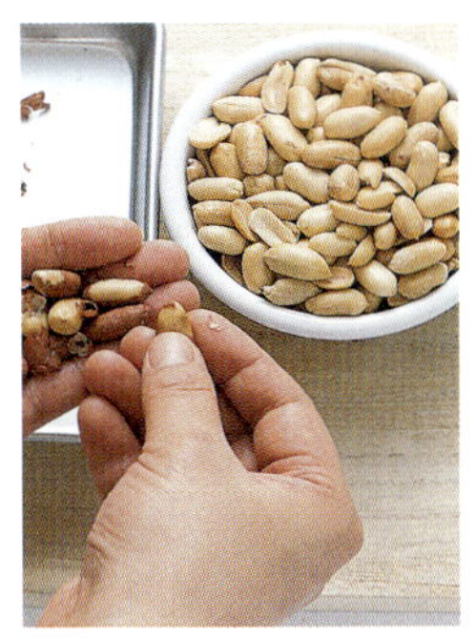

대단한 영양식품으로 장수식품이기 때문에 '만세과' 라고도 합니다. 땅콩의 아스파라긴산, 알기닌, 글루타민산 함유량은 참깨나 호두를 능가합니다. 리신이라는 필수아미노산도 많고, 무기질 중에는 레시틴이라는 인산이 많습니다. 그 밖에 비타민 $B_1 \cdot B_2 \cdot E$ 등도 많아서 스태미나 식품으로 높이 평가되고 있지요. 땅콩의 비타민 B_1은 콩의 12.6배나 된다고 하며 또 비타민 $E \cdot F$의 하루 필요량은 땅콩 열 알이면 충족할 수 있을 정도라고 합니다.

기억력을 증진시킵니다

땅콩을 '만세과' 라는 이름으로 부르듯 땅콩은 노화를 방지하여 나이보다 젊어지게 하며 기억력을 증진하고 정력을 세게 합니다. 잇몸도 튼튼하게 하지요. 적혈구를 증식해 철분의 흡수를 향상하므로 빈혈에 좋습니다. 또 호흡기 기능을 강화하므로 만성기침에도 좋습니다.

성인병을 예방합니다

리파아제나 레시틴이 풍부해서 콜레스테롤을 녹이는 작용을 하므로 성인병을 예방하는 효과도 있으며, 췌장의 기능을 높이고 인슐린 분비를 촉진하는 작용을 합니다. 또 간장기능을 강화하고 혈액순환을 원활하게 해 주는 작용을 하지요.

땅콩과 식초

생땅콩을 떫은 껍질이 붙은 채로 식초에 10여 일 절여서 식초와 함께 땅콩을 먹으면 좋습니다. 하루 10개 정도면 충분합니다.

불로강정의 묘약입니다. 흰머리도 검어지고 시력도 돌아오며 발기력도 되살아납니다. 당뇨병을 예방하며, 변비나 설사에 두루 효과가 있습니다. 피로를 회복시키며, 혈압을 안정시키고, 기억력이 증진되며, 혈액이 맑아지고 식욕이 좋아집니다.

땅콩과 술

땅콩 껍질에는 조혈 효능이 있어서 껍질째 먹는 게 좋은데, 술안주로는 안 좋습니다. 강한 산성 식품이기 때문이지요. 산성이 강한 식품은 혈액의 균형을 깨고 숙취를 조장할 수 있습니다.

plus one　　　　　○● 즐기는 술안주로 성격 판단하기

피자나 치즈 _ 정열적이며 행동파

소시지나 훈제 연어 _ 정열적이고 행동파이지만 근성이 없는 타입

스테이크나 구이 _ 호색적인 기고만장 타입

국수나 우동 _ 사색적인 약질 고독형

야채 절임같이 짜고 매운 술안주 _ 공격적인 분노 폭발형

오징어류 _ 근성이 강한 타입

두부 _ 싫증을 잘 내는 타입

초무침같이 신맛이 강한 술안주 _ 냉정한 타입

스낵류 _ 경거망동하는 타입

땅콩류 _ 온화한 성격의 소유자로 항상 싱글벙글하고 서두르는 일이 없는 낙천가 타입 (식물성 지방이 영양학적으로 기분을 안정시켜 주기 때문)

○● 땅콩을 약으로 사용할 때는

■ 달여서 마십니다

땅콩은 만성 기침에 간단히 약으로 쓸 수 있습니다. 날것을 그대로 껍질을 벗기고 짓이긴 다음 약탕관에 300g 가량 넣고 물 1사발을 부어 달이면 끓으면서 기름이 뜨는데, 이 기름을 떠낸 뒤 설탕을 조금 넣고 계속 달여, 그 즙이 한 공기가량으로 줄면서 우유처럼 되면 불에서 내려 잠자리에 들기 전에 반 공기를 마시고 새벽에 일어나 남은 반 공기를 마시세요.

■ 가공땅콩은 피합니다

소금으로 간을 한 가공 땅콩은 염분 함량이 높으므로 심장이나 신장이 안 좋거나 혈압이 높을 때는 피하는 것이 좋습니다. 또 열량이 높은 편이며 지방분이 많으므로 비만하거나 여드름이 많은 때도 피하는 것이 좋습니다. 그리고 껍질이 굳어져 딱딱해진 것은 오래 되어 기름기가 산화되었을 수 있으므로 피해야 하고, 곰팡이가 생기면 발암물질인 아플라톡신이 생겨 유독하므로 주의해야 합니다.

땅콩절임

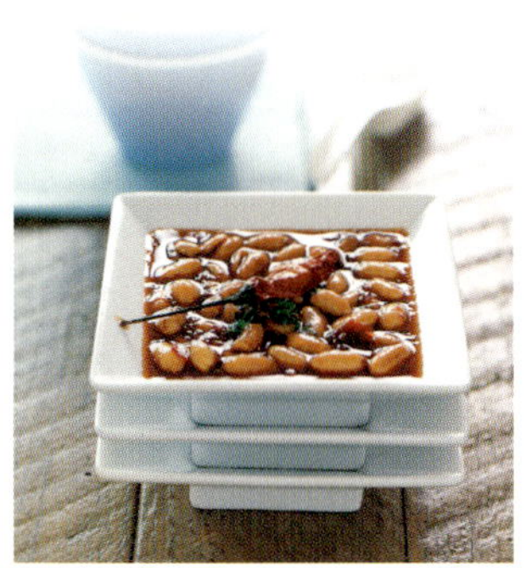

주재료 땅콩 2컵 [**절임장**] 두반장 3큰술, 설탕 · 식초 1큰술씩

[**기타재료**] 마른 고추 1개

1 땅콩은 볶은 것으로 준비해 껍질을 벗긴다.
2 두반장에 설탕과 식초를 넣어 절임장을 만들어 땅콩을 넣고 고루 섞는다.
3 절임장에 버무린 땅콩을 냄비에 붓고 센 불에서 한소끔 끓이다가 마른 고추를 큼직하게 잘라 넣어 매운맛을 더한 후 불에서 내려 식힌다.
4 식은 땅콩절임은 밀폐용기에 넣어 냉장 보관한다.

025 레몬

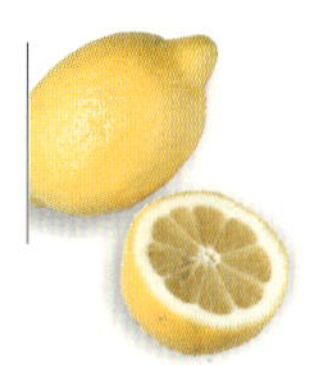

레몬은 구연산을 함유하고 있기 때문에 레몬을 흔히 '구연' 이라 부르기도 합니다. 레몬 한 개에는 하루 비타민의 소요량 중 80%가 함유되어 있다는군요. 특히 레몬은 비오프라빈류의 가장 풍부한 공급원이지요. 비오프라빈은 루틴 · 헤스페리딘 · 에리오티트린 이 세 가지를 의미하며 비타민 P 효과를 냅니다.

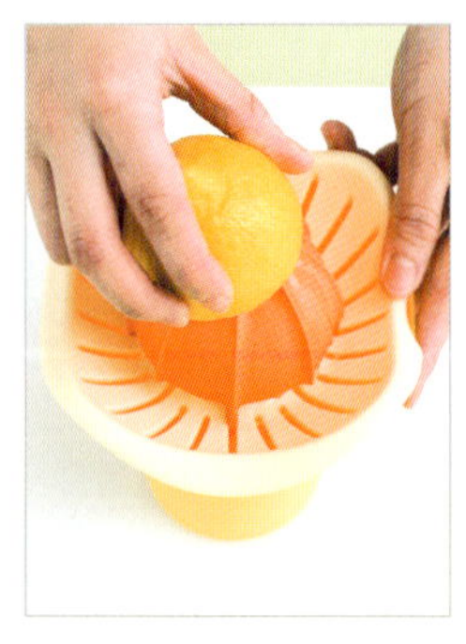

혈관을 튼튼하게 하고 감기를 예방합니다

레몬은 비타민 C를 많이 함유하고 있어서 혈관을 튼튼하게 하고 감기를 예방합니다. 그리고 앞에서 밝힌 대로 비타민 P도 들어 있어 콜레스테롤을 제거하여 혈액을 맑게 하며, 비타민 C 결핍을 돕기 때문에 각종 출혈성 질환 및 고혈압이나 동맥경화 등에 효력이 있습니다.

혈액이 산성화하는 것을 막아 줍니다

레몬은 알칼리성 식품이어서 혈액이 산성화하는 것을 막아 주기 때문에 피부가 거칠어지면서 각종 피부트러블이 생길 때 좋습니다. 또 강한 피로회복제이며, 배뇨 때 요도가 아프고 소변이 뻑뻑할 때도 좋습니다. 레몬의 구연산은 체내대사가 균형 있게, 원활하게 이루어지게 합니다. 또 편두통으로 구토까지 심할 때 레몬즙을 뜨거운 물에 타서 마시면서 그 물에 족탕을 하면 효과가 있습니다.

미용제로 사용하면 미인이 됩니다

레몬수를 세안제로 써도 좋습니다. 팔꿈치에 때가 끼어 거칠어졌을 때 비누칠
한 후 레몬으로 문지르고 콜드크림으로 마사지하면 말끔해집니다. 또 레몬린스
로 머리를 감으면 모발이 윤택해집니다. 또 레몬으로 양치하면 잇몸이 꺼멓게
되고 피가 잘 나는 데도 좋습니다.

기름때를 없애고 표백 효과도 있습니다

가습기의 나쁜 냄새를 없애려고 할 때나 가스레인지를 청소할 때 레몬을 쓰면
좋고, 기름때가 낀 옷이나 흰 양말을 빨 때 레몬즙 탄 물을 쓰면 표백이 됩니다.

Good **잘 맞는_음식궁합**

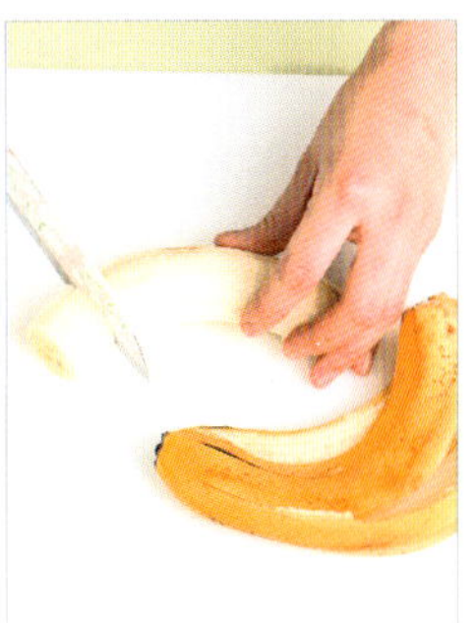

레몬과 바나나

바나나 절단면에 레몬즙을 바르면 바나나가 검게 변
색하는 것을 막을 수 있습니다. 그만큼 레몬과 바나나
는 궁합이 잘 맞습니다. 따라서 레몬과 바나나를 함께
갈아 주스로 마시면 좋습니다. 바나나의 주성분은 탄
수화물인데 레몬을 함께 먹으면 체액의 산성화를 막
을 수 있습니다.

레몬과 사과

비타민 C가 풍부한 레몬에 비타민 A · 사과산 · 구연산이 풍부한 사과를 배합
하면 피로회복에 좋고 감기로 기침을 하거나 목이 아플 때도 효과가 있습니다.

레몬과 굴

굴은 즉효성 자양강장제로 예로부터 '바다의 우유'로 불릴 정도인데, 부패가
빠른 게 흠입니다. 이때 레몬을 떨어뜨리면 나쁜 냄새도 없애고, 레몬의 구연산

이 식중독을 일으키는 세균의 번식을 억제하는 살균효과를 발휘하며, 철분의 흡수 이용률도 향상시킵니다.

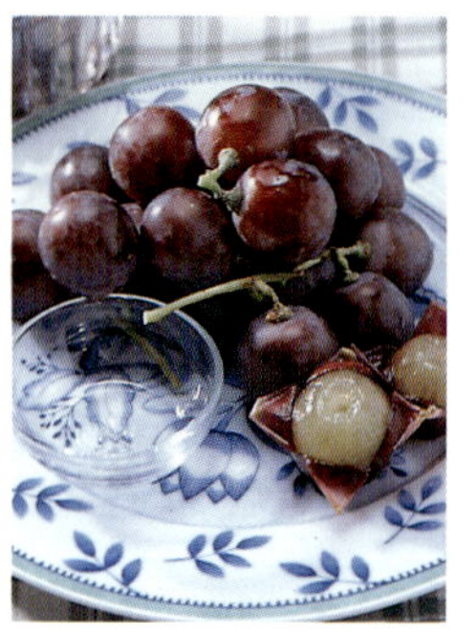

레몬과 포도

레몬과 포도에는 모두 구연산이 풍부합니다. 따라서 껍질과 씨를 제거한 포도를 믹서에 갈아 레몬즙을 섞어 마시면 피로회복에 좋습니다.

레몬과 우유

생선요리를 할 때 생선을 우유에 담갔다 음식을 만들면 비린내를 없앨 수 있습니다. 그리고 레몬을 떨어뜨리면 우유 냄새를 없앨 수 있고요. 또, 수제비 반죽할 때 레몬을 넣으면 쫀득쫀득해진답니다.

레몬과 인삼

〈본초통현〉에는 레몬과 인삼이 궁합이 맞는다고 했습니다. 따라서 인삼차를 마실 때 레몬즙을 한두 방울 떨어뜨려 마시면 좋습니다.

레몬과 소금

레몬을 소금에 절여 먹으면 기가 위로 치밀어 오르는 것을 내리고 위장이 더부룩하고 항상 불편한 데 좋습니다. 또 레몬을 소금에 담가 검게 된 것은 열성의 전염성 질환 후 가래가 끓을 때 좋습니다.

레몬과 차조기

레몬과 차조기를 배합하면 좋습니다. 여름 타는 것을 방지하고 겨울에는 감기를 낫게 합니다. 그리고 뇌신경을 안정시킵니다. 차조기는 '자소엽' 이라고 합니다.

레몬과 생강

비타민 C가 풍부한 레몬과 매운맛을 내는 생강을 섞어 보세요. 생강의 매운 맛을 내는 진저롤과 치네롤 성분이 전신을 따뜻하게 해주고 열을 떨어 뜨리는 데 효과가 있습니다.

026 매실

체내의 독소를 빼내고
소화장애에 도움이 됩니다

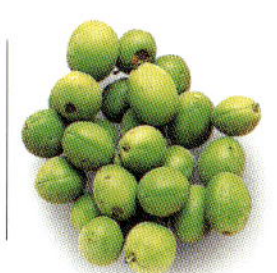

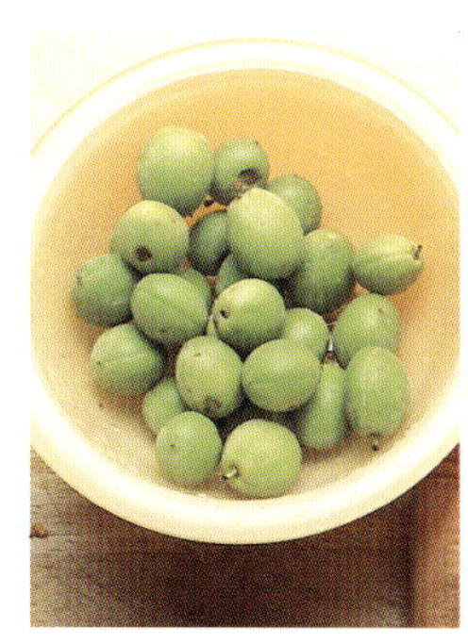

'탐낼 만큼 아름다운 꽃과 열매를 맺는 나무' 라는 뜻으로 '매' 라고 불렀고, 그래서 '매실' 이라는 이름이 붙었습니다. 맛은 시며, 성질은 평하고, 독이 없습니다. 매실의 유기산은 구연산 · 사과산 · 주석산 · 호박산 등으로 구성돼 있는데 특히 구연산의 함량이 매우 높습니다. 칼슘, 인, 칼륨, 카로틴 등을 함유하고 있으며 비타민도 풍부합니다.

간장질환에 좋습니다

열을 떨어뜨리며, 열에 의해 생긴 갈증을 풀어 줍니다. 또한 간 기능을 활성화하고 담즙 분비를 촉진하고요. 따라서 간장 질환을 비롯해서 숙취, 피로회복, 메스꺼움, 멀미 등에 매실이 쓰입니다.
위장의 작용을 활발하게 하며, 정장작용도 해서 설사 · 식욕부진 · 소화 장애 등에도 효과가 있습니다.

체내의 독소를 해독합니다

체내의 해로운 독소를 배출하며, 공해물질을 해독하기도 하지요. 또 살균작용을 하며, 암을 예방하거나 치료하는 데도 쓰입니다. 비타민 B_{17}이 많이 들어 있기 때문입니다.

장아찌를 담가 다양하게 사용합니다

매실로 장아찌를 담가 입에 물고 신물이 생기면 삼킵니다. 혹은 매실장아찌 1~2개를 얇게 썰어 불린 쌀과 함께 밥을 지어 먹거나 매실장아찌 10g을 물 1컵 반을 붓고 끓여 반으로 줄여 2회에 나누어 먹기도 합니다.

매실로 여러 가지 음식을 만들어 먹는데, 술로 담근 '매실주'나 소금에 절인 '매실초', 설탕에 재운 '매실즙' 등이 대표적입니다. 혹은 익은 매실을 눌러 짜서 즙을 내어 볕에 쪼여 졸인 것을 '매장'이라고 하는데, 여름철 더위로 갈증이 심할 때 물에 타서 마시면 갈증이 가라앉습니다. <u>덜 익은 풋매실을 생으로 먹으면 중독을 일으키는데 이는 청산이 들어 있기 때문입니다.</u>

Good 잘 맞는_음식궁합

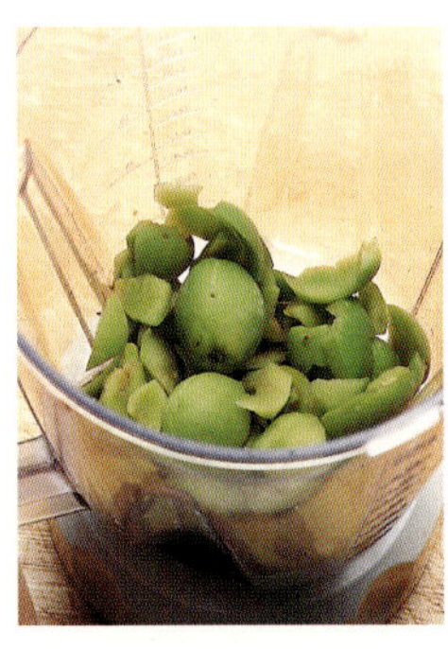

매실과 호두

매실을 먹고 치아가 신 경우에는 호두를 먹으면 풀립니다.

매실과 차조기

덜 익은 매실(청매) 600g을 깨끗이 씻어 소금 1컵을 뿌려 하루 정도 절인 후 체에 밭쳐 소금물을 빼내고 서늘한 곳에서 1주일 정도 꾸들꾸들하게 말립니다. 이것을 잘게 썬 차조기잎(소엽) 100g과 밀폐용기에 한 켜씩 켜켜이 담고 소금 2컵에 물 2컵을 부어 녹인 소금물을 부은 후 밀봉해서 서늘한 곳에서 1개월가량 숙성시키세요. 이것을 1회에 8~10g씩 물 1컵반~2컵반을 붓고 끓여 반으로 줄여 드세요. 설사, 폐렴, 기관지염, 감기 등에 좋습니다. 열이 있을 때는 연뿌리 생즙을 배합합니다.

매실과 달래

매실초와 간장을 1:2 비율로 섞은 뒤 꿀을 조금 넣어 두었다가 달래를 넣고 보름 동안 서늘하고 어두운 곳에 보관했다가 드세요. 피부에 탄력을 주고 빈혈을 없

애며 간 기능을 돕고 숙면을 취하게 하며 정력을 증진합니다. 감기에 잘 걸리는
허약한 경우에도 좋습니다.

매실과 생선 · 육류

생선이나 육류를 먹을 때는 매실주가 가장 무난합니다. 피로하고 스태미나가
부족할 때, 냉한 성질을 갖고 있는 술을 마시면 영락없이 설사를 하거나 복통으
로 고생하는 경향이 있어 애를 먹을 때, 여름철 더위로 갈증이 심할 때, 혹은 식
욕이 없을 때 매실주를 마시면 좋습니다.

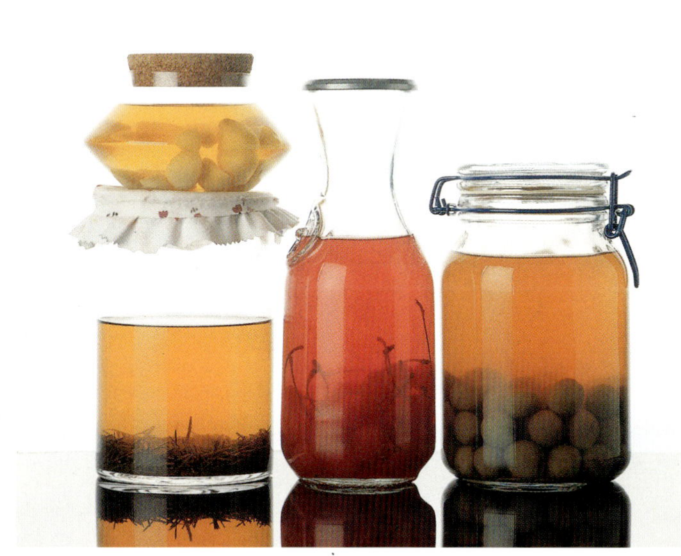

매실주

주재료 청매실 2kg, 얼음설탕 600g, 소주 1.8ℓ

1 익기 전에 따낸 푸른 매실을 깨끗이 씻어 물기를 닦아 낸 다음 서늘한 곳에 하
  루 동안 말린다.
2 손질한 매실을 밀폐용기에 담고 설탕과 소주를 부어 서늘한 곳에서 3개월간
  숙성시킨다.

○● 오매와 백매의 차이

음력 5월에 노랗게 된 열매를 따서 볏짚의 재와 미음을 섞은 것에 고루 섞어서 불에 쪼여 연기에 그을리면서 말린 것을 '오매'라 하지요. 빛깔이 까마귀처럼 검다고 해서 붙여진 이름입니다. 한편 6~7월 초순 장마철에 딴 매실을 볕에 말려 뚜껑이 잘 맞는 그릇에 담아 소금에 절인 것을 '백매'라 합니다. 그 외에 매실 중 덜 익어 껍질이 파랗고 과육이 단단한 것을 '청매'라 하고, 노랗게 익어 과육이 물러진 것을 '황매'라 하며, 청매를 증기에 쪄서 말린 것을 '금매'라 합니다.

○● 오매와 백미의 효능을 살리는 궁합 ●○

오매와 꿀	구토와 설사가 번갈이 나는 데는 오매와 꿀을 배합합니다. 오매를 우려낸 물에 꿀을 타서 마시세요.
오매와 국수	오매는 국수 먹고 체하여 배가 팽팽하게 불러 오르는 데 좋습니다.
오매와 개구리밥	〈동의보감〉에는 "얼굴에 주근깨가 생긴 데는 오매살, 앵두나무가지, 주염열매, 개구리밥(뒷면이 자줏빛이 나는 것)을 각각 같은 양으로 하여 가루비누같이 만들어 이것으로 얼굴을 씻으면 주근깨가 절로 없어진다"고 했습니다.
오매와 검은콩 · 녹두	숙취를 풀려면 검은콩과 녹두 각 20g씩에 오매 3개를 넣어 물 2컵반을 붓고 끓여 반으로 줄인 다음 여러 차례 조금씩 입을 축이듯 자주 마십니다.
백매와 녹차	오매는 장을 수렴합니다. 이를 삽장 작용이라고 합니다. 이질이나 설사에 피까지 나올 때 백매와 녹차를 함께 먹습니다. 〈동의보감〉에는 "백매 1개와 녹차를 식초 끓인 물에 우려서 쓰면 한 번 먹어서 낫는다"고 했습니다.

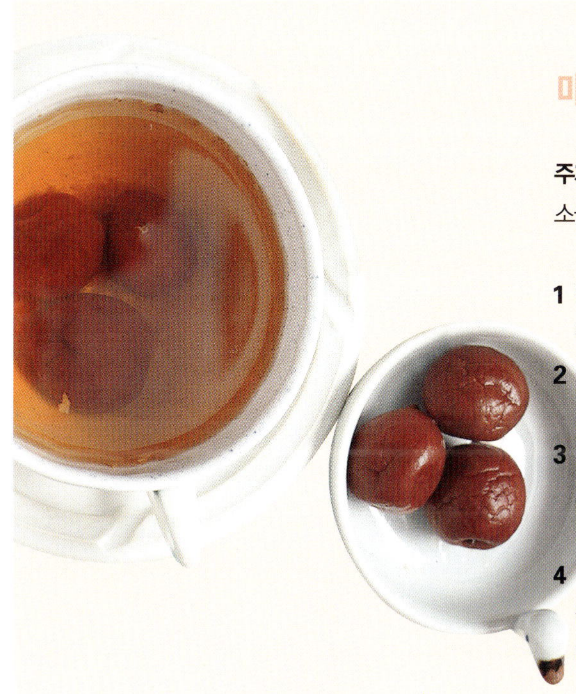

매실장아찌

주재료 청매실 2kg, 차조기잎,
소금 3컵

1 덜 익은 매실을 깨끗이 씻어 소금 1
컵을 뿌려 하루 정도 절인다.
2 절인 매실의 소금물을 빼내고 서늘한 곳
에서 1주일간 말린다.
3 유리병에 매실과 잘게 찢은 차조기 잎,
소금 2컵을 넣고 물 2컵을 부어 1개월
정도 숙성시킨다.
4 붉게 물든 매실 장아찌 2개에 따뜻한 물
을 부어 10분 정도 우려낸 후 꿀을 조금
타서 마신다.

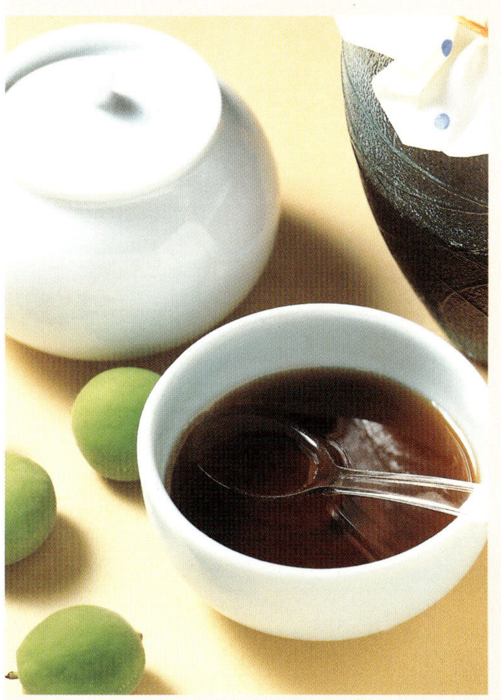

매실엑기스

주재료 매실 2kg

1 매실을 흐르는 물에 씻는다.
2 매실 살만 믹서에 간다.
3 간 즙을 약한 불에 올려 걸쭉해질 때까
지 조린다.

027 멜론

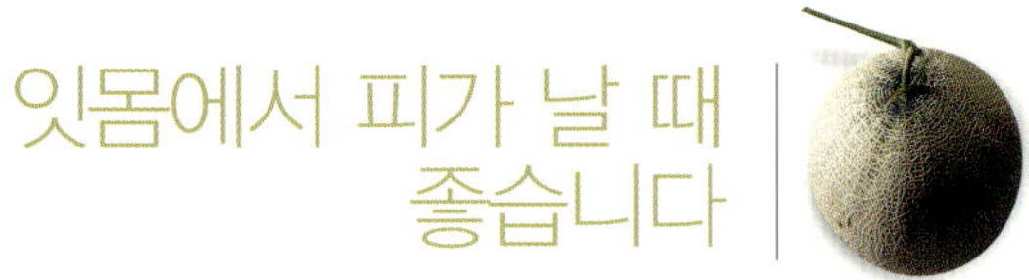

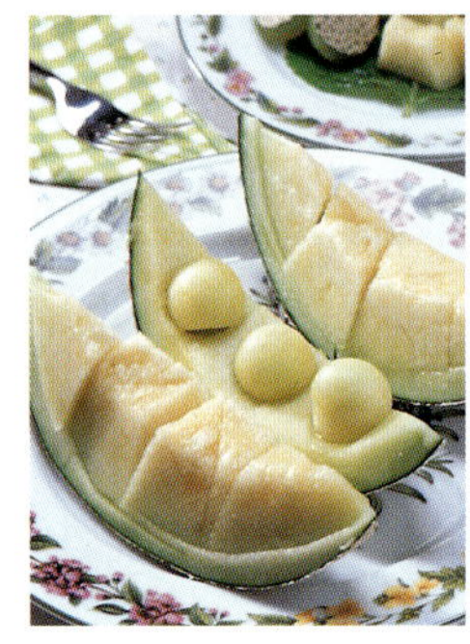

열매는 독특한 향이 있고 맛이 달고 성질은 찹니다. 설탕, 과당, 포도당 등 당질이 풍부하지요. 성장하면서 당질이 증가하며, 금방 딴 것보다 따서 천천히 익어갈수록 단맛이 증가합니다.

이 외에 칼슘, 인, 철분, 비타민 $A \cdot B_1 \cdot B_2 \cdot C$ 등이 함유되어 있습니다. 프로토펙틴 성분이 분해되어 부드러워지며, 향기 성분이 그때 만들어집니다. 그래서 멜론은 향이 좋고 맛이 부드러워 과일 중 최고의 과일로 여겨지고 있습니다.

냉한 체질에는 잘 맞지 않습니다

멜론은 성질이 차고 91.2%의 수분을 함유하고 있기 때문에 체내에 쌓인 열을 내려 주며 조갈증을 풀어 주어 갈증이 심할 때 좋고, 특히 이뇨작용이 뛰어납니다. 체액이 산성으로 기울기 쉬운 여름에 먹으면 피로회복에 좋습니다. 그러나 냉한 체질에는 잘 맞지 않습니다.

 Good 잘 맞는_음식궁합

멜론과 파인애플

멜론과 파인애플을 배합하면 영양 과잉으로 얼굴이 불그스름한 비만체질의 고

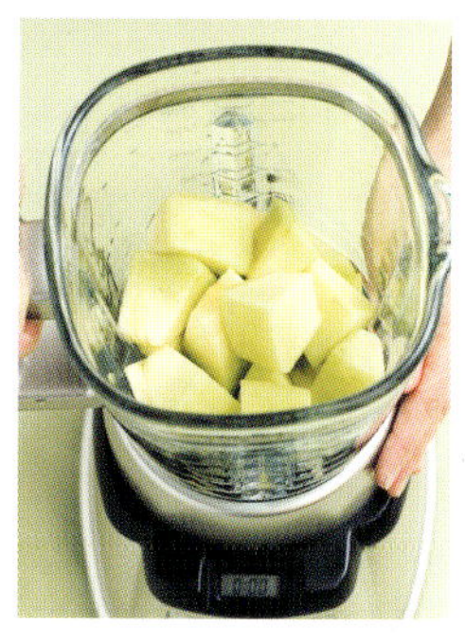

혈압에 효과가 있습니다. 상열된 것도 내리고 비만도 해소하며 혈압도 떨어뜨립니다. 대변에서 유난히 악취가 날 때도 좋습니다.

멜론과 딸기

멜론과 딸기를 배합하면 잇몸을 튼튼하게 해 줍니다.
멜론도 잇몸이나 입 안이 헐 때 좋지만 딸기도 잇몸에서 피가 나거나 치조농루가 된 데 좋기 때문입니다. 특히 담배를 많이 필 때 좋습니다.
이 두 가지를 우유나 요구르트와 함께 주스로 만들어 먹으면 비타민 등 유효 성분의 흡수가 잘됩니다.

멜론과 바나나

멜론과 바나나를 배합하면 당질 흡수가 높아져 허약한 소아나 노인, 특히 과로하거나 심한 운동을 하는 경우에 에너지원으로 아주 좋습니다. 또 피부가 거칠거나 뾰루지가 잘 날 때도 좋습니다.

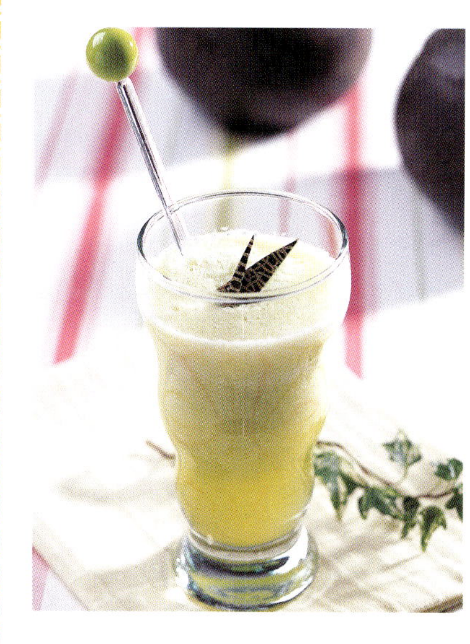

멜론 망고 주스

주재료 멜론 100g, 망고 100g, 우유 1/2컵

1 멜론과 망고는 껍질을 벗기고 씨를 제거한 뒤 손질한다.
2 믹서에 멜론, 망고, 우유를 넣고 재료가 고루 섞일 때까지 곱게 갈아 마신다.

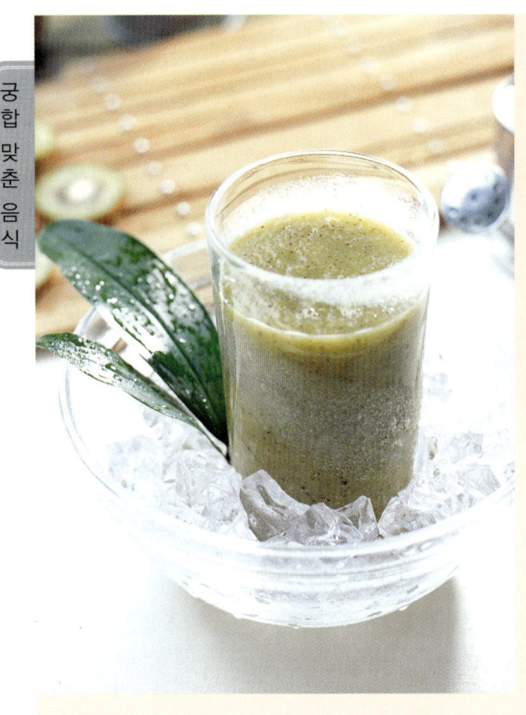

멜론키위주스

주재료 멜론 150g, 키위 2개, 물 반컵

1 멜론과 키위는 껍질을 벗겨 적당한 크기
로 자른다.
2 믹서에 손질한 멜론과 키위, 물을 붓고
곱게 갈아 마신다.

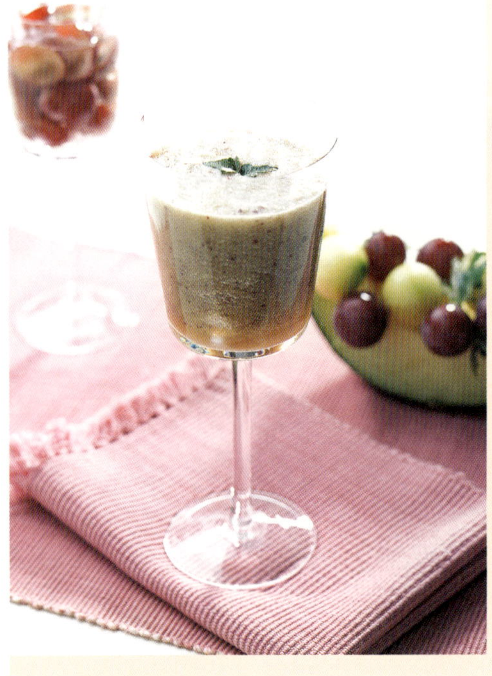

멜론포도주스

주재료 멜론 150g, 포도 70g, 물 반컵

1 멜론은 씨를 제거한 뒤 적당한 크기로 자
른다.
2 포도는 깨끗이 씻어 알알이 떼어낸 뒤
주서로 즙을 낸다.
3 믹서에 멜론, 포도즙, 물을 붓고 곱게 갈
아 마신다.

028 모과

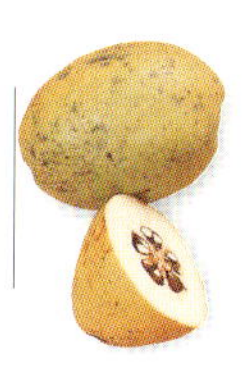

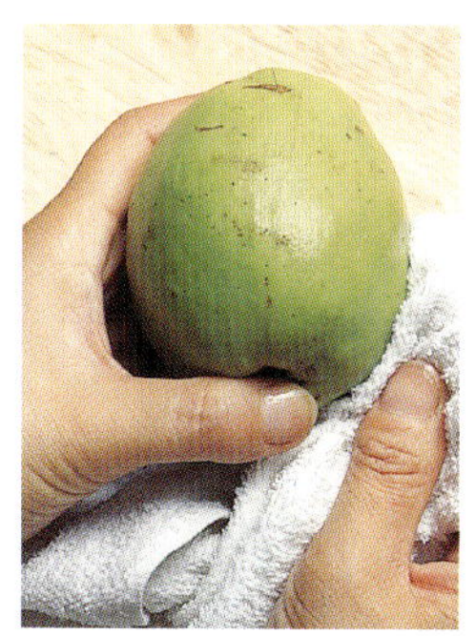

모과는 장미과의 낙엽교목의 열매입니다. 황금색을 띠며 익는데, 그 모양이 참외와 비슷하여 '모과'라 불립니다. 못생기고 벌레까지 먹은 것일수록 약효가 좋고, 모과를 만질 때 손바닥에 끈끈하게 묻어나는 점액 같은 것이 많을수록 향기와 약효가 좋습니다. 약으로 쓸 때는 덜 익은 것을 씁니다. 맛은 시고 떫고, 성질은 따뜻하며, 독은 없습니다. 영양성분이 다양하고 풍부해 비타민 C, 사포닌, 타닌, 사과산, 주석산, 시트릭산 등을 함유하고 있습니다.

간을 튼튼하게 해 줍니다

〈동의보감〉에는 모과가 "간으로 들어가서 힘줄과 피를 보하므로 달여서 먹으라"고 했습니다. 특히 과당인 모과의 프룩토스 성분이 간을 좋게 합니다. 그래서 주독을 풀어 주는 작용을 합니다. 힘줄뿐 아니라 뼈도 강화하므로 특히 퇴행성관절염으로 관절이 변형을 일으키고 관절을 움직일 때마다 소리가 나거나 아파서 운동범위가 제한될 때 큰 도움이 됩니다.

구토나 설사를 멈추게 합니다

모과는 위장 평활근의 경련을 가라앉혀서 구토나 설사를 멈추게 해 줍니다. 구토와 설사가 심해 체내의 수분이 지나치게 빠져나가 저칼슘혈증을 일으키게 되면 장딴지근육에 경련이 올 수 있는데, 모과는 이럴 때도 좋습니다.

태양인의 하체무력증에 좋습니다

모과는 사지근육의 경련을 가라앉히며, 하체 근육을 강화합니다. 태양인은 하체가 무력하여 잘 걷지 못하는 '해역증' 에 잘 걸립니다. 따라서 태양인의 하지무력증에 모과가 도움이 됩니다.

소화성 궤양의 통증에는 쓰지 않습니다

모과는 항이뇨작용이 있어 소변이 잦고 잔뇨감이 있을 때 좋고, 대변이 묽고 흘어질 때도 좋으며, 가래와 기침에도 좋습니다.
그러나 신맛이 강하여 소화성궤양에 의한 경련성 통증에는 쓰지 않고 소변이 농축되어 양이 적고 붉을 때나 변비가 있을 때는 안 좋습니다. 또 모과에는 돌세포가 많아 날로 먹으면 치아를 손상시키며, 날로 먹지 않아도 많이 먹으면 치아가 상하기 쉽습니다.

Good 잘 맞는_음식궁합

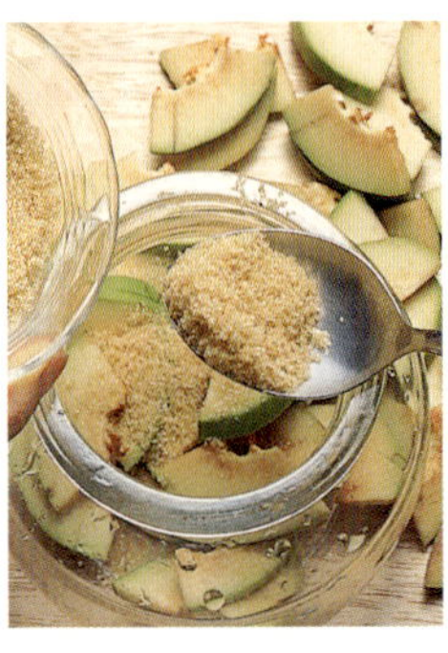

모과와 생강

모과와 생강은 궁합이 잘 맞습니다. 이 두 가지를 배합하면 가래, 기침에 좋고 소화도 잘됩니다. 다소 번거로워도 모과(쪄서 씨를 빼고 살을 짓찧어 으깬 뒤 체에 걸러낸 것)와 생강을 배합한 것에 꿀과 대나무기름을 적당량씩 섞어 끓여서 조청처럼 걸쭉하게 만들어 먹으면 더 좋습니다. 바로 유명한 '모과전' 이라는 처방입니다.

모과와 계피

모과와 계피는 궁합이 맞습니다. 모과정과를 만들어 먹으면 좋습니다. 껍질과 속을 버린 모과를 쪄서 곱게 이긴 뒤 졸인 설탕물과 섞고 계핏가루를 넣어 굳힌 것입니다.

모과와 소금

모과와 소금은 궁합이 맞습니다. 모과로 잼을 만들 때 소금을 조금 넣으면 신맛이 단맛과 함께 살아나 더욱 맛있는 잼이 됩니다. 모과 건더기를 잘게 썰어 푹 삶은 다음 설탕을 넣고 약한 불에서 밑바닥이 눋지 않도록 저으며 천천히 졸이면 잼이 됩니다. 이 잼은 관절과 근육질환 및 감기나 호흡기질환 치료에 도움이 됩니다. 달콤하여 빵에 발라 먹어도 맛있습니다.

Bad 맞지 않는_음식궁합

모과와 쇠

모과는 쇠와 궁합이 안 맞습니다. 따라서 쇠붙이에 대지 말고 구리칼로 껍질과 씨를 긁어 버리고 얇게 썰어서 볕에 말려 약용해야 합니다.

plus one

○● 모과로 만들어 먹을 수 있는 궁합 맞춘 음식

모과로 만든 식품으로는 모과죽, 모과정과 등이 있습니다. 껍질을 벗긴 모과를 삶아 끓인 꿀에 담가 식힌 것입니다. 또 모과편이라 하여 모과를 쪄서 껍질을 벗기고 속을 뺀 다음 체에 걸러 녹말을 섞고 꿀을 쳐서 끓여 만든 떡도 있습니다.

○● 간편하게 만들 수 있는 모과음식

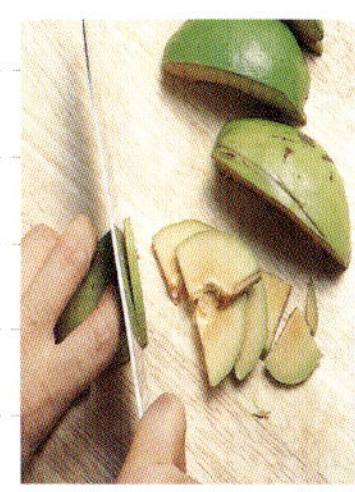

모과를 젖은 행주로 닦아내 씨를 뺀 후 얇게 저미며 누런 설탕에 재웠다가 차로 끓여 마십니다. 혹은 모과를 강판에 갈아 즙만 받아, 받아낸 즙의 두 배 되는 양의 물을 붓고 함께 끓여 반으로 졸여서 냉장고에 보관하고 찬 것 그대로 20~30㎖씩 마시세요. 혹은 말린 모과를 알갱이가 지도록 거칠게 빻아서 온수로 복용합니다.

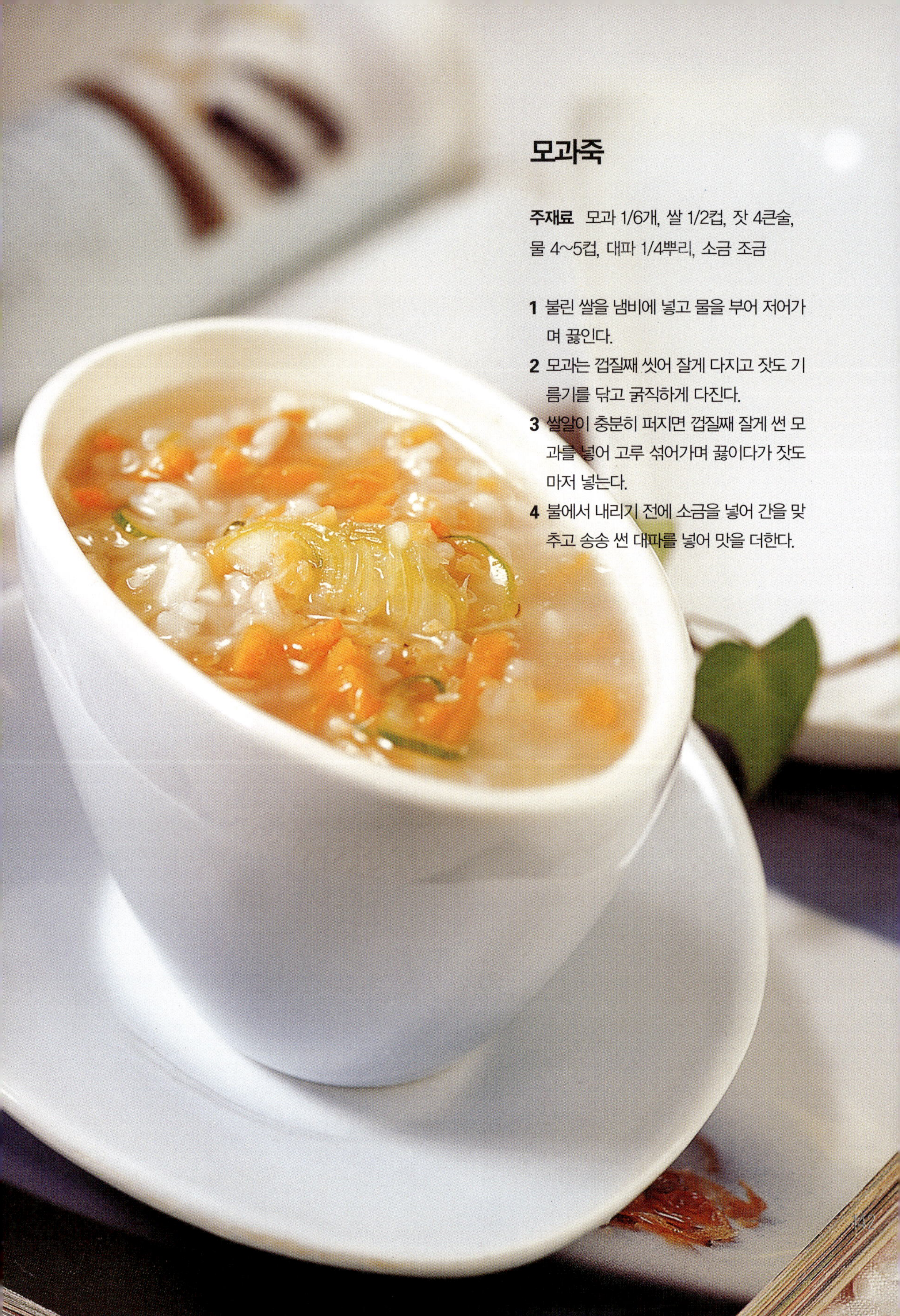

모과죽

주재료 모과 1/6개, 쌀 1/2컵, 잣 4큰술, 물 4~5컵, 대파 1/4뿌리, 소금 조금

1 불린 쌀을 냄비에 넣고 물을 부어 저어가 며 끓인다.
2 모과는 껍질째 씻어 잘게 다지고 잣도 기 름기를 닦고 굵직하게 다진다.
3 쌀알이 충분히 퍼지면 껍질째 잘게 썬 모 과를 넣어 고루 섞어가며 끓이다가 잣도 마저 넣는다.
4 불에서 내리기 전에 소금을 넣어 간을 맞 추고 송송 썬 대파를 넣어 맛을 더한다.

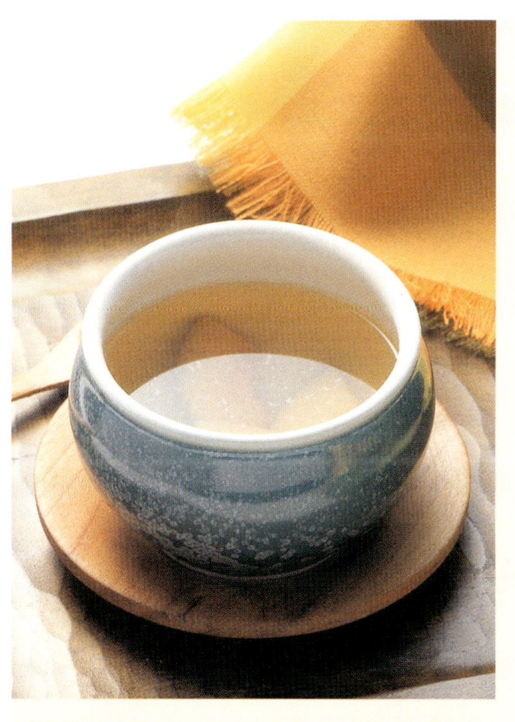

모과차

주재료 모과 1개, 황설탕 조금

1 모과는 잘 익은 것을 준비해 겉을 깨끗이 씻고 물기를 닦는다.

2 모과를 4등분해서 속의 씨 부분을 도려 내고 껍질째 얇게 저며 썬다.

3 밀폐용기에 저며 썬 모과와 황설탕을 켜 켜이 안쳐 1~2개월 정도 재워 둔다. 모 과즙이 우러나면 건더기와 함께 떠서 뜨 거운 물에 타 마신다.

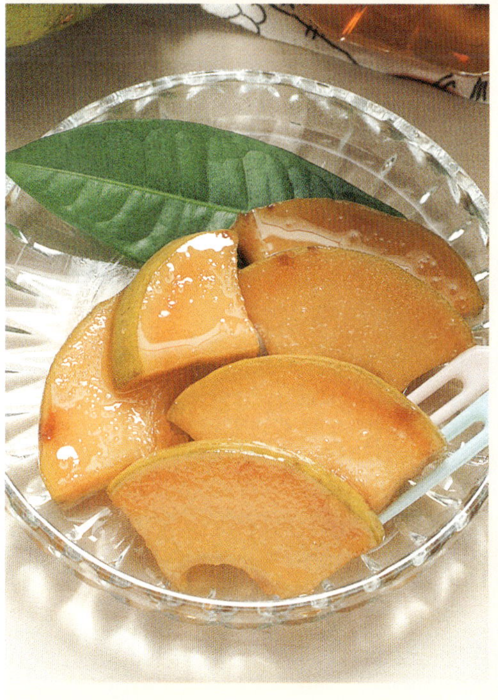

모과설탕절임

주재료 모과 2개, 황설탕 300g, 물 4컵

1 모과를 깨끗이 씻어 1㎝ 두께로 썬 다음 다시 4등분해서 씨를 도려낸다.

2 모과가 잠길 정도로 물을 부어 부드러워 질 때까지 끓인 다음 황설탕 200g을 넣 고 다시 조린다.

3 불을 끄고 식혀서 병이나 뚜껑이 있는 그 릇에 넣어 다시 100g의 황설탕을 뿌린 다음 뚜껑을 꼭 닫아 놓았다가 기침이 날 때 1~2조각씩 먹는다.

029 바나나

변비를 다스리고 노화방지에 도움이 됩니다

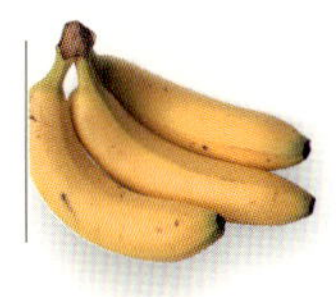

바나나는 성질은 차지만 맛은 답니다. 당분이 11%나 되지요. 비타민 A · B · C · E 등이 들어 있고 식이섬유가 풍부하며, 5-세로토닌 · 노르아드레날린 · 도파민을 함유하고 있습니다. 바나나 특유의 방향 성분은 아세트산아밀입니다.

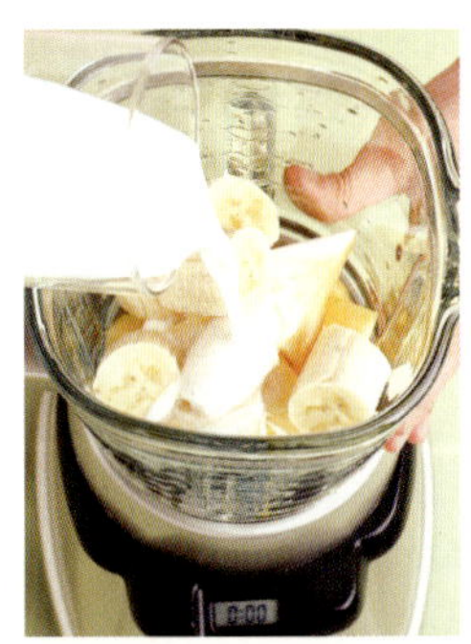

체열이 높아 갈증이 날 때 좋습니다

바나나는 열을 내려 줍니다. 그래서 열병에 의해 번갈이 생겼을 때 좋으며, 평소 체열이 높아 갈증이 날 때도 좋습니다. 이 때문에 음성의 냉성체질보다 양성의 열성체질에 잘 어울립니다.

변비를 다스립니다

바나나는 장을 촉촉하게 합니다. 그래서 변비에 좋으며 배변 후 출혈이 있거나 치질이 있을 때도 좋은데, 비장의 열 때문에 설사가 잦을 때도 효과가 있습니다. 특히 대변이 너무 단단해서 출혈이 있는 사람은 매일 아침 공복에 1~2개씩 드세요.

위궤양 예방에 좋습니다

바나나는 어혈을 없애며, 폐를 촉촉하게 하고, 알코올 등을 해독하는 작용을 합니다. 그래서 술독을 해독시키는 데 좋습니다. 또 위궤양 예방과 치료에도 좋고요. 바나나 과육이 위에 주는 자극을 완화하며 5-세로토닌이 위산을 저하하기 때문입니다. 그러나 속이 냉한 체질이 많이 먹으면 위염, 소화성궤양을 일으킬 수 있습니다.

암 예방에 도움이 됩니다

실험연구에 의하면 바나나는 면역력증강과 관련 있는 매크로패이지(대식세포)를 증가시키고, 이 세포는 TNF(종양 괴사 인자)를 증가시켜 암세포를 살상하는 작용을 갖고 있습니다. 즉 바나나는 암 예방과 치료에 도움이 된다는 것이죠.

노화방지에 도움이 됩니다

바나나에는 비타민 B_6, 면역증강 및 항산화 성분인 비타민 A, 베타카로틴 등이 들어 있어 노화방지 및 면역증강에 많은 도움을 줍니다.

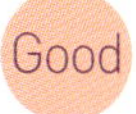

Good **잘 맞는_음식궁합**

바나나와 달걀

바나나의 달걀노른자를 배합하면 간 기능 회복을 돕습니다. 여기에 우유를 배합하면 더 좋습니다. 이상의 재료를 믹서로 갈아 황설탕으로 맛을 내어 드세요.

바나나와 딸기

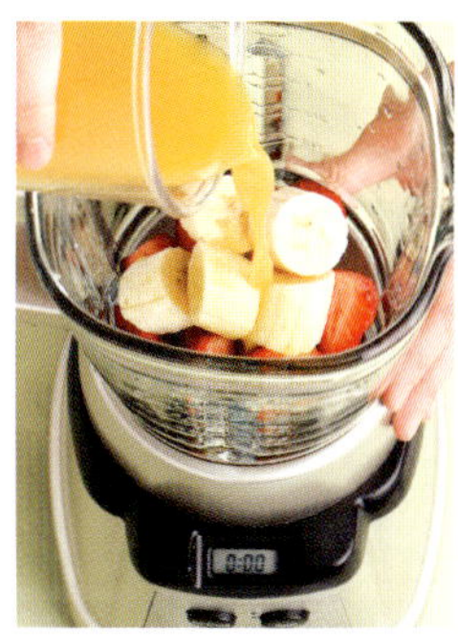

바나나는 비타민 A · C · E 등 피부미용에 필수적인 성분을 많이 함유하고 있습니다. 딸기도 비타민 C의 보고입니다. 그래서 바나나와 딸기를 배합하면 피부미용에 좋습니다. 배변을 촉진하는 칼슘이나 식물성 섬유도 많이 함유하고 있어서 좋고요. 여기에 우유나 요구르트를 배합하면 바나나와 딸기의 유효성분이 더 잘 흡수됩니다.

바나나와 굴

바나나와 굴은 궁합이 잘 맞습니다. 바나나에는 비타민 C 등이 많고, 굴에는 비타민 B_{12}와 구리(CU)가 풍부합니다. 비타민 C에 B_{12}와 구리를 첨가하면 비타민 C만 단독 투여했을 때보다 암 퇴치작용이 더 활발해져 동물실험 결과 90%나 암이 제거되었다고 합니다. 항빈혈작용도 강화합니다.

바나나와 견과류

바나나와 호두 등 견과류가 배합되면 바나나의 유효성분과 견과류의 구리 성분이 상생작용을 하여 체내에서 일어나는 적혈구 생성 작용을 도와줌으로써 빈혈 치료에 좋습니다. 부정맥에도 도움이 됩니다.

○● 바나나로 만들어 먹을 수 있는 음식 궁합

바나나는 그대로 먹거나 말려서 가공하여 먹거나 술을 담가 먹는 것 외에도 튀김, 구이, 찜 등 여러 가지 요리를 해서 먹을 수 있습니다. 약용할 때는 고아서 먹기도 하지요.

○● 바나나껍질의 약효 성분

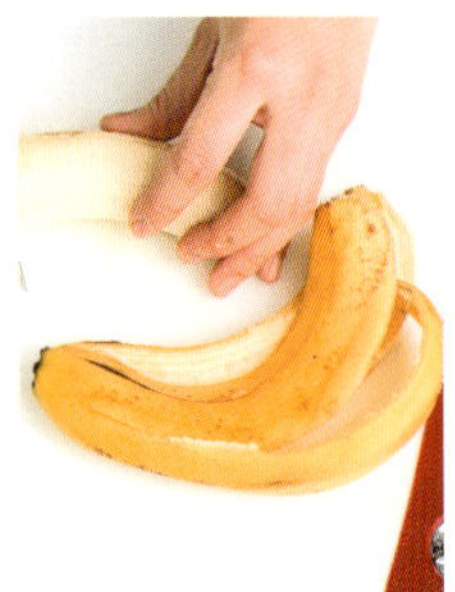

바나나 껍질은 약용으로 사용합니다. 무사린 성분이 항진균작용을 하지요. 진균은 눈, 코를 비롯해서 뇌막이나 수막, 폐, 질 등에 염증을 일으킵니다. 또 토사곽란에 의한 복통을 치료하지요. 바나나껍질 안쪽으로 핸드백을 비롯해서 가죽제품을 청소하면 말끔해지듯이, 바나나 껍질 달인 물로 몸을 씻으면 피부가 말끔해지고 부드러워지며 피부 가려움증이 없어집니다. 특히 이 껍질을 햇볕에 말리고 약한 불에서 구워 가루 내어 녹차기름을 배합하여 콧속에 바르면 콧속이 아픈 병에 효과가 있습니다. 녹차기름은 시판하는 것을 사용하면 됩니다.

바나나 딸기 오렌지 주스

주재료 바나나 1/2개, 딸기 5알, 오렌지 1/2개,
우유 반컵

1 바나나는 껍질을 벗기고 2cm 크기로 자른다.
2 딸기는 흐르는 물에 깨끗이 씻은 뒤 꼭지를 떼
어낸다.
3 손질한 바나나, 딸기, 오렌지즙, 우유를 붓고
곱게 갈아 마신다.

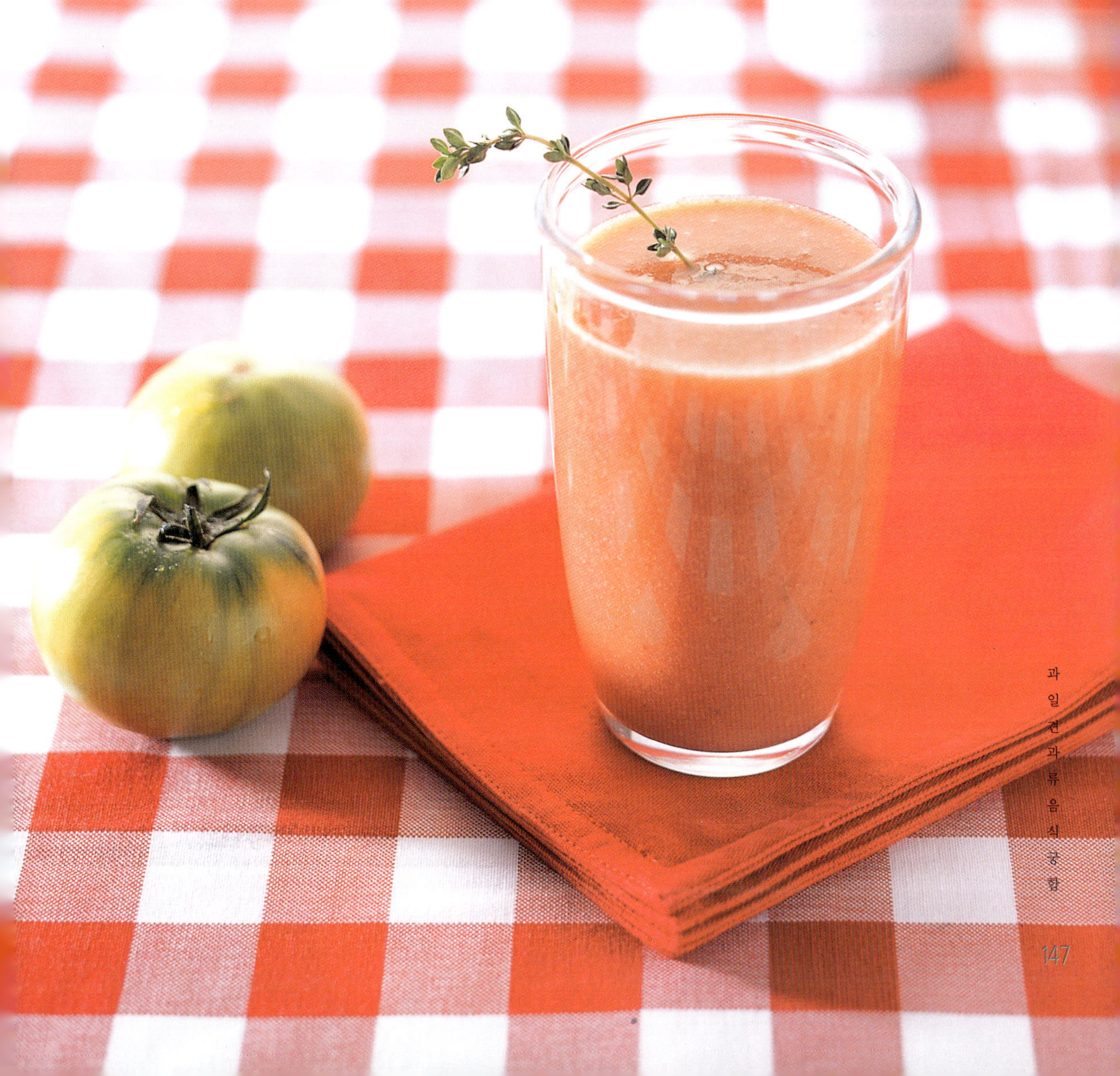

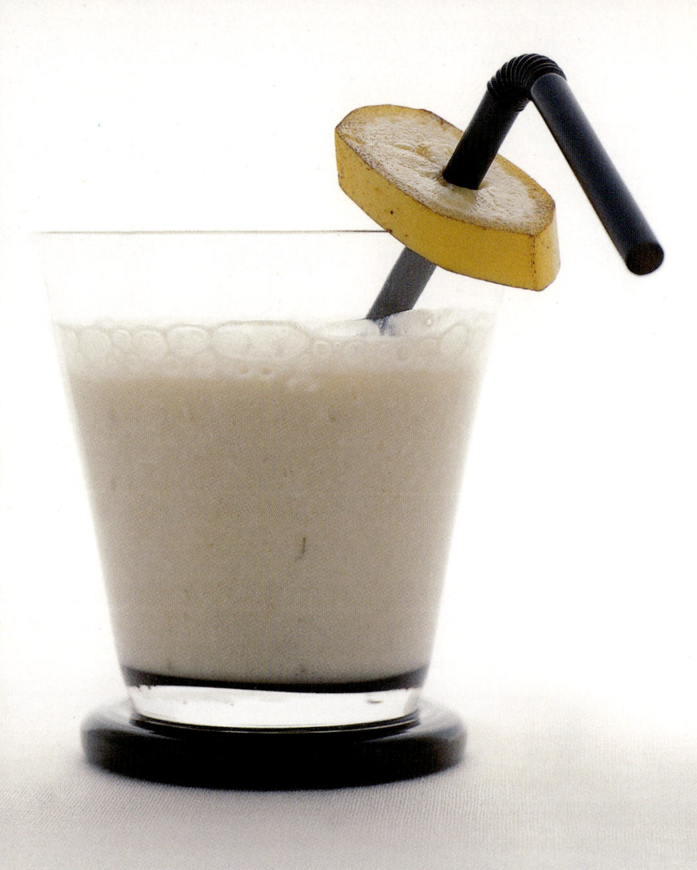

바나나 달걀 음료

주재료 바나나 1개, 달걀노른자 1개, 우유 1컵, 설탕 1큰술, 콘스타치(옥수수 녹말) 1큰술반, 생크림 1큰술, 럼주 조금

1 바나나, 달걀노른자, 우유, 설탕을 믹서에 넣고 간다.
2 적은 양의 물에 녹인 옥수수 녹말 가루와 갈아 놓은 재료를 냄비에 넣고 걸쭉해질 때까지 나무주걱으로 저으면서 뭉근히 끓인다.
3 걸쭉한 상태가 되면 불에서 내리고 생크림과 럼주를 조금씩 섞어 마신다.

바나나 파인애플 주스

주재료 바나나 1개, 파인애플 100g, 얼음 1/2컵, 우유 반컵

1 바나나는 껍질을 벗긴 뒤 2cm 길이로 자른다.
2 파인애플은 적당한 크기로 자른 뒤 껍질을 벗긴다.
3 믹서에 손질한 바나나와 파인애플, 얼음, 우유를 붓고 곱게 간다.

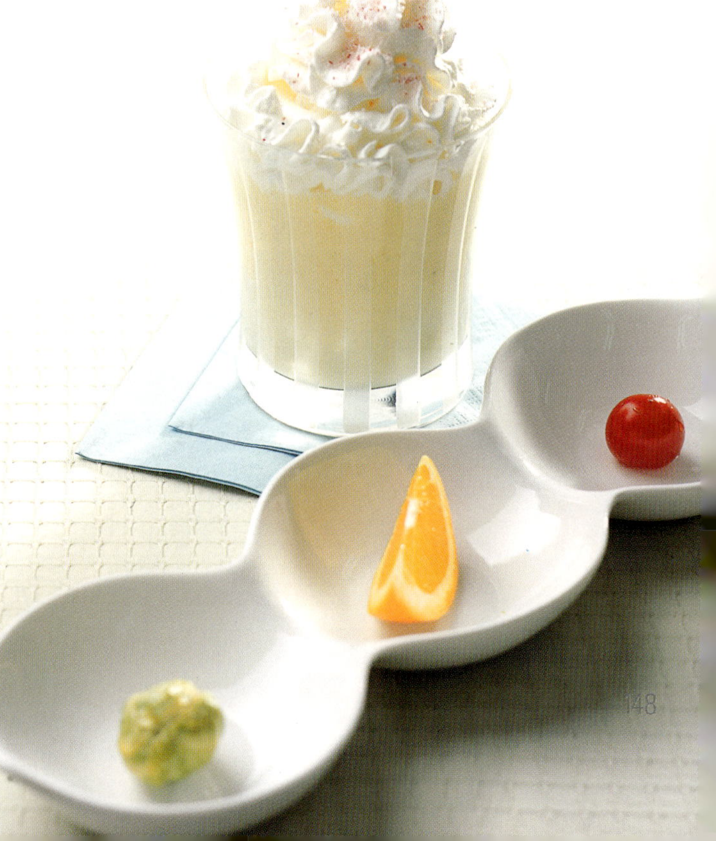

바나나 블루베리 딸기 주스

주재료 바나나 70g, 블루베리 50g, 딸기 3알, 우유 반컵

1 바나나는 껍질을 벗기고 2cm 크기로 자른다.
2 딸기는 흐르는 물에 깨끗이 씻은 뒤 꼭지를 떼어낸다.
3 믹서에 손질한 딸기와 블루베리, 바나나, 우유를 붓고 재료가 고루 섞일 때까지 곱게 간다.

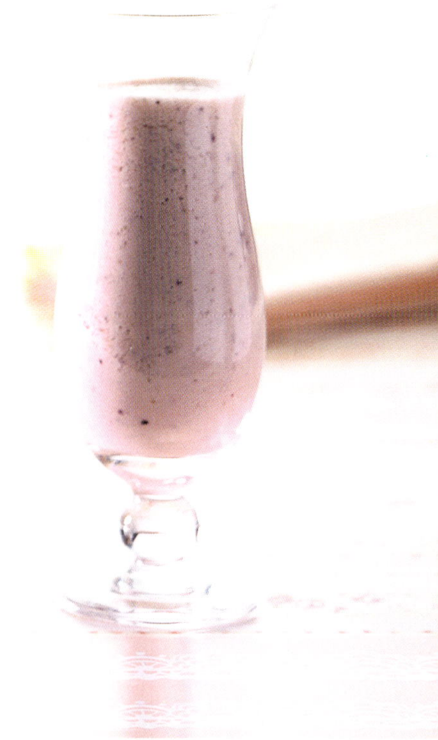

바나나 아몬드 아보카도 주스

주재료 바나나 100g, 아몬드 30g, 아보카도 1/2개, 플레인 요구르트 50ml, 우유 반컵

1 바나나는 껍질을 벗기고 2cm 크기로 자르고 아몬드는 미지근한 물에 불려 껍질을 제거한다.
2 아보카도는 씨를 빼낸 뒤 껍질을 벗기고 적당한 크기로 자른다.
3 모든 재료를 믹서에 넣고 곱게 갈아 마신다.

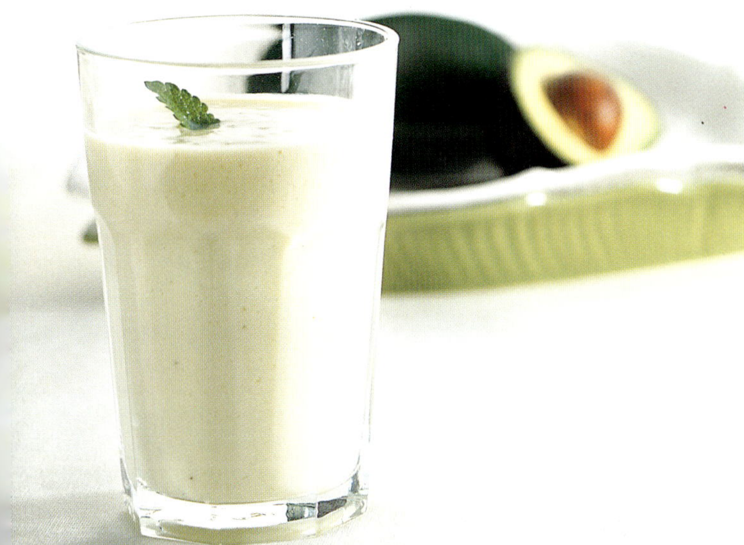

과일 견과류 음식궁합

030 밤

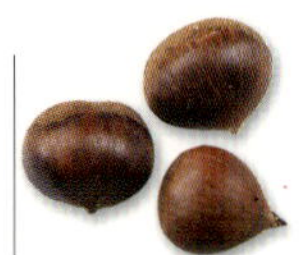

밤은 맛이 달고 성질은 따뜻합니다. 질 좋은 단백질과 칼슘, 철, 칼륨 및 풍부한 비타민 C를 비롯하여 쌀보다 네 배나 많은 비타민 B_1이 들어 있습니다. 또 밤의 노란색을 내주는 카로티노이드 색소는 체내에서 비타민 A로 바뀌는 영양성분 이기도 합니다.

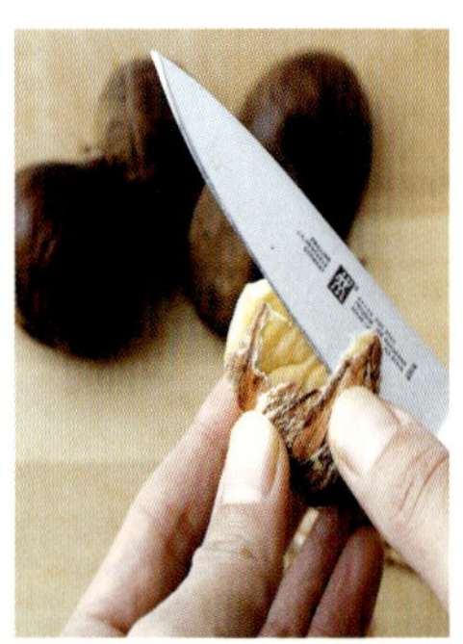

위장을 튼튼하게 하고 신장을 보강합니다

밤은 영양가가 높고 위장을 튼튼하게 하며 원기를 북돋워 주는 과일입니다. 〈동의보감〉에는 "원기를 돋우고 위장을 튼튼하게 하며 신장의 기운을 보강하고 배가 고플 때 식량이 된다"고 하면서 과일 가운데 가장 유익하다고 했습니다. 또 밤의 속껍질에는 타닌 성분이 많아 지사작용을 합니다.

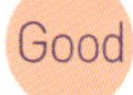

Good **잘 맞는_음식궁합**

밤과 쇠고기 · 양고기

밤은 쇠고기와 배합이 잘 맞습니다. 그래서 소 갈비찜을 할 때 밤을 넣으면 좋습니다. 중국 사람들은 밤이 양고기의 노린내를 없앤다고 하여 양고기 요리를 할 때 밤을 같이 넣고 끓인다고 합니다.

밤과 은행

밤은 은행과 궁합이 잘 맞습니다. 두 가지만 구워 먹어도 좋아요. 혹은 소위 '오과다' 라 하여 밤과 함께 은행, 대추, 호두, 생강 등 다섯 가지 재료로 끓인 차는 거담진해 작용이 뚜렷하며 기력을 증진합니다. 몸이 쇠약한 사람이나 노인들에게 좋은 약차입니다. 끓인 다음 꿀이나 설탕을 타서 마시면 돼요.

밤과 더덕

밤과 더덕은 궁합이 너무 잘 맞습니다. 향긋한 향기가 일품인 더덕과 함께 밤을 배합하여 누름적이나 생채, 장아찌 등을 해 먹으면 좋습니다.

밤과 설탕

밤을 삶은 다음 흑설탕 끓인 물로 뭉근하게 졸인 후 하룻밤 정도 두었다 먹으면 맛도 잘 배고, 고질적인 만성설사에 효과가 있습니다. 다만 너무 달면 오히려 칼슘의 흡수를 방해하고 위장을 약하게 하므로 흑설탕을 끓일 때 물 1에 흑설탕 0.5의 비율로 양을 맞춰 주어야 합니다.

밤과 돼지콩팥

밤과 돼지콩팥은 궁합이 잘 맞습니다. 〈본초강목〉에는 "신허로 허리와 다리가 무력했을 때, 생밤을 자루에 넣어 매달아 말려서 매일 10여 개씩 먹은 다음, 돼지콩팥으로 쑨 죽에 넣어 끓여 오래 먹으면 반드시 강건해진다"고 했습니다.

○● 밤으로 만들어 먹을 수 있는 궁합맞춘 음식

밤은 날로도 잘 먹습니다. 그러나 생것은 소화가 어렵고, 너무 많이 먹으면 기를 발동시켜 좋지 않습니다. 그래서 삶거나 구워 먹거나 요리해 먹는 것이 좋지요. 〈본초강목〉에는 "대개 바람에 말린 밤은 햇볕에 말린 것보다 좋고, 불에 굽거나 기름에 볶은 것은 삶거나 찐 것보다 좋다"고 했습니다. 밤암죽, 밤즙, 밤초, 밤경단 등 재래의 요리가 많지요. 특히 밤의 비타민 C는 굽거나 삶아도 파괴되지 않습니다. 그러나 밤을 구울 때 속까지 너무 익히면 기를 막히게 하므로 적당히 구워야 합니다.

밤과 인삼

밤은 인삼과 궁합이 안 맞습니다. 그래서 수삼에 생률을 배합하여 꿀에 찍어먹는 술안주는 궁합이 안 맞아 좋지 않습니다.

One Plus One

○● 밤껍질의 약효

밤껍질은 인삼의 부작용으로 피부발진이나 열이 날 때, 이를 해독해줍니다. 약물의 부작용 또는 약을 먹고 체했을 때도 좋습니다. 또 밤껍질은 술독도 해독시켜줍니다. 음주 후 갈증이나 소화장애에도 좋습니다. 참고로 밤나무잎은 잘 낫지 않는 기침에 차로 끓여 마시면 좋은데, 열이 있을 때는 뽕잎을 배합합니다.

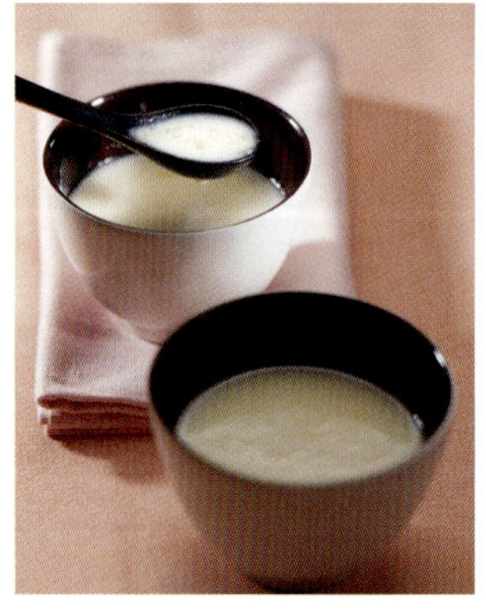

밤우유탕

주재료 밤 15알, 우유 2컵, 꿀 1큰술, 소금 조금

1 밤은 껍질째 삶아 속만 파서 냄비에 담는다. 껍질을 먼저 벗긴 후 삶아서 사용해도 된다.

2 삶은 밤에 우유를 부어 약한 불에서 끓이다가 입자가 굵은 것은 체에 밭쳐 숟가락으로 꾹꾹 눌러가며 내려 곱게 만든다.

3 우유 섞은 밤에 꿀과 소금을 넣는다. 꿀 대신 설탕을 넣어도 된다. 소금을 넣으면 간이 배면서 우유와 밤에서 자칫 느낄 수 있는 비릿한 맛을 덜 수 있다.

4 따뜻할 때 먹어야 제 맛이 나므로 끓인 후 곧장 먹는다.

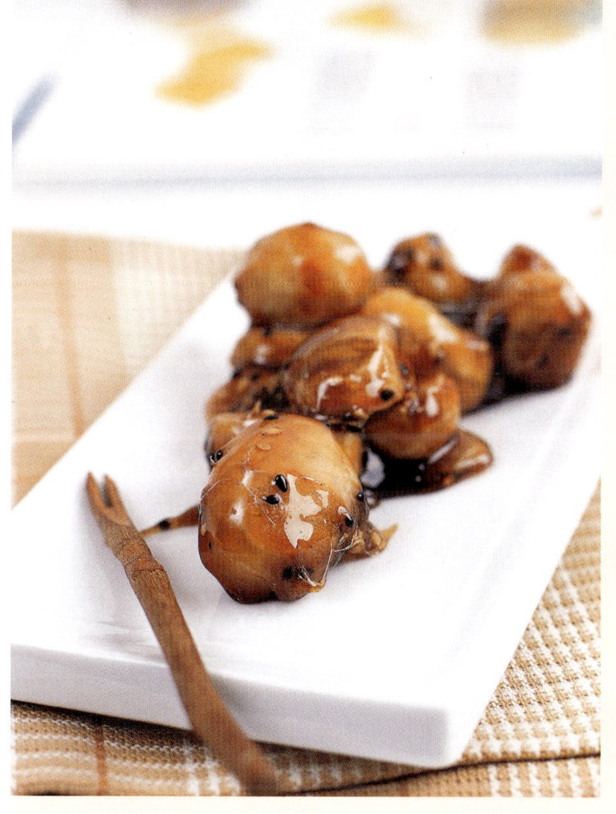

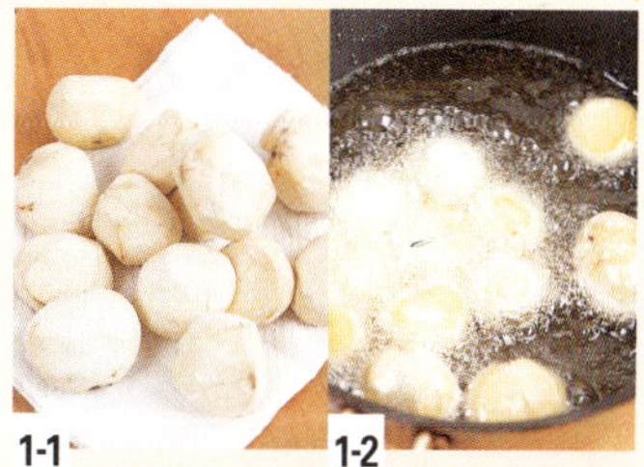

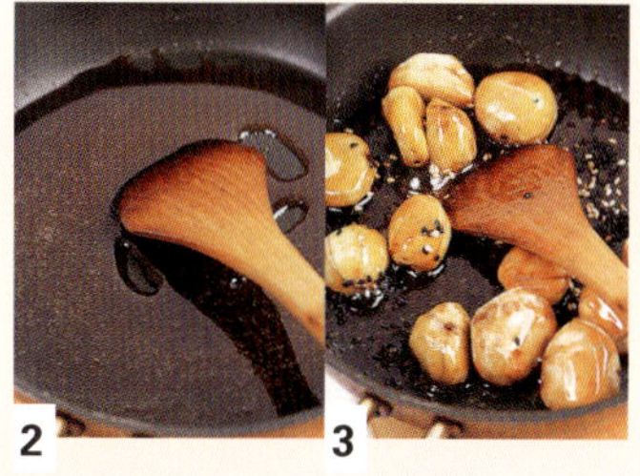

밤과 설탕과의 만남

밤맛탕

주재료 밤 30알, 식용유 1컵,
[시럽] 설탕 1/2컵, 물 1/2컵,
검은깨·통깨 1큰술씩

1 밤은 겉껍질, 속껍질을 벗기고 끓는 물에 삶아 건져 물기를 닦은 후 끓는 기름에 속까지 완전히 익도록 튀긴다.

2 냄비에 설탕과 물 1/2컵을 붓고 불에 올려 반으로 줄어들 때까지 끓여 시럽을 만든다.

3 튀긴 밤을 시럽에 넣어 고루 저어가며 섞다가 검은깨와 통깨를 넣어 고소한 맛을 살린다.

031 배

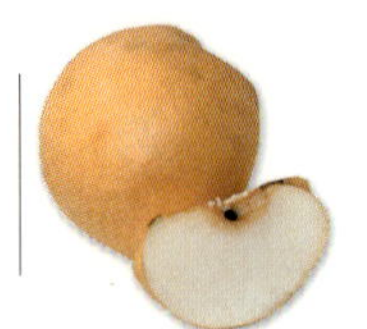

배는 맛이 단데, 배의 당분은 과당이 대부분입니다. 또 약간 시기도 하지요. 사과산을 주로 한 주석산, 소량의 구연산 등이 함유되어 있기 때문입니다. 배는 성질은 차며, 독이 없습니다.

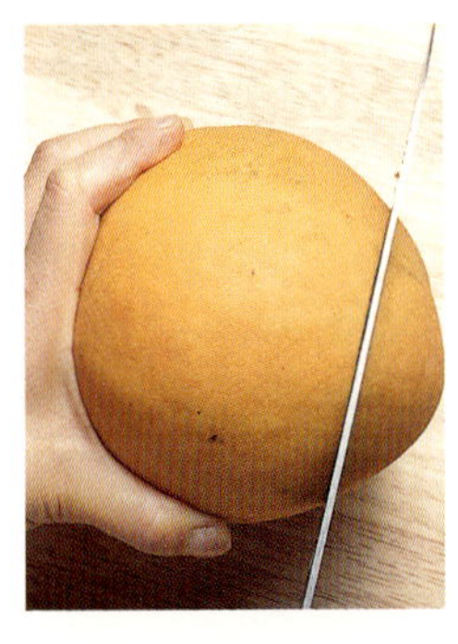

풍열을 풀어줍니다

〈동의보감〉에는 "열을 없애며, 가슴이 답답한 것을 멎게 하고 풍열과 가슴속에 뭉친 열을 풀어준다"고 했습니다. 또 "열에 의한 해수에 주로 쓴다"고 했으며, "중풍으로 목이 쉬어 말을 못하고 번열이 나는 것을 치료하는데, 풍병이 있는 사람이 배를 적당량 먹으면 10여 일이 지나면 곧 낫는다"고 했습니다.

심장에 열이 있어서 나는 갈증을 풀어줍니다

또 "소갈(당뇨병 유형)을 멎게 합니다. 특히 심장에 열이 있어서 나는 갈증을 잘 치료한다"고 했으며, 특히 "술을 마신 뒤의 갈증을 치료하는 데 더욱 좋다"고 했습니다.

또한 기침이나 가래가 오래 갈 때 배를 갈아 마시거나 배에 꿀을 넣고 쪄서 먹으면 효과를 볼 수 있습니다. 배를 파내고 찌는 과정이 번거롭다면 그냥 즙을 내세요. 배 1개를 곱게 갈아 즙을 낸 다음 꿀을 섞어 마시면 됩니다.

배와 무

배와 무를 요리할 때 배합하면 좋습니다. 〈물류상감지〉에는 "배를 무와 함께 쌓아 저장하거나 꼭지를 깎아 낸 배를 무 위에 저장하면 일 년 동안 저장해도 썩지 않는다"고 했습니다.

배와 쌀

배와 쌀을 배합하여 죽을 쒀 먹으면 좋습니다. 심장의 풍열로 정신이 혼미하고 속이 답답할 때 이렇게 쑨 죽이 좋습니다. 소아가 풍기로 경기하며 열이 있을 때도 좋다고 〈태평성혜방〉에서 권하고 있습니다.

배와 두유

배와 두유를 배합하면 콜레스테롤을 떨어뜨리고 혈압을 안정시키는 데 좋습니다. 두유의 리놀레산 효능을 배의 거풍 작용이 보조해 주기 때문입니다. 배와 두유 모두 변비에도 도움이 됩니다. 소화도 돕고 갈증도 풀어 주지요.

배와 꿀

배와 꿀을 배합하면 가래가 나오는 기침을 하며 숨이 차는 데 좋습니다. 목이 아프고 열이 날 때도 좋습니다. 씨를 뺀 배 속에 꿀을 넣고 굽거나 쪄서 드세요. 번갈이 심할 때는 배즙을 꿀에 달여 병에 넣어 두고 수시로 물에 타 드세요.

배와 후추

배와 후추를 배합하면 갑자기 나는 기침에 좋습니다. 배 한 개에 50개의 구멍을 내고 매 구멍마다에 후추 1알씩 넣은 다음 밀가루반죽으로 싸 발라서 구운 후 식혀서 후추는 버리고 드세요.

배와 검은콩

배와 검은콩을 배합하면 기침으로 담이 나오고 숨이 찬 데 좋습니다. 배 속을 긁어내고 검은콩을 채워 넣고 익혀 짓찧어 떡처럼 만들어 매일 드세요.

배와 식초

배와 식초는 궁합이 잘 맞습니다. 피로로 인한 주의력 감퇴에 '배식초절임' 이
좋습니다. 또 간기능을 원활히 하여 지방 축적을 줄이므로 비만을 다스리는 데
도움이 되며, 과식과 갈증도 억제하는 효과가 있습니다. 배를 썰어 식초에 담갔
다가 식초를 물에 타서 드세요. 배는 배대로 먹어도 됩니다.

배과 연근

배와 연근을 배합하면 좋습니다. 변비나 방광염, 또는 가래가 많을 때 좋습니
다. 배의 윗부분을 1cm 두께로 도려내 뚜껑을 만들고, 배 속을 도려낸 후 흑설
탕으로 채우고, 뚜껑으로 도려낸 것을 덮고, 은박지에 싸서, 미리 달군 석쇠에
얹어 20~30분간 구운 후, 꼭 짜서 연근즙을 조금 섞어 마시세요.

배와 육류 · 정향

배와 육류는 궁합이 잘 맞습니다. 배는 특히 고기요리의 자극을 완화하고 소화
를 돕는 효과가 있기 때문입니다. 고기 요리에 배를 채 썰어 함께 먹고, 또 고기
를 먹어도 좋고 체했을 때는 배를 끓여 마셔도 좋아요. 한편 소화불량이나 구토
에는 배에 구멍을 뚫고 정향 15알을 박아 넣고 젖은 한지로 여러 겹 싼 다음 구
워서 드세요.

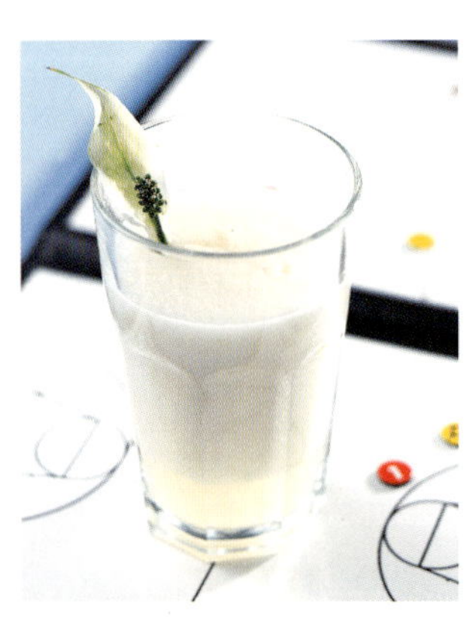

배주스

주재료 배 1개, 물 1/4컵

1 배는 흐르는 물에 깨끗이 씻어 적당한 크
기로 손질한다.
2 손질한 배와 물을 믹서에 넣고 곱게 갈아
마신다.

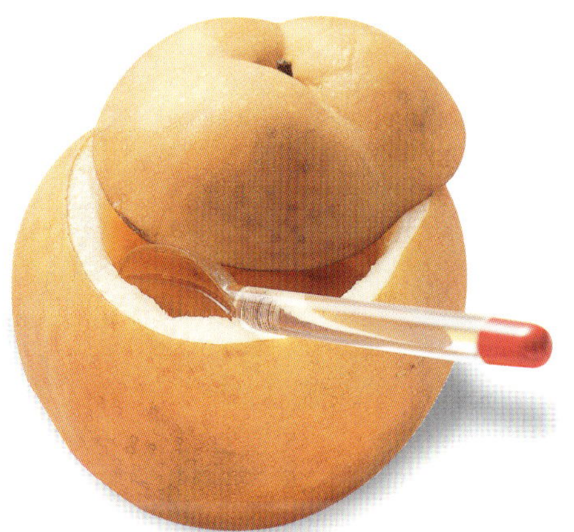

배꿀찜

주재료 배 1개, 꿀 3큰술

1 배를 깨끗이 씻어서 1/3 정도 되는 윗부분을 도려낸다.
2 배의 씨가 들어 있는 심은 파내어 버리고 나머지 속을 숟가락으로 긁는다.
3 꿀 3큰술을 넣고 배의 위 뚜껑을 덮은 다음 찜통에 찐다.

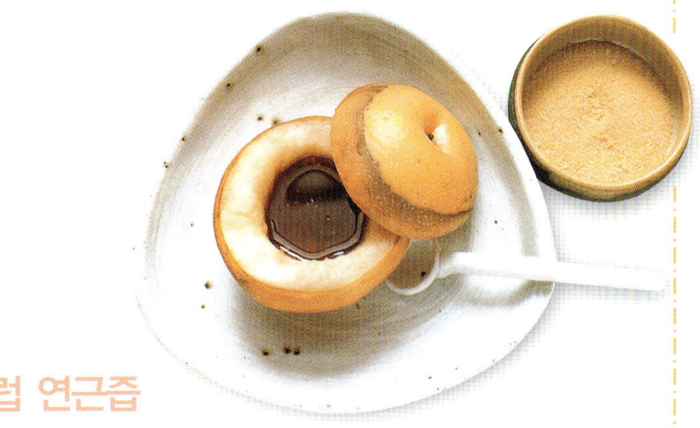

배시럽 연근즙

주재료 배(큰 것) 1개, 연근즙 1/2컵, 황 설탕 1/2컵

1 배는 깨끗이 씻어서 꼭지 부분을 1/3 정도 도려낸 다음 속을 파내고 황설탕을
  넣어 뚜껑을 덮는다.
2 뚜껑을 덮은 배를 은박지에 싸서 미리 달구어진 석쇠 위에 올려 약한 불에서
  20~30분 정도 굽는다.
3 배즙이 배어나오면 불에서 내리고 배의 우러난 물과 연근즙을 섞어 갈아 마신다.

배파인애플주스

주재료 배 1/2개, 파인애플 100g

1 배는 껍질을 벗기고 씨를 도려낸
  후 적당한 크기로 자른다.
2 파인애플은 적당한 크기로 자른
  뒤 손질한다.
3 분량의 배즙과 파인애플을 믹서
  에 넣고 곱게 간다.

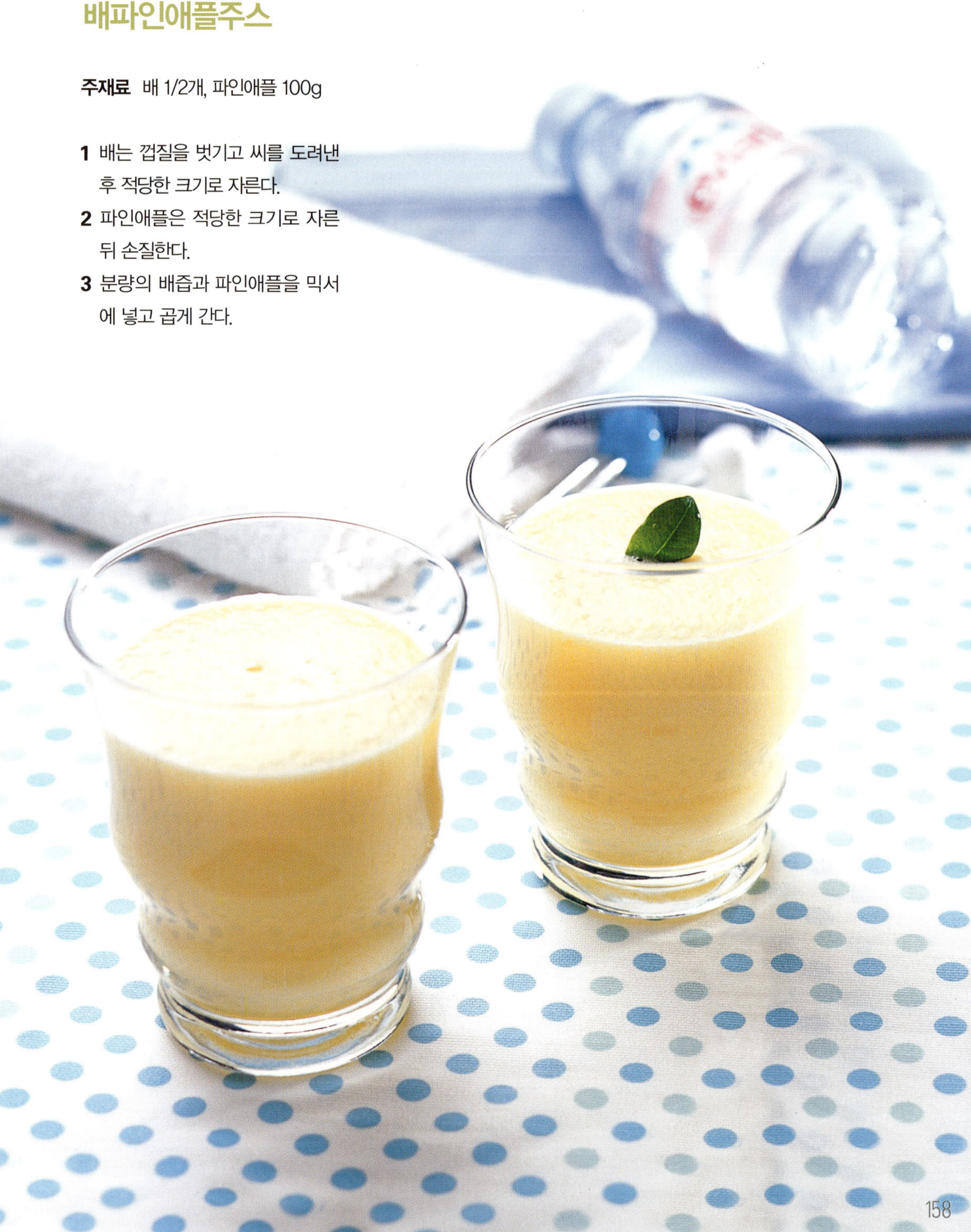

032 복숭아

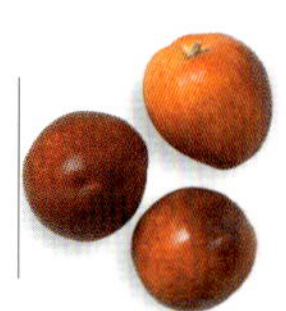

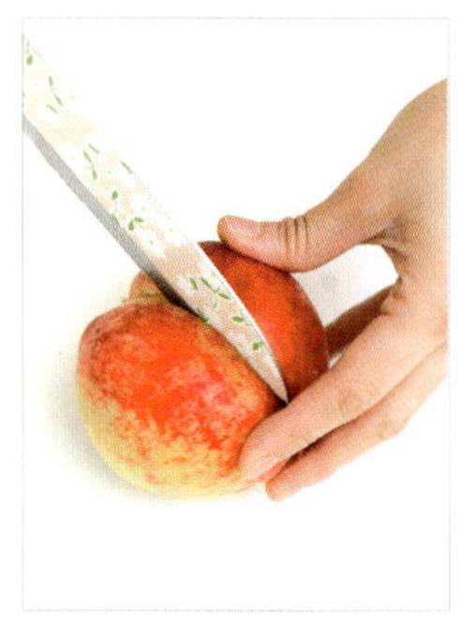

복사나무는 장미과에 딸린 낙엽 소교목입니다. 복사꽃은 잎이 나기 전에 피는데 도란형이며 분홍색으로 무척 아름답습니다. 열매인 복숭아는 털이 없는 '승도'를 비롯해, 껍질이 얇고 물이 많으며 맛있는 '수밀도'와 털이 없으면서 크고 일찍 익고 맛있는 '유월도'가 있고, 어린 복숭아나무에 달린 첫 열매인 '벽도' 등 종류가 매우 많습니다.

맛이 달고 시큼하며 성질은 따뜻합니다. 펙틴이라는 식물성섬유와 비타민 A · C가 풍부하며 능금산이나 구연산 등도 많이 함유하고 있습니다.

간기능을 강화합니다

복숭아는 신선의 과일이라 하여 '선과' 라 합니다. 불로장수의 약으로 몸을 보하는 효능이 뛰어나며, 기혈을 더해 줍니다.

간기능을 강화하고 눈을 밝게 하지요. 심장의 기를 보양하여 혈액순환을 촉진하고, 피를 깨끗하게 해 줍니다.

가래, 천식 치료에 좋습니다

폐의 기를 보강하여 기침, 가래, 천식 치료에 도움이 됩니다. 또 신장의 노폐물 배설을 촉진해서 부종을 다스리지요. 또 피부미용에도 효과가 있습니다.

생선중독과 니코틴 해독에 좋습니다

진액을 생기게 하여 갈증을 풀고, 장을 부드럽고 윤택하게 하며, 음식에 체했거나 음식이 복부 내에 뭉친 것을 풀어 주며, 월경을 통하게 하고, 해열작용과 해독작용도 합니다. 특히 생선 식중독과 니코틴 해독작용이 큽니다.

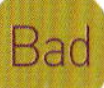

Bad 이런 사람은 주의!

알레르기를 일으키기 쉬우므로 알레르기성 체질이나 아토피 체질은 금해야 합니다. 열성체질이 먹으면 열을 일으켜 부스럼이나 종기, 화농성 염증을 생기게 하지요. 또 복숭아를 먹고 곧 찬물로 목욕하면 소변이 잘 나오지 않을 수 있습니다.

Good 잘 맞는_음식궁합

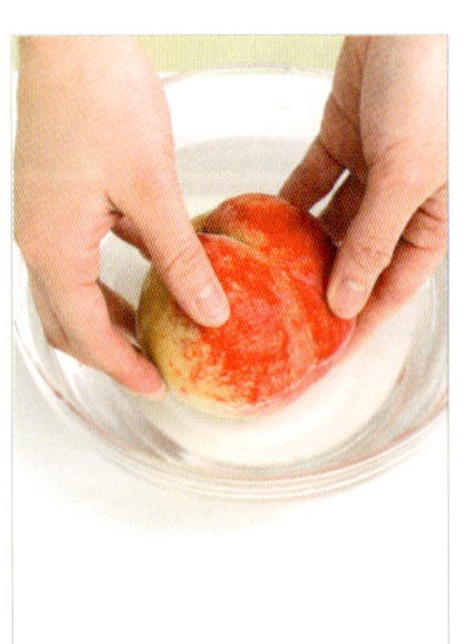

복숭아와 요구르트

복숭아와 요구르트를 배합하면 좋습니다. 복숭아나 요구르트가 모두 변비를 예방하는 데 효과적이기 때문이지요. 껍질을 벗긴 복숭아를 요구르트와 함께 믹서에 갈아 마시세요.
이때 레몬즙을 조금 배합하면 피를 깨끗하게 하는 효과도 뛰어납니다.

복숭아와 사과

복숭아와 사과를 배합하면 좋습니다. 두 가지 다 식물성 섬유인 펙틴이 풍부해서 변비에 좋습니다. 또 사과산·구연산 등 유기산을 더 많이 섭취할 수 있어서 피로회복에도 좋지요. 껍질을 벗기고 씨를 제거한 복숭아와 사과를 적당량의 물을 붓고 함께 믹서에 곱게 갈아 마시세요. 꿀을 적당히 섞고 얼음을 띄우면 더 시원하고 맛있습니다.

복숭아와 바나나

복숭아와 바나나를 배합하면 열성체질이든 냉성체질이든 관계없이 장이 건조
해서 생기는 변비를 치료할 수 있습니다. 복숭아는 음성의 냉성체질에 좋고, 바
나나는 양성의 열성체질에 잘 어울리기 때문입니다. 또 두 가지를 배합하면 술
독과 니코틴 독을 해독하며, 술과 담배가 지나쳐 갈증이 심한 데도 좋습니다.

복숭아와 파인애플

복숭아와 파인애플을 배합하면 좋습니다. 두 가지 다 거담진해 효과가 있으며,
월경불순을 개선하는 효과가 있고, 또 장내 부패물을 분해하여 변비로 인한 장
내 불순물을 배출시키며 변비를 개선하는 효과가 있습니다. 복숭아는 냉성체질
에 좋고, 파인애플은 열성체질에 좋으므로, 이 두 가지를 배합하면 체질에 관계
없이 먹을 수 있어서 더 좋습니다. 껍질 벗기고 씨를 뺀 복숭아에 파인애플, 또
는 파인애플주스를 붓고 믹서에서 갈아 꿀로 맛을 내어 드세요.

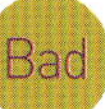

Bad 맞지 않는_ 음식궁합

복숭아와 삽주

복숭아와 삽주는 궁합이 안 맞습니다. 삽주뿌리를 백출 또는 창출이라 하는데, 건
위정장의 약재입니다. 이 약재가 든 약을 복용할 때는 복숭아를 금해야 합니다.

복숭아와 자라 · 게 · 장어

복숭아와 자라고기는 궁합이 안 맞습니다. 또 복숭아와 바닷게 역시 상극입니다. 실제
로 함께 먹으면 복통을 일으키므로 주의해야 합니다. 복숭아와 장어도 궁합이 안 맞습
니다. 복숭아의 유기산이 장어의 지방 소화를 방해해 설사를 일으킬 가능성이 큽니다.

plus one　　　　○● **복숭아술 이야기**

예로부터 술 중에 가장 맛있는 술로 복숭아술을 꼽았습니다. 복
숭아술은 순해 여성들이 먹기에도 좋은데, 식욕을 좋게 하며 피
로회복 효과도 큽니다.

○● 복숭아씨의 약효와 궁합

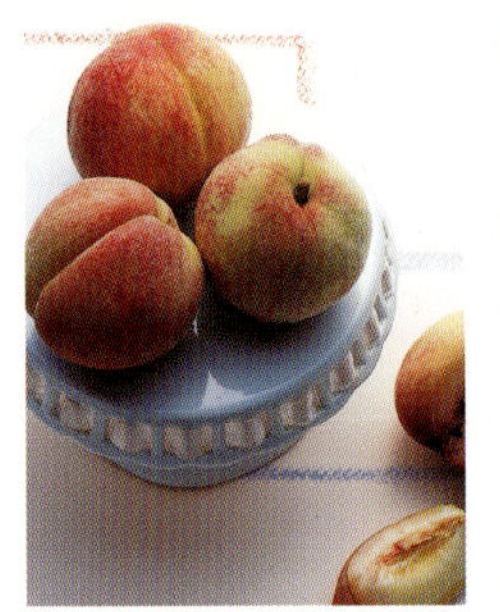

복숭아씨는 맛은 쓰고 달며, 성질은 평이합니다. 주요 성분을 보면 아미그달린 3.6%, 정유 0.4%, 지방 45%를 함유하고 있습니다. 이 밖에 에멀신 · 비타민 B_1도 들어 있습니다.

■어혈을 풀어 줍니다

복숭아씨는 새로운 피가 생기게 하며, 어혈을 몰아내고 피를 잘 돌게 합니다. 그래서 복강 내에 생긴 응어리를 없애고 월경을 통하게 합니다. 또 가슴앓이를 멎게 하고, 기침을 완화합니다. 복숭아씨의 쓴맛이 기가 상기된 것을 아래로 내리는 하기작용을 하며, 특히 아미그달린 성분이 있어서 진해거담 작용을 합니다.

○● 잘 맞는 음식궁합 ●○

복숭아씨와 잣, 산앵도씨	복숭아씨와 잣, 산앵도씨를 함께 배합하면 노약자의 변비 치료에 좋습니다. 이 세 가지를 함께 잘 짓찧어서 물에 넣고 걸러낸 즙에 쌀을 빻아 조금 넣고 죽을 쑤어 빈속에 드세요. 이 처방이 바로 〈동의보감〉에 나오는 '삼인죽' 이라는 처방입니다.
복숭아씨와 홍화	복숭아씨와 홍화를 배합하면 월경을 통하게 하며, 어혈을 없애는데 좋습니다. 홍화는 잇꽃입니다. 적게 쓰면 피를 만들고 혈액순환을 촉진하며, 많이 쓰면 어혈을 없애 줍니다
복숭아씨와 보리	복숭아씨와 보리를 배합하면 좋습니다. 출산 후의 온갖 병을 치료합니다. 복숭아씨를 볶아 짓찧어 가루 낸 것을 청주, 보리죽과 함께 갈아서 항아리에 넣고 중탕으로 끓인 다음 1숟가락씩 드세요. 이것을 '도인전' 이라고 합니다.

복숭아주스

주재료 복숭아 2개, 물 반컵

1 복숭아는 흐르는 물에 깨끗이 씻는다.
2 손질한 복숭아를 잘라 과육과 씨를 분리한다.
3 자른 복숭아와 물을 믹서에 넣고 곱게 갈아 마신다.

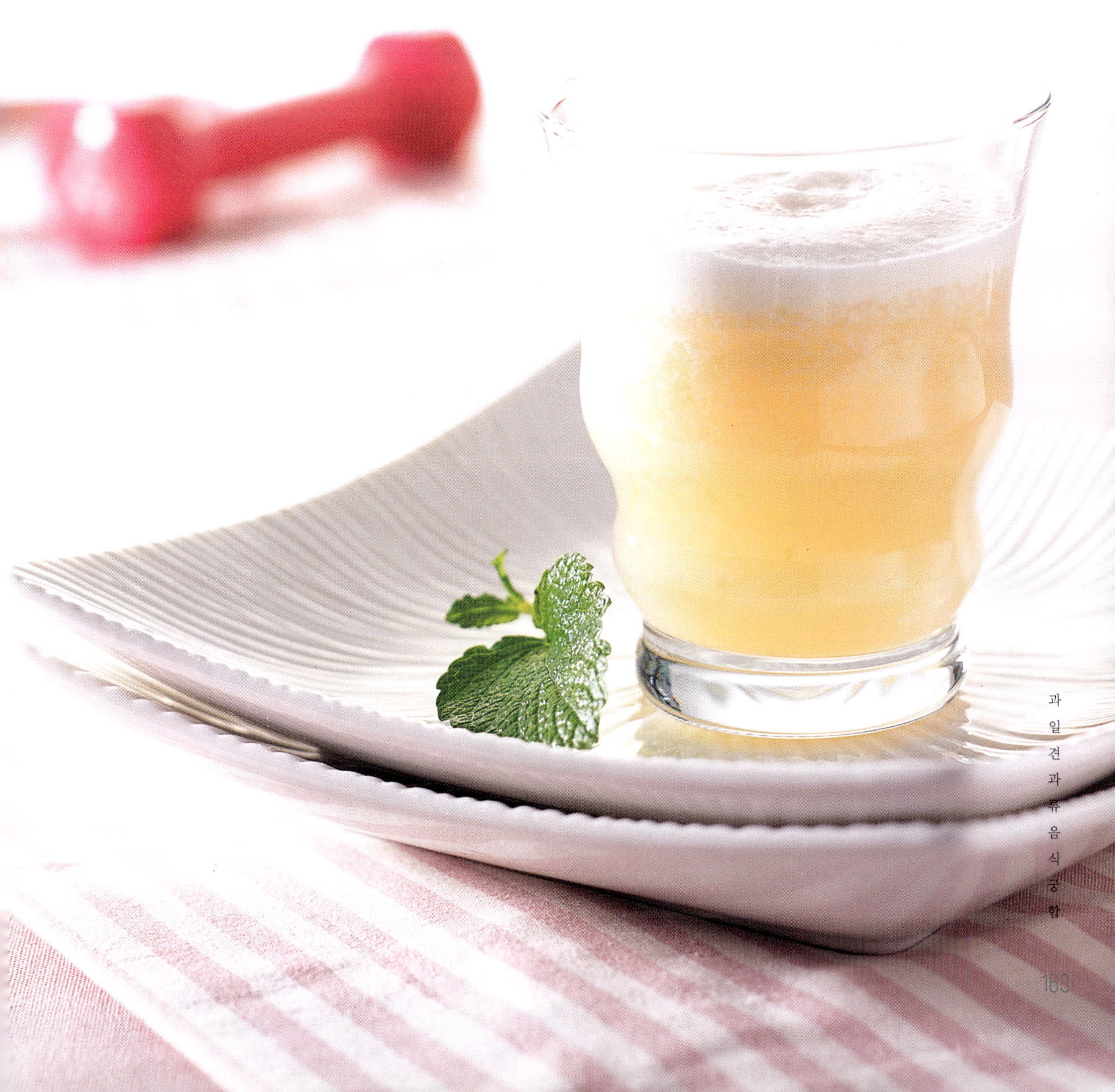

033 사과

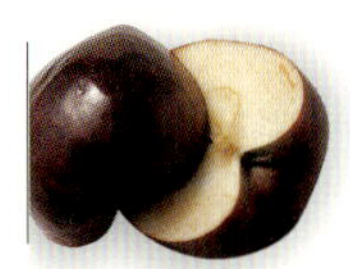

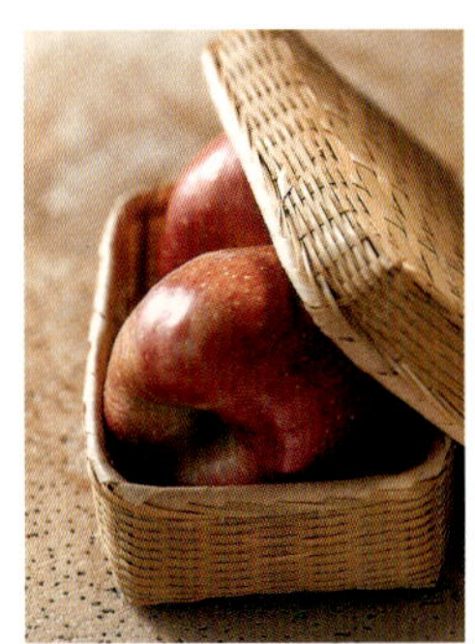

사과는 맛은 달고 성질은 서늘합니다. 당을 많이 함유하고 있지요. 이 당은 흡수가 잘되고 동화하기 쉬운 당류입니다. 비타민도 풍부한데, 프로비타민 A · B · C 등이 들어 있습니다. 그리고 피로물질을 제거하는 유기산이 풍부합니다. 유기산으로는 사과산 · 구연산 · 주석산 · 키닌산 등이 함유돼 있습니다. 펙틴도 들어 있고, 탄닌 성분도 들어 있습니다. 덜 익은 사과에는 녹말이 들어 있는데, 익어감에 따라 녹말이 적어지며 없어집니다.

위액분비를 촉진하여 소화를 돕습니다

체내 정화작용 및 해열 · 거담 · 소염작용을 하고 진정작용 또한 강합니다. 위액 분비를 촉진해 식욕을 돋우며, 피로와 갈증을 풀고, 땀으로 소실된 체내의 알칼리 성분을 보충해 줍니다.

장을 튼튼하게 해 줍니다

사과의 펙틴 성분은 장 내에서 유산균 같은 유익한 세균이 번식하는 것을 도와 장을 튼튼하게 해줍니다. 또 섬유질이 많고 소르비톨이 많아서 변비, 습진, 비만 등 여러 질환에 도움이 됩니다. 설사 때는 장의 벽에 젤리 모양의 벽을 만들어 장벽을 보호하면서 유독성 물질의 흡수를 막고 장 안의 이상 발효를 막아 설사가 멎게 합니다.

폐암을 예방합니다

핀란드 헬싱키 소재 국립보건원 연구진은 사과를 많이 먹으면 폐암 발생률을 58%까지 줄일 수 있다고 미국 역학회지를 통해 발표한 바 있습니다. 사과에 풍부한 플라보노이드라는 항산화 물질이 폐암 발생을 확실히, 효과적으로 감소시킨다는 것입니다.

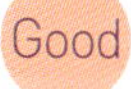

Good 잘 맞는_음식궁합

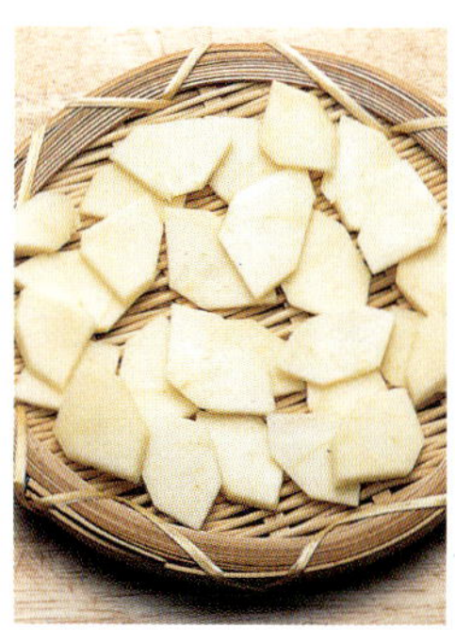

사과와 소금

사과는 소금을 많이 섭취하여 생긴 고혈압에 좋습니다. 칼륨과 나트륨의 평형을 이루어 혈압을 낮추는 데 도움이 됩니다. 얇게 썰어 말린 사과를 끓여 사과 향이 우러나면 드세요.

사과와 로열젤리

사과술에 로열젤리를 첨가하면 훌륭한 자양강정주가 됩니다. 단단하고 약간 덜 익은 사과를 껍질째 조각내어 술에 담고 3개월 정도 숙성한 다음 로열젤리를 혼합합니다. 이 술이 유명한 '봉왕장보주' 입니다.

사과와 인삼

사과와 인삼을 배합하면 세포활력작용이 강해져 수술 후 상처가 빨리 아물고 식욕도 증진하며 영양이 보충되어 원기가 빨리 회복됩니다. 사과와 수삼을 믹서에 갈아 생즙을 내어 마시세요. 단, 복부수술을 한 뒤에는 사과를 먹지 않도록 합니다. 복부에 가스가 차기 때문입니다.

사과와 당근

사과와 당근을 배합하면 펙틴 성분의 효과가 배가되어 정장작용에 좋습니다. 단, 당근에는 비타민 C를 파괴하는 효소가 있으므로 사과즙과 당근즙을 따로

만들어 마실 때 섞어서 마시도록 합니다. 이때 요구르트를 가미하면 상큼한 신
맛이 있어 위장에 자극을 주어 식욕회복에 좋으며, 정장 효과도 커집니다.

사과와 양배추 · 무잎

사과와 양배추를 배합하면 강력한 정화작용을 합니다. 장과 피부가 깨끗해지
고, 피가 맑아집니다. 또 양배추의 특이한 냄새를 사과즙이 해소합니다. 한편
사과즙에 무잎의 생즙을 섞어도 체내 노폐물 정화에 좋습니다.

사과와 호박 · 키위

사과는 호박 · 황도 · 모과와 함께 폐암 예방에 좋습니다. 또 사과를 키위와 함
께 두면 부드럽게 익습니다.

사과와 레몬즙

사과에는 각종 유기산이 풍부해 피로회복에 참 좋습니다. 사과에 레몬즙을 배
합하면 사과의 갈변을 막아 줍니다. 또, 레몬의 유기산이 더해져 효과가 더해집
니다. 사과에 풍부한 팩틴은 장을 튼튼하게 해 설사나 변비에 모두 이롭습니다.
그런데 이 팩틴이 껍질에 더 많으므로 사과를 먹을 때는 잘 씻어서 식촛물에 담
갔다가 껍질까지 먹는 게 좋습니다.

plus one

○● 사과로 만들 수 있는 궁합 맞춘 음식

사과로 절임을 합니다. 껍질째 썬 사과를 10분쯤 소금물에 담갔다
가, 현미식초와 백포도주에 물과 설탕 및 소금 약간을 넣고 끓여
농축한 액즙과 함께 용기에 넣어 만듭니다. 담근 지 2~3일 후부
터 먹을 수 있어요. 혹은 사과를 고아 조청을 만듭니다. 오장육부
를 보하고 정신을 맑게 하지요. '옥용단' 이라고 합니다. 또 사과로
죽을 씁니다. 쌀죽을 끓여 사과즙을 넣어 만드는데, 사과의 펙틴
성분은 껍질에 많기 때문에 껍질 째 강판에 가는 것이 좋으며, 잘
섞이도록 저으면서 조금 더 끓인 후 소금으로 간을 맞춰 드세요.

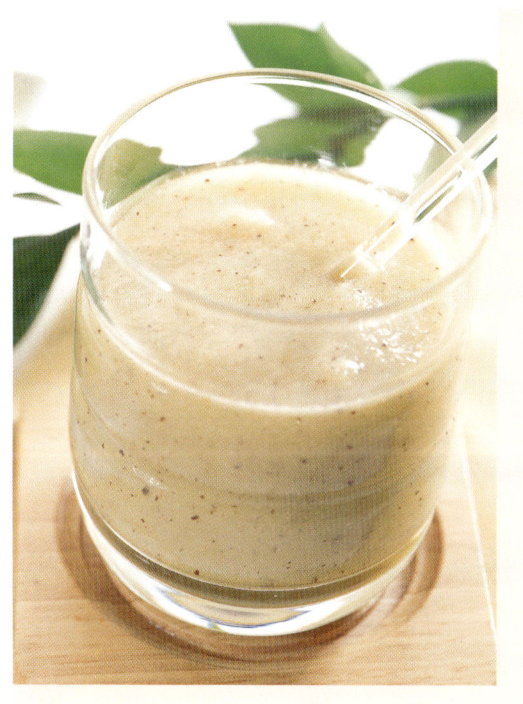

사과 레몬 요구르트

주재료 사과 1개, 레몬 1큰술, 꿀 2큰술,
요구르트 1컵

1 사과를 씻어 강판에 갈고, 변색을 막기
　위해 곧바로 레몬즙과 섞는다.
2 여기에 꿀, 요구르트를 섞어 함께 믹서에
　간다.

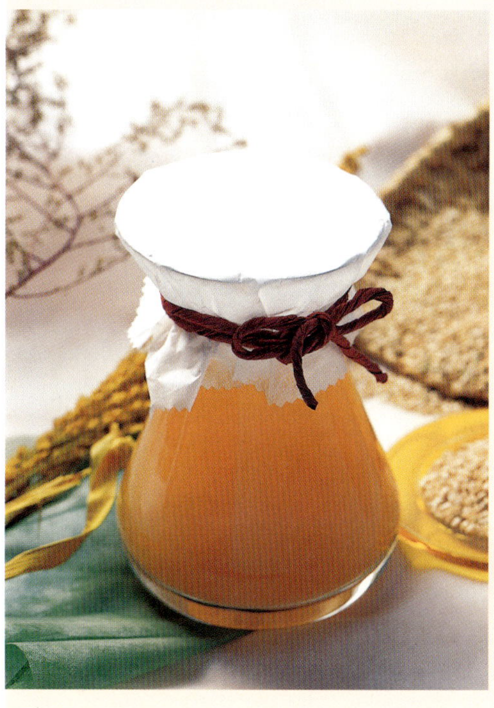

사과식초

주재료 사과 2개, 식초 0.8ℓ, 물 1컵,
소금 조금

1 사과는 깨끗이 씻어 껍질을 깎은 다음 얇
　게 썰어 놓는다.
2 얇게 썬 사과가 잠길 정도의 식초를 붓고
　소금을 조금 뿌린 다음 2~3일 정도 재
　워 둔다.
3 생수 1컵에 숙성된 사과식초 3~4 작은술
　을 넣어 잘 섞은 다음 하루 2~3회 공복
　에 마신다.

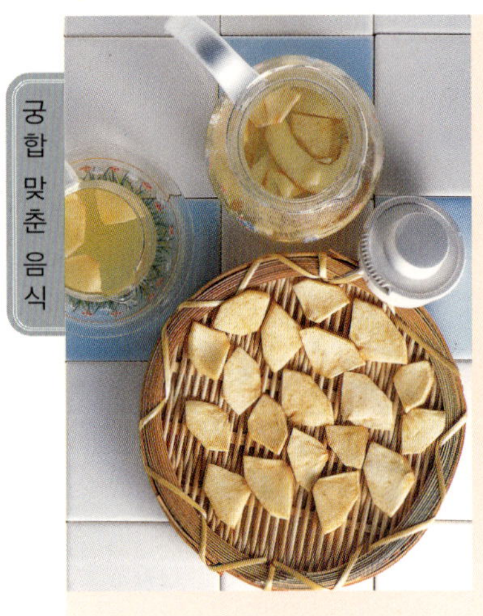

사과파이

주재료 사과 1개, 물 1컵반, 꿀 조금

1 빨갛게 잘 익은 사과를 골라 물에 깨끗이 씻은 뒤 마른 행주로 물기를 잘 닦는다.
2 손질한 사과를 네 쪽으로 잘라 씨가 있는 부분을 도려내고 1㎝ 두께로 얇게 저며 썬다.
3 채반에 겹치지 않도록 널어서 일주일 정도 말렸다가 하루 20g씩 물 1컵반을 붓고 끓여 마실 때 꿀을 조금 탄다.

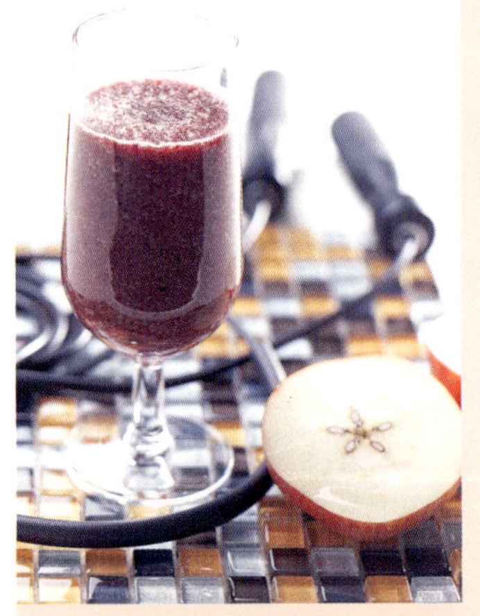

사과 블루베리 에너지주스

주재료 사과 1/2개, 블루베리 70g, 레몬 주스 2큰술, 물 반컵

1 사과는 흐르는 물에 깨끗이 씻은 뒤 껍질째 적당한 크기로 자른다.
2 블루베리와 사과, 레몬주스, 물을 믹서에 넣고 갈아 마신다.

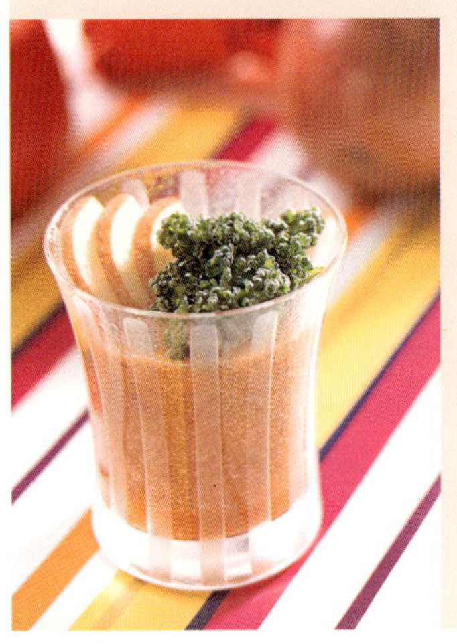

사과 주스

주재료 사과(부사) 2개, 물 반컵

1 사과는 흐르는 물에 깨끗이 씻은 뒤 껍질째 적당한 크기로 자른다.
2 믹서에 자른 사과와 물을 붓고 곱게 갈아 마신다

034 살구

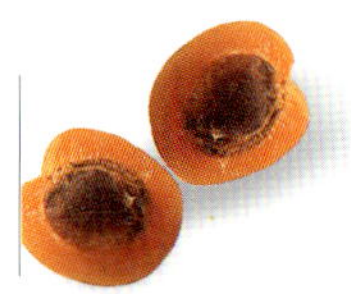

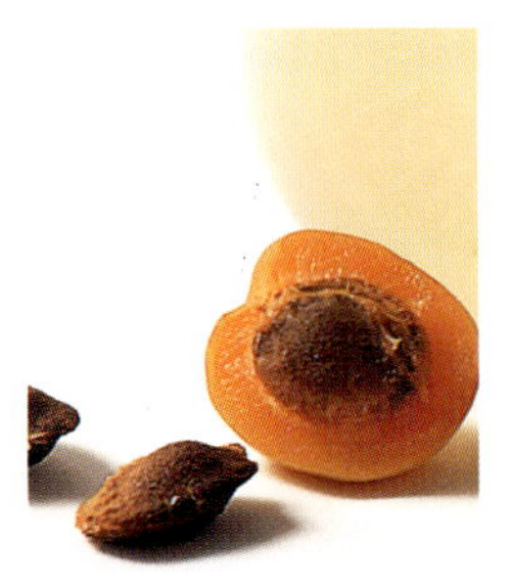

살구는 맛이 시고 답니다. 매실 비슷하게 생긴 것은 시고, 복숭아 비슷하게 생긴 것은 답니다. 성질은 뜨겁고, 약간의 독이 있습니다. 수분이 85%이며, 당질은 12.6%인데 설탕 · 포도당 · 과당 · 소르비톨 등으로 되어 있습니다.

산은 구연산, 능금산 등이지요. 비타민 A · C 등이 함유되어 있습니다. 살구의 노란색은 베타카로틴 때문인데, 과실류 가운데서는 많은 편에 속합니다. 살구를 말리면 영양가가 더욱 높아집니다.

심장병에 아주 좋습니다

살구는 심장병에 특효라고 해서 '심장의 과일' 이라고 합니다. 또 폐가 건조해지는 것을 막아 줍니다. 따라서 가래를 없애며 감기나 천식에 의한 기침을 가라앉힙니다.

대하증, 월경불순 등을 잡아 줍니다

체내 수분의 균형을 잡아 주므로 갈증, 변비, 설사, 부종 등을 다스리지요. 또 몸을 따뜻하게 해 주므로 수족냉증, 대하증, 월경불순 등을 개선합니다. 이 외에도 피로회복에 좋으며, 신진대사를 도와 여름철 체력을 보강합니다.

암의 면역력을 높여 줍니다

살구는 특히 항암작용이 있는 것으로 알려져 있습니다. 폐암과 췌장암을 예방하는 데 탁월합니다. 또한 암을 일으키는 독소를 제거하고 면역력을 높여 줍니다.

Good **잘 맞는_음식궁합**

살구와 감

살구와 감을 배합하면 숙취 해소에 좋습니다. 살구는 신진대사를 촉진하며 간에서의 해독 사이클을 원활하게 하고 체내의 수분 균형을 조절하여 갈증을 없애 줍니다 감은 혈중 알코올을 분해하며 과음으로 인한 체열을 방출하고 갈증을 없애 줍니다 따라서 이 두 가지를 배합하면 숙취 해소가 신속하게 이루어집니다. 함께 끓여 먹는데, 이때 연근을 함께 넣고 끓인 후 설탕으로 맛을 내면 더 좋습니다.

살구와 설탕

살구에는 당에 비해 펙틴과 유기산이 많으므로 맛이 시어 생식하기 어려운 경향이 있습니다. 설탕을 넣고 잼을 만들면 먹기가 좋습니다. 껍질을 벗기고 씨를 뺀 살구를 삶은 후 체에 걸러 냄비에 넣고 설탕을 가미하여 약한 불에서 저으면서 고아 꿀을 넣어 잼을 만듭니다.

살구와 육류

살구는 모든 육류를 부드럽게 하는 연육제 역할을 합니다. 안데르센의 동화 〈성냥팔이 소녀〉에도 살구가 들어간 거위통구이 요리가 나오는데, 이는 살구의 연육 작용을 나타내는 것으로 유럽에서는 육류 요리에 살구를 많이 쓰고 있다고 합니다.

살구와 천문동

살구와 천문동을 배합하면 심장과 폐를 부드럽고 촉촉하게 합니다. 살구는 앞에서 얘기했듯이 예로부터 '심장의 과일'로 알려져 왔고 열독을 풀며 기침과 천식에 좋은 것으로 알려져 왔습니다. 천문동은 정액의 결핍을 보하며 피부를 맑고 윤택하게 하며 호흡기질환을 다스리는 명약으로 알려져 왔습니다.

살구와 요구르트

살구는 맛이 신것이 단점이지요. 주스를 만들어 먹을 때 요구르트를 섞어 갈아 보세요. 훨씬 맛이 부드럽고 마시기 편할 거예요. 주황색으로 잘 익은 살구를 4개 정도 준비해서 깨끗이 씻어 식촛물이나 숯가루를 탄 물에 10분 정도 담가두세요. 이렇게 농약 성분을 제거한 다음 요구르트 1개를 함께 넣고 곱게 갈아 마시면 됩니다. 가래를 없애주고 천식을 가라앉히는데 매우 효과가 있습니다.

<table>
<tr><td>plus one</td><td>

○● 살구로 만들어 먹을 수 있는 궁합 맞춘 음식

살구를 햇볕에 말려 포를 만들어 먹으며, 푸른 살구의 껍질을 벗기고 소금에 절였다가 물에 담가서 시고 짠맛을 뺀 다음 꿀이나 설탕에 졸여 정과를 만들어 먹기도 합니다. '행정과'라고 하지요. 또 익은 살구를 찐 후 으깨어 체에 걸러서 녹말을 넣고 끓인 꿀을 쳐서 떡으로 만들어 먹는데, 이것을 '행병' 또는 '살구편'이라고 합니다. 혹은 살구술을 담아 먹기도 합니다. 익기 직전, 살이 단단한 살구를 깨끗이 씻은 후 물기를 닦고 그늘진 곳에서 하룻밤 꾸들꾸들 말려 술을 붓고 설탕을 켜켜이 재워 3개월 정도 숙성시킵니다.

○● 살구술을 담글 때

숙성되면 열매를 건져내지 말고 술만 200㎖씩 따라서 하루에 1~2잔씩 식전에 반주로 마시면 됩니다. 살구술을 담글 때 열매를 건져내지 않고 술만 따라 마시는 것은 맛과 향을 더 어우러지게 하려는 의도이고 살구술을 담글 때 씨를 빼지 않는 것은 약효를 늘리려는 의도입니다. 맛이 새콤하면서도 달콤하고 색도 좋습니다. 식욕증진에 효과가 있습니다. 단, 산모는 안 먹는 것이 좋으며, 소아가 많이 먹으면 열을 조장하고 헌데가 잘 생깁니다. 살구는 잘 익어서 선명한 오렌지색을 띠며, 살이 약간 단단한 것이 좋습니다.

</td></tr>
</table>

○● 살구씨의 효능과 궁합

살구씨의 껍질을 벗기고 속의 흰 알맹이를 약으로 씁니다. 양끝의 뾰족한 부분은 떼어버리세요. 이것을 '행인(杏仁)' 이라고 합니다. 행인은 맛은 쓰고, 성질은 약간 따뜻하며, 약간의 독이 있습니다.

■ 기침, 천식에 좋습니다

살구씨(행인)는 진해거담작용을 합니다. 그래서 기침, 천식에 호흡곤란을 동반할 때 좋습니다. 또 장 운동을 촉진하여 습관성 변비를 개선하며, 피부를 맑게 합니다.

■ 협심증을 다스립니다

이 외에도 인체 내 수분의 균형을 잡고 부기를 없애며, 협심증, 경기, 번열, 두통, 낙상 등에 좋습니다. 또 몸을 따뜻하게 해 주므로 냉증에 좋습니다. 그리고 여성호르몬에도 관계해서 생리통, 생리불순도 개선합니다. 특히 최근에는 암을 예방하는 성분이 있다고 알려져 관심을 모았습니다. 아미그달린은 몸 안에서 베타 글루크로니다제라는 효소에 의해 분해되어 청산을 만드는데, 이 청산이 암세포를 분해시키는 효력을 발휘한다고 합니다.

○ ● 살구씨와 어울리는 음식궁합 ● ○

살구씨와 꿀	살구씨와 꿀을 배합하면 기침할 때 좋습니다. 행인의 껍질과 씨끝을 떼어 버리고 볶아 갈아서 1회 4g씩을 꿀과 함께 끓여 조금씩 식전에 복용합니다.
살구씨와 호두	살구씨와 호두를 배합하면 오래된 천식과 기침에 좋습니다. 두 가지를 같은 양으로 배합하여 가루 내서 꿀에 반죽한 다음 달걀노른자 만하게 알약을 만들어 씹어서 생강 달인 물로 드세요.
살구씨와 복숭아씨	살구씨와 복숭아씨를 배합하면 천식에 좋습니다. 행인, 도인 각 20g을 볶아 갈아서 밀가루를 물에 갠 것으로 반죽해서 0.3g 크기의 알약을 만들어 1회에 10알씩 온수로 복용합니다.

살구씨와 계피	살구씨와 계피를 배합하면 인후통, 편도선염에 좋습니다. 행인을 볶아 가루 내어 1.2g, 계핏가루 0.4g을 함께 섞어 침으로 삼킵니다.
살구씨와 개고기 · 두부	살구씨와 개고기는 궁합이 잘 맞습니다. 그래서 살구를 개고기에 체한 데 씁니다. 또 살구씨는 두부에 체한 데도 좋습니다. 행인가루 4g을 물에 타서 먹거나 살구씨 기름을 1큰수저씩 드세요.
살구씨와 사과 · 우유	살구씨와 사과를 배합하면 목소리를 곱게 합니다. 물에 설탕, 옥수수전분, 분유를 잘 풀어 넣고 걸쭉해지도록 끓이다가, 행인가루와 분유를 섞은 뒤 물에 개어 넣고 사과즙을 넣어 죽을 쒀 드세요. 살구씨를 우유와 섞어 달여서 먹어도 목소리가 맑아집니다.

○● 살구씨를 끓여 먹을 때 조심해야 할 일

살구씨를 끓여 먹을 때, 덜 끓여 먹으면 기가 막히고 몸에 열이 나며, 너무 끓여 먹으면 냉기를 일으킨다고 합니다. 행인의 아미그달린 성분이 몸속에서 청산으로 변하는데, 이 청산화합물은 독성이 강해 중독 증세가 나타날 수 있다는 거죠. 한 번에 너무 많이 먹어서도 안 됩니다. 또 살구의 씨 속에 알맹이가 두 개 들어 있는 것을 '쌍인' 이라고 하는데, 이것은 사람을 죽일 수 있다고 했습니다. 살구는 꽃이 다섯 꽃잎으로 이루어져 있는데, 만약 꽃잎이 6개이면 반드시 '쌍인' 이라고 합니다. 한편 살구씨를 먹고 중독이 됐을 때는 살구나무의 뿌리를 짓찧어 달여 마시면 됩니다.

035 석류

단석류는 설사, 신석류는 위장병을 다스립니다

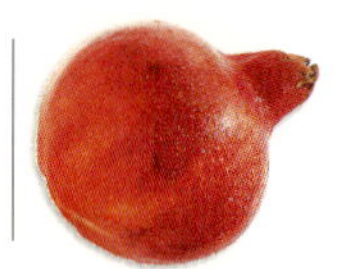

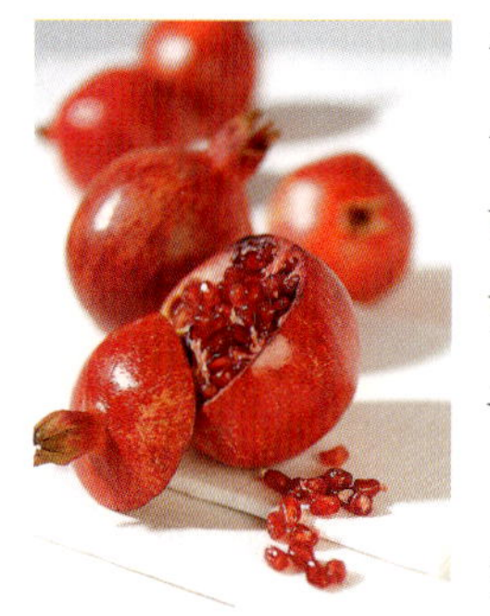

석류는 단것과 신것의 두 종류가 있습니다. 단것은 '첨석류' 라 하는데, 식용합니다. 달고 시며 떫고 성질은 따뜻합니다. 신것은 '신석류' 라 하는데, 약용합니다. 맛이 시고 성질은 따뜻하며 떫습니다. 석류산 등을 함유하고 있지요.

석류 껍질은 맛이 시고 떫으며 성질은 따뜻하고 독이 있습니다(혹은 독이 없다). 냄새는 미약합니다. 이 껍질에는 타닌, 만니톨, 이눌린, 갈륨산, 말산, 펙틴, 칼슘 옥살산염 등이 함유되어 있습니다.

단석류는 구충제로 씁니다

단석류는 액을 생성하고 갈증을 없애며 설사나 이질 및 복통을 낫게 합니다. 근골통과 사지무력을 비롯해서 인후가 붓고 아플 때나 혹은 잇몸 출혈이나 부정기적 자궁출혈도 다스리지요. 담낭의 열을 내리고 눈도 밝게 합니다. 특히 구충제로 널리 쓰입니다.

신석류는 위장병 · 요실금 · 대하증에 좋습니다

신석류는 이상의 효능 외에도 위장병을 다스리며 술독을 풀어 주고, 요실금과 대하증에도 좋습니다.

석류 껍질은 다리 근육 마비를 다스립니다

열매의 껍질, 즉 '석류각' 은 혈변이나 탈항을 비롯해서 정액이 저절로 흐르는
활정을 다스리고, 허리와 다리의 근육이 마비되는 증상과 보행 때 경련 통증이
있는 것을 다스립니다.

인플루엔자 바이러스를 억제합니다

녹농균, 적리균 C군, 티프스균에 대해 항균작용을 한다고 하며, 여러 피부진균
을 억제하며, 인플루엔자 바이러스를 억제하는 것으로 알려져 있습니다.

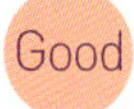

잘 맞는_음식궁합

석류와 깽깽이풀

석류는 맛이 십니다. 따라서 속을 쓰리게 하는 등 위를 해칠 수도 있습니다. 이
때 깽깽이풀을 끓여 마시면 가십니다. 깽깽이풀은 '황련' 이며, 건재약국에 있
습니다.

석류와 가죽나무뿌리

석류와 가죽나무뿌리를 배합하면 고질적인 설사가 낫습니다. 냉이 심할 때도 좋
습니다. 가죽나무뿌리를 '저근백피' 라 하는데, 건재약국에 있습니다.
혹은 석류만 약한 불에 쬐어 가루 내어 드세요. 효과가 좋아서 〈신채산〉이라고
합니다.

석류와 측백나무 껍질

석류와 측백나무의 흰 껍질을 배합하면 요실금을 치료할 수 있습니다. 석류 2
알을 태워 가루 내어 측백나무 흰 껍질 120g을 물 5컵을 붓고 끓여 반으로 줄인
뒤 1회 8g씩 복용합니다.

석류껍질과 설탕

석류껍질을 설탕과 함께 볶은 후 끓여 마시면 물 같은 설사가 계속되는 증세를 멈추게 합니다. 혹은 석류껍질만 태워 가루 내어 1회 6g씩 미음에 타서 드세요.

석류껍질과 가지

석류껍질을 구워 가루 낸 것을 가지 줄기를 끓인 물로 먹으면 대변출혈로 안색이 누렇게 된 것을 치료합니다.

석류껍질과 감초

석류껍질과 감초를 배합하면 고질적인 기침과 천식에 효과가 있습니다.

석류껍질과 빈랑

석류껍질과 빈랑을 배합하면 구충제로 좋습니다. 두 가지를 함께 가루 내어 성인 기준으로 1회 8g씩 온수로 복용합니다.

석류씨 가루와 양배추

만성위염에는 석류씨를 말려서 가루내어 양배추 주스에 타서 마시면 좋습니다. 양배추는 원기를 돋우고 정신을 침착하게 하며 위장 정화 작용과 노폐물을 체외로 배출시킵니다.

plus one

○● 석류로 만들어 먹을 수 있는 궁합 맞춘 음식

석류는 즙을 내어 먹거나 달여 먹거나 약 성분이 남아 있을 정도로 태워서 가루 내어 약용하기도 합니다. 열매의 껍질도 마찬가지입니다. 혹은 열매 껍질을 끓인 좁쌀미음에 하룻밤 담갔다가 여과하여 받은 먹물 같은 것을 약으로 쓰기도 합니다.

그러나 석류를 많이 먹으면 폐가 손상될 우려가 있으므로 과용하지 말라는 말이 있습니다. 또 많이 먹으면 치아를 손상할 수 있다는 말도 있고요. 가래도 많이 만든답니다. 또 석류를 먹을 때 기름기 많은 음식을 먹으면 알카로이드가 기름에 녹아 흡수되면서 중독을 일으킬 수도 있습니다.

036 수박

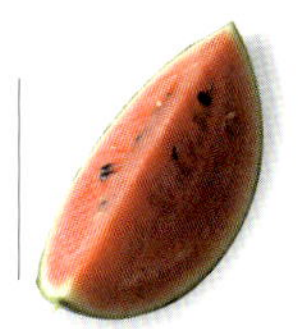

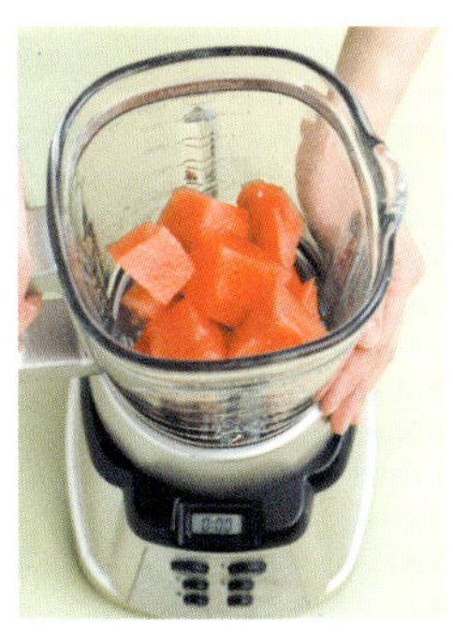

수박은 맛이 달고 담백합니다. 신맛이 나는 것은 품질이 좋지 않은 것입니다. 성질은 찹니다. 영양이 균형을 이루고 있는데 비타민 $B_1 \cdot B_2 \cdot C$, 칼륨, 칼슘, 철분, 아미노산 등이 함유되어 있으며, 당분은 포도당·과당·자당인데 대부분 과당으로 되어 있습니다.

수박은 사상체질 중 더위를 이겨내기 힘든 열성체질인 태양인, 소양인에게 잘 맞는 여름철 과일입니다.

심장병 · 고혈압 · 신장염 · 간에 좋습니다

수박의 시트룰린 성분이 체내 독소를 요소로 바꿔 소변으로 배출합니다. 그래서 심장병, 고혈압, 신장염 등에 의한 부종에도 좋습니다. 또 수박의 시트룰린과 아르기닌 성분은 간에서 효소의 생성을 빠르게 합니다. 따라서 숙취를 풀며 간기능을 좋게 해 줍니다.

심장의 열을 내려 줍니다

수박은 찬 성질로서 열을 내려 주고 더위를 풀어 주며 진액을 생기게 하여 갈증을 멎게 하는 효능이 있습니다. 그래서 열성병에 걸려 음기가 빠져 입이 마르고 가슴이 답답한 경우에 좋습니다. 특히 심장의 열이 올라 가슴이 화끈거리고 입이 마르고 갈증이 나며, 입이 허는 것을 낫게 합니다.

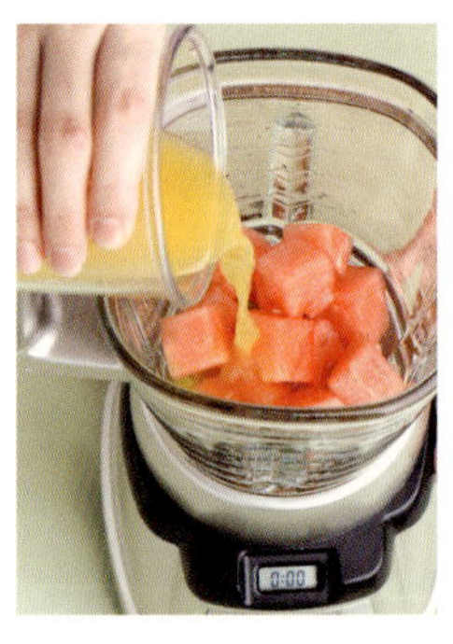

피로회복에 좋습니다

더위를 먹어 식욕이 전혀 없고 밥 대신에 물만 자꾸 들이켜고 싶을 만큼 갈증이 심하며 소변이 농축되어 붉고 뻑뻑하고 잘 나오지 않을 때 특히 좋습니다.
몸에 쉽게 흡수되는 과당, 포도당을 가지고 있어 피로회복에도 빠른 효과가 있습니다.

눈병의 화기를 내려 줍니다

눈병이 있는 경우에 수박을 잘라 햇볕에 바싹 말려서 먹으면 효과가 있는데, 눈병은 열로 인한 것이므로 수박이 화기를 내려 주기 때문입니다.
그러나 찬 성질이므로 위장이 약하거나 몸이 차고 습기가 많은 사람은 적게 먹어야 합니다.

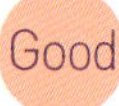 **Good 잘 맞는_음 식 궁 합**

수박과 멜론

수박과 멜론을 배합하면 체내에 과잉으로 축적되는 나트륨을 효과적으로 배출할 수 있어서 고혈압이나 부종에 좋습니다. 수박이 이뇨작용을 하며, 멜론 역시 칼륨을 많이 함유하고 있어서 나트륨을 신속히 배출하기 때문입니다.

수박과 수박껍질

수박을 먹고 체한 데는 수박껍질을 달여 마시거나 묵은 김장김치를 끓여 먹으면 곧 풀립니다.

수박과 복숭아

수박과 복숭아를 배합하면 간기능이 좋아집니다. 수박의 시트룰린과 아르기닌 성분이 간에서 효소의 생성을 빠르게 하고, 복숭아가 묵은 피를 내몰고 간기능을 활발하게 해 줍니다.

수박과 셀러리

수박과 셀러리를 배합하여 주스로 먹으면 고혈압을 개선할 수 있습니다. 셀러리 역시 혈압을 떨어뜨릴 뿐 아니라 이뇨·정혈작용을 하기 때문입니다.

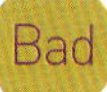

Bad 맞 지 않 는 _ 음 식 궁 합

수박과 튀김

수박과 튀김은 궁합이 안 맞습니다. 튀김요리를 먹고 후식으로 수박을 먹으면 수박의 많은 수분이 위액을 희석해 튀김요리의 소화를 방해합니다.

plus one

○● 수박으로 만들어 먹을 수 있는 궁합 맞춘 음식

수박으로 정과도 해 먹고 깍두기도 담가 먹지만 수박 요리로 가장 흔히 하는 것은 수박화채입니다. 붉은 속살을 파내어 꿀에 재웠다가 잣을 띄운 음료이지요. 이에 못잖게 좋은 것이 소위 '수박물엿' 입니다. 일명 '수박당' 이라고도 하지요.

수박 속살로 조청 같은 음식을 만든 것입니다. 달고 맛있어 어린 이까지 쉽게 먹을 수 있어서 더 좋습니다.

숟가락으로 떠낸 수박 속살을 믹서에 갈아 거즈에 밭쳐 즙을 짜냅니다. 과즙을 약한 불에서 끓이면서 붉은 거품이 뜨는 것은 걷어냅니다. 이렇게 바닥이 눋지 않도록 주걱으로 저어가며 물엿처럼 만듭니다. 냉장고에 보관해 두고 1숟가락씩 커피잔 1잔의 물에 타서 1일 3~4회 마십니다.

비뇨기 염증에 특효이며 평소 잘 붓거나 임신 중 부종에도 효과가 있습니다. 해열제로도 효과가 좋고, 더위에 지쳤을 때나 화병으로 가슴이 번거롭고 화기가 올라 목이 마르는 등 허열성 증상이 뚜렷할 때도 좋습니다.

○● 수박껍질의 약효

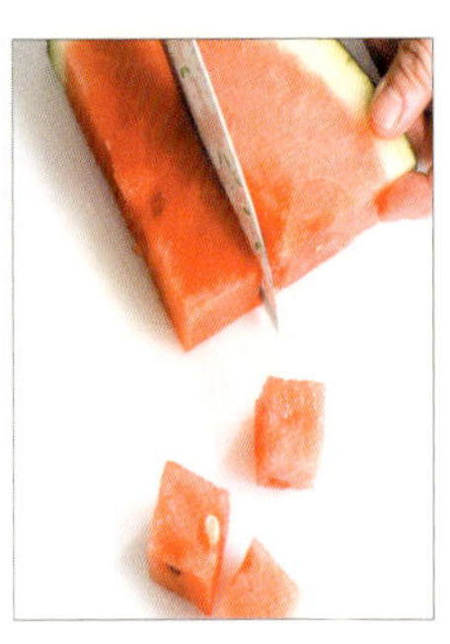

수박껍질은 속의 부드러운 부분을 긁어내고 말린 것을 약용합니다. 반드시 줄무늬가 많고 두꺼운 껍질을 말려서 써야 합니다. 수박껍질은 맛이 달며 약간 싱겁고 성질은 찹니다. 독은 없고 냄새가 약간 있지요.

■당뇨병 · 황달 · 술독을 푸는 데 좋습니다

더위를 풀고 열을 내리고 갈증을 멎게 합니다. 또 이뇨작용이 강해 소변불리나 부종에 좋습니다. 입과 혀에 헌데가 난 데 좋고, 술독을 해독하며, 당뇨병과 황달에 치료 보조제로 씁니다.

○● 수박씨의 약효

■동맥경화증을 예방하고 혈압을 강화시킵니다

수박씨는 맛이 달고 성질은 평이하고(혹 따뜻하다), 독은 없습니다. 비타민 B_2, 펜토산, 알파-아미노-베타-프로피온산, 알파 및 베타-갈락토시다제 등을 함유하고 있지요. 특히 수박씨에는 리놀산이 많아서 동맥경화증를 예방하고 혈압을 강하합니다.

■요통, 류머티즘 등에 좋습니다

진정 및 통증완화작용을 해 요통이나 류머티즘 등에 좋습니다. 특히 수박씨는 구충 작용도 크지요. 쿠크르비틴 성분이 들어 있기 때문입니다. 또 수박씨에는 지방과 탄수화물이 많고 혈중 콜레스테롤의 농도를 떨어뜨리는 리놀레산이 풍부합니다. 수박씨를 가루 내어 4~6g을 온수로 복용하면 류머티즘에 좋습니다.

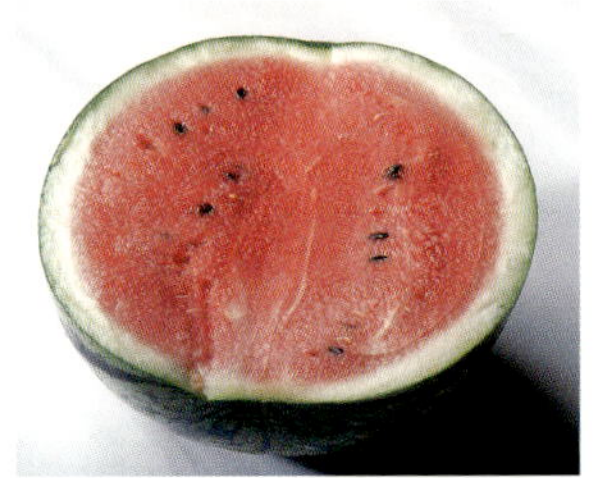

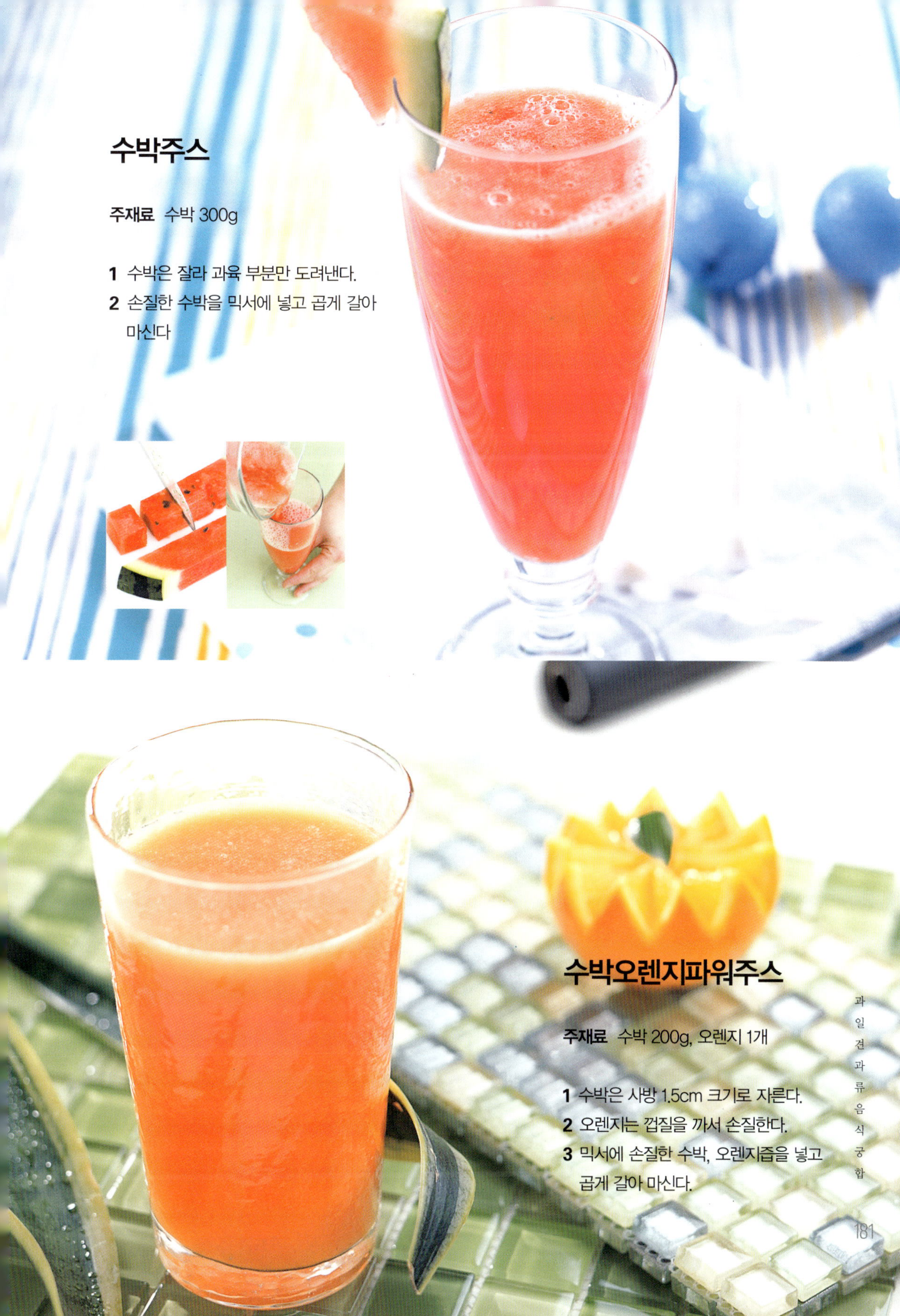

수박주스

주재료 수박 300g

1 수박은 잘라 과육 부분만 도려낸다.
2 손질한 수박을 믹서에 넣고 곱게 갈아
　마신다

수박오렌지파워주스

주재료 수박 200g, 오렌지 1개

1 수박은 사방 1.5cm 크기로 자른다.
2 오렌지는 껍질을 까서 손질한다.
3 믹서에 손질한 수박, 오렌지즙을 넣고
　곱게 갈아 마신다.

037 오미자

오미자는 오미자나무에 붉은 열매가 이삭 모양으로 늘어져 열리는데, 〈동의보감〉에 의하면 "껍질과 살은 달고 시며, 씨는 맵고 쓰면서, 전체의 맛은 짠맛이다. 그래서 다섯 가지 맛을 함께 지녔다 해서 '오미자' 라고 부른다"고 했습니다. 열매는 동글동글하고, 씨는 돼지콩팥 모양 비슷합니다. 붉은 것보다 검은빛 오미자가 약용으로는 더 좋습니다.

오미자의 맛은 대체로 십니다. 약간 쓰기도 하지요. 성질은 따뜻하고 독이 없습니다. 특이한 향을 지니고 있고요. 건조한 열매는 구연산 12%, 능금산 10% 및 소량의 주석산을 함유하고 그 외에 단당류, 수지 등이 들어 있습니다.

Good **잘 맞는_음식궁합**

오미자와 인삼 · 맥문동

오미자와 인삼 · 맥문동을 배합하면 심장을 강하게 하고 에너지를 돋우며 맥박에 생기를 불어넣는 효능이 있습니다. 끓여 마시거나 가루 내어 꿀물에 타서 차게 마시세요. 이 처방이 〈생맥산〉입니다.

오미자와 인삼 · 당귀

오미자와 인삼 · 당귀를 배합해도 좋습니다. 인삼은 대단한 보기제이며, 당귀는 대단한 보혈제입니다. 따라서 기혈을 보하고 기혈을 순환시킵니다. 특히 뇌세포의 핵분열을 촉진해서 뇌세포의 생명력을 연장시키고 기억력을 증진합니다.

오미자와 녹두

오미자와 녹두를 배합하면 여름 타는 주하병에 좋습니다. 옛 선조들은 녹두국수를 오미자 끓인 물에 말아 먹었습니다. '화면' 이라는 음식입니다.

오미자와 구기자

오미자와 구기자를 배합하면 간장 기능을 강화하고 피로회복에 좋습니다. 특히 남성불임증의 한 원인인 정자 응집성 대장균을 죽이는 작용도 합니다. 구기자는 포도당과 아미노산 흡수율뿐 아니라 메티오닌 흡수율도 높입니다.

오미자와 토사자

오미자와 토사자를 배합하면 조루가 심하고 소변에 힘이 없으며 눈이 침침하고 허리와 다리가 힘없고 새큰거릴 때 효과가 있습니다. 토사자는 대단한 절륜제입니다. 토사자를 막걸리로 찌고 말리기를 몇 번 거듭하여 쓰는데, 찌고 말리기를 거듭할수록 약효가 좋습니다.

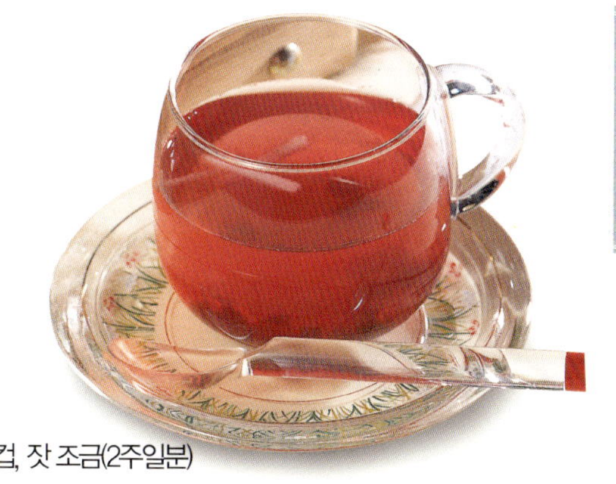

오미자차

주재료 오미자 1컵, 물 18컵, 잣 조금(2주일분)

1 오미자는 물에 깨끗이 씻어 체에 건진다.
2 씻어서 물기를 뺀 오미자를 병에 담고, 끓여서 식힌 물 2컵을 부어 오미자물이 우러나도록 24시간 동안 그대로 둔다.
3 오미자물이 우러나면 고운체에 밭쳐 찌꺼기를 걸러내고 우려낸 물만 받아 8배의 물을 부어 희석한 다음 냉장고에 두었다가 차게 혹은 따뜻하게 데워 마신다.

○● 오미자로 만들어 먹을 수 있는 궁합 맞춘 음식

〈동의보감〉에 '오미자고'라는 처방이 나옵니다. 몽정·조루를 치료하는 처방이지요. 오미자 600g을 깨끗한 물에 씻어서 하룻밤 물에 담갔다가 주물러서 씨를 버립니다. 그 즙을 베자루로 걸러서 냄비에 넣고 겨울에 뜬 꿀 1.2kg을 넣어서 약한 불로 천천히 달여 고를 만듭니다. 혹은 오미자로 술을 담가 먹어도 좋습니다. 3개월 정도 지나 술이 익으면 여과한 후 꿀을 조금 섞어 서늘한 곳에 보관해 두고 마시세요.

○● 오미자·구기자·토사자를 배합한 강장비방 만들기

남성불임증, 임포텐츠, 조루증 등 남성의 성기능 쇠약에 전용되는 처방입니다.

'오자연종환'입니다. 구기자 320g, 토사자 320g, 오미자 40g, 복분자 160g, 차전자 80g으로 구성된 처방입니다. 그러니까 '자'자 돌림의 열매씨 다섯 가지가 배합된 처방입니다. 위 약재를 곱게 가루 내어 0.3g 크기의 꿀로 반죽해서 알약을 만들어 20~30알씩 공복에 소금물로 복용하면 됩니다.

○● 기억력을 찾아주는 오미자차

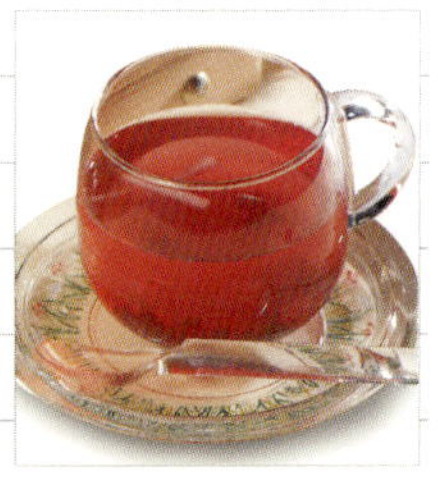

스트레스나 걱정 등이 지나쳐서 심장의 혈액이 손상되고 비위장 계통의 기능이 쇠약해지면 건망증이 생기게 됩니다. 또 울혈 때문에 뇌세포에 공급되는 산소량이 부족할 때 기억력이 감퇴되거나 건망증이 일어나기 쉽습니다. 〈동의보감〉에서는 인삼을 100일 동안 계속 복용하게 되면 하루에 천 마디의 글을 암송할 수 있다고 했습니다. 인삼 외에 효과가 있는 것으로 오미자를 꼽고 있습니다. 오미자에는 뇌파를 자극하는 성분이 있어 졸음을 쫓을 수 있을 뿐 아니라 과로로 인한 시력 감퇴나 기억력 감퇴를 개선하는 데도 큰 도움이 됩니다.

038 유자

술독을 풀고 뇌출혈을
예방합니다

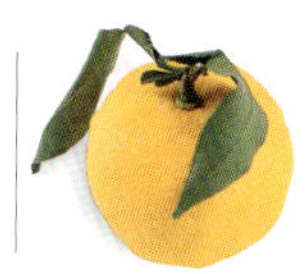

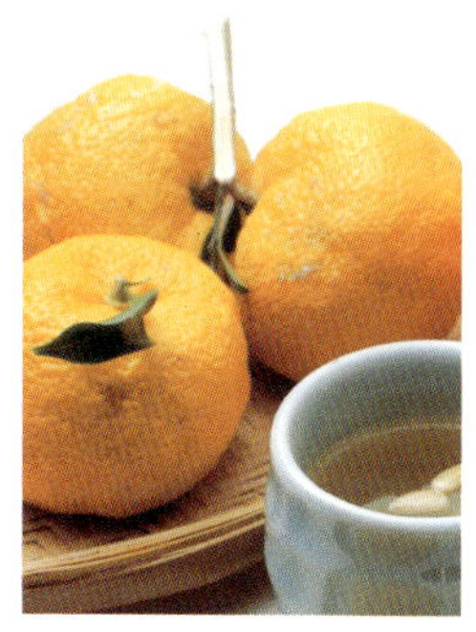

굴과 비슷하지만 굴껍질은 얇고 맛이 쓰고 맵지만 유자껍질은 두텁고 맛이 답니다. 유자 속살은 매우 새콤하고요. 성질은 서늘합니다. 독은 없습니다. 성분은 굴과 비슷하지만 비타민 C가 굴보다 3배나 많아요. 이외에도 헤스페리딘, 말산, 숙신산, 구연산, 펙틴 등이 들어 있어요. 유자의 특유한 향기는 리모넨, 베타 피넨, 리나로올, 시트로넬롤 등이 많기 때문입니다.

위장의 나쁜 기운을 없애 줍니다

〈동의보감〉에 유자는 위장의 나쁜 기운을 없애고 술독을 풀며 식욕을 돋우고 소화불량을 치료한다고 했습니다. 따라서 위염, 소화불량, 식욕부진, 숙취 등에 좋습니다. 또 기침을 가라앉히며 가래를 삭입니다. 두통, 신경통, 관절염, 류머티즘에도 좋습니다.

뇌출혈을 예방합니다

유자에는 구연산이 풍부하여 피로회복에 좋으며, 유자의 헤스페리딘 성분은 비타민 P와 같은 효력을 발휘하여 모세혈관의 저항력을 강하게 해주어 혈관이 파열되어 생기는 뇌출혈 또는 피하출혈 등을 방지합니다. 그래서 중풍 예방에도 효과가 있습니다. 암을 예방하는 효능도 있다고 합니다.

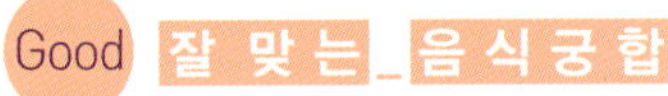

유자와 구기자 · 오리나무

유자와 구기자를 배합하면 술독이 빨리 풀립니다. 유자와 오리나무를 배합하면 알코올성 지방간을 예방할 수 있고요. 유자는 애주가의 구취에도 좋습니다.

유자와 된장

유자와 된장을 배합한 '유자된장' 은 식욕을 돋우고 소화를 촉진하며 위염을 개선합니다. 유자를 둘로 쪼개어 속을 긁어내고, 그 속에 들깨기름으로 버무린 된장을 채워 넣은 다음 두 쪽을 합하여 알루미늄 호일에 싸서 불에 얹어 유자 바닥이 탈 정도로 구운 후, 유자 향이 듬뿍 밴 깨된장을 밥에 얹어 드세요.

유자와 잉어

유자와 잉어를 배합하면 복부수술 후 소변이 시원치 않을 때 좋습니다. 유자를 씨째 잉어 뱃속에 넣고 고아 드세요. 혹은 여기에 깐 마늘과 껍질째 씻은 생강을 함께 넣어 고아 먹어도 좋습니다. 또, 그 물에 쌀을 넣어 죽을 쒀 먹어도 좋고, 유자씨만 프라이팬에서 노릇해질 때까지 볶아 끓여 마셔도 좋습니다. 잉어는 수술 후 복부에 가스가 차거나 소화가 안 되거나 소변이 안 나와 부석부석 잘 붓거나 관절 마디마디가 부으면서 아플 때 좋으므로 잉어만 곰국을 해서 먹기도 하는데, 유자와 잉어를 배합하면 그 효가가 배가 됩니다. 제왕절개로 출산한 후에도 무척 좋습니다.

유자와 차조기

유자는 생선을 먹고 식중독에 걸려 복통이 생기고 두드러기가 날 때 효과가 있습니다. 차조기 잎도 생선 중독을 해독합니다. 따라서 이 두 가지를 배합하면 그 효력이 상승합니다.

유자와 무

유자와 무를 배합하여 꿀에 재워 먹으면 가래 기침에 좋습니다. 특히 유자는 과로에 의한 감기에 효과가 있고, 무는 소화 장애를 겸한 감기에 효과가 있습니다.

유자와 쌀겨

유자와 쌀겨를 배합해서 목욕을 하면 피부가 부드러워집니다. 유자 향을 내는 성분인 피넨야시트랄이 피부를 자극해 혈액순환을 좋게 하며, 쌀겨 속의 지질이나 단백질도 피부를 부드럽게 합니다.

plus one

○● 유자로 만들어 먹을 수 있는 궁합 맞춘 음식

당분이 적고 유기산이 많아 그대로 먹을 수가 없습니다. 잼을 해 먹거나 유자청이나 유자술로 드세요. 유정청은 껍질이 울퉁불퉁하고 진한 오렌지색을 띤 유자를 깨끗이 씻고 물기를 닦은 다음 껍질째 얇게 썰어 설탕이나 꿀에 재워 15일 정도 두었다가 청을 물에 타서 마시세요.

유자술은 잘 익은 유자를 설탕과 켜켜이 재우고 소주를 부어 2개월 정도 숙성시킵니다.

혹은 유자로 술을 담가도 됩니다. 씨를 술에 담그면 걸쭉하고 씁니다. 유자의 펙틴이 우러나왔기 때문입니다. 시간이 가면 점차 단맛이 나고 향이 좋아지지요. 유자씨로 담근 술은 아미그달린 성분이 많아 항병, 항암 효과가 있는 건강 약주입니다.

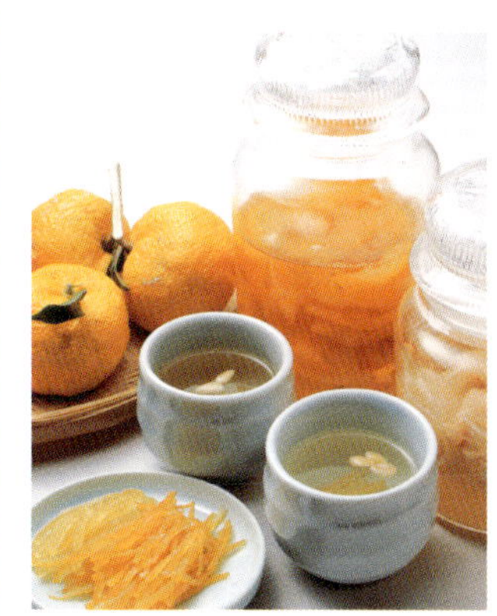

유자차

주재료 유자시럽, 1큰술, 끓는 물 1컵

1 유자를 얇게 썰어 유자 1켜, 꿀 1켜 순으로 켜켜이 담고 밀봉해서 서늘한 곳에 15일 정도 둔다.
2 유자시럽이 완성되면 더운물에 유자시럽 1작은술을 풀어 마신다.

039 은행

기침 · 천식 · 야뇨증을 치료합니다

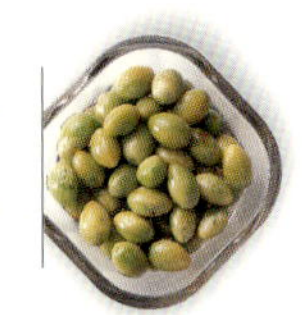

은행은 맛은 달며(혹은 달면서 쓰다) 성질은 차고(혹은 평이하다), 독이 있습니다. 씨를 싸고 있는 껍질에는 진놀, 징콜릭애시드 등이 들어 있으며 씨는 키토키닌 유사물질과 타닌, 칼륨, 비타민 $A \cdot B_1 \cdot B_2 \cdot C$, 나이아신 등을 함유합니다.

기침과 천식을 가라앉힙니다

은행의 첫째 효능은 가래를 삭이는 거담작용과 기침과 천식을 가라앉히는 작용입니다. 그래서 폐장의 열 때문에 기침을 하며 호흡곤란이 있을 때나 만성 천식성 기관지염에 약으로 씁니다.

야뇨증이나 질염을 다스립니다

은행은 항이뇨작용을 합니다. 따라서 소변이 잦거나 소변실금, 야뇨가 있을 때나 혹은 소변이 뿌옇고 탁할 때 약으로 씁니다. 이 외에도 습기와 열기가 함께 응체하여 냉이 흐르는 질염을 다스리지요. 또 술독을 푸는 데도 효과가 있습니다.

Good 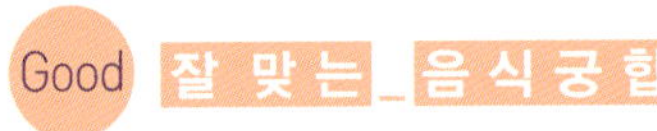

은행과 참기름 · 대추 · 꿀
은행을 먹는 방법에는 여러 가지가 있습니다. ①껍질 벗긴 은행을 참기름에 담

"

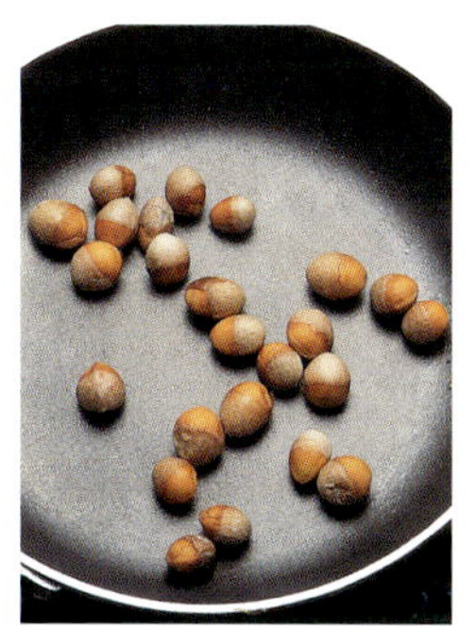

갔다가 먹는 것입니다. ②씨 바른 대추와 껍질을 벗긴 은행을 구워 먹는 것입니다. ③볶은 은행을 으깨어 꿀과 물로 끓이고 졸여 조청을 만들어 먹는 것입니다.

은행과 가시연꽃씨

은행과 가시연꽃씨를 배합하면 속칭 '냉' 이라 불리는 대하증에 좋습니다. 은행과 가시연꽃씨를 각각 볶아 달여 마시면 됩니다.

은행과 마

은행과 마를 배합하면 소변이 잦거나 소변실금, 야뇨에 좋습니다. 은행 볶은 것과 마 말린 것을 배합하여 달여 복용합니다.

은행과 구기자

은행과 구기자(혹은 구기자뿌리껍질)를 배합하면 과색으로 오후에 미열이 오르고 뺨이 발개지고 갈증과 마른기침이 있을 때 좋습니다. '소모열' 의 증상입니다.

은행과 호두 · 대추

은행과 호두를 배합하면 기침과 천식에 좋습니다. 혹은 은행(15개) · 호두(10개) · 대추(7개) · 생률(속껍질 째 7개) · 생강(1덩어리)을 배합하면 더 좋습니다. 한편, 은행과 대추를 배합하면 어지럽고 눈썹과 눈썹 사이가 아픈 데 좋습니다.

은행과 쑥

은행과 쑥을 배합하면 가래를 삭이고 천식을 가라앉힙니다. 쑥을 익혀서 알약을 7개 만들어 이 알약 속에 구운 은행 1개씩을 넣고 한지에 싸서 다시 불에 구워 향내가 나면 꺼내어 쑥을 버리고 드세요.

은행과 게

은행의 독으로 피부염을 일으켰으면 게 삶은 물로 씻으면 효과가 있습니다. 혹은 인동꽃을 달여 마시면서 차조기 끓인 물로 씻어도 좋습니다.

은행과 돼지기름

은행과 돼지기름을 배합하면 성감을 높이고, 소변이 잦거나 대하증이 있을 때
효과가 있습니다. 프라이팬에 돼지기름과 설탕을 부어 끈끈한 상태가 되었을
때, 살짝 삶아서 녹말을 입힌 은행을 프라이팬에 넣고 적당히 볶아서 하루 열 알
정도씩 씹어 드세요.

○● 은행 먹을 때 주의점

은행의 고유한 풍미를 이루는 성분 중 하나가 청산배당체입니다.
따라서 과량 복용하거나 장복하면 안 됩니다. 은행에 중독되면 경
련 · 발열 · 불안 · 구토 · 설사 등이 나타나며 손발을 뒤틀고 피부
가 청자색으로 변하며, 심하면 정신이 혼미해지면서 사망합니다.
은행은 굽거나 익히면 독성이 줄고 약효도 달라집니다. 날은행에
는 이뇨작용이 있고, 익힌 은행에는 소변 양을 줄이는 항이뇨작
용이 있습니다. 또 날은행은 거담 · 해열 효능이 강하고, 익힌 은
행은 진해 · 정천 효능이 큽니다.

○● 은행잎의 약효

■관상동맥을 확장하고 혈압 조절을 합니다

은행잎을 행엽이라고 합니다. 맛은 달면서 쓰고 떫으며, 성질은 평이합니다. 혈청 콜레스
테롤을 떨어뜨리며, 관상동맥을 확장합니다. 또 가래 · 기침 · 천식에 좋고 설사나 대하증,
혹은 소변이 뿌옇고 탁한 백탁증, 상피퇴(코끼리 피부처럼 거칠게 아토피 모양으로 변한
피부건조증의 하나) 등을 다스립니다. 특히 암세포의 성장을 크게 억제한다고 합니다.

■차로 끓여 먹습니다

아직 덜 노랗게 물든 은행잎을 쌀뜨물에 하룻밤 담갔다가 건져서 흐르는 물에 흔들어
씻은 후 말려 보관해 두고 1일 8g씩을 물 1컵반을 붓고 끓여 드세요. 은행잎 · 천궁 ·
홍화를 배합하면 협심증의 통증을 완화하고, 은행잎과 혈압강하제를 병용하면 현저
한 혈압강하작용을 합니다.

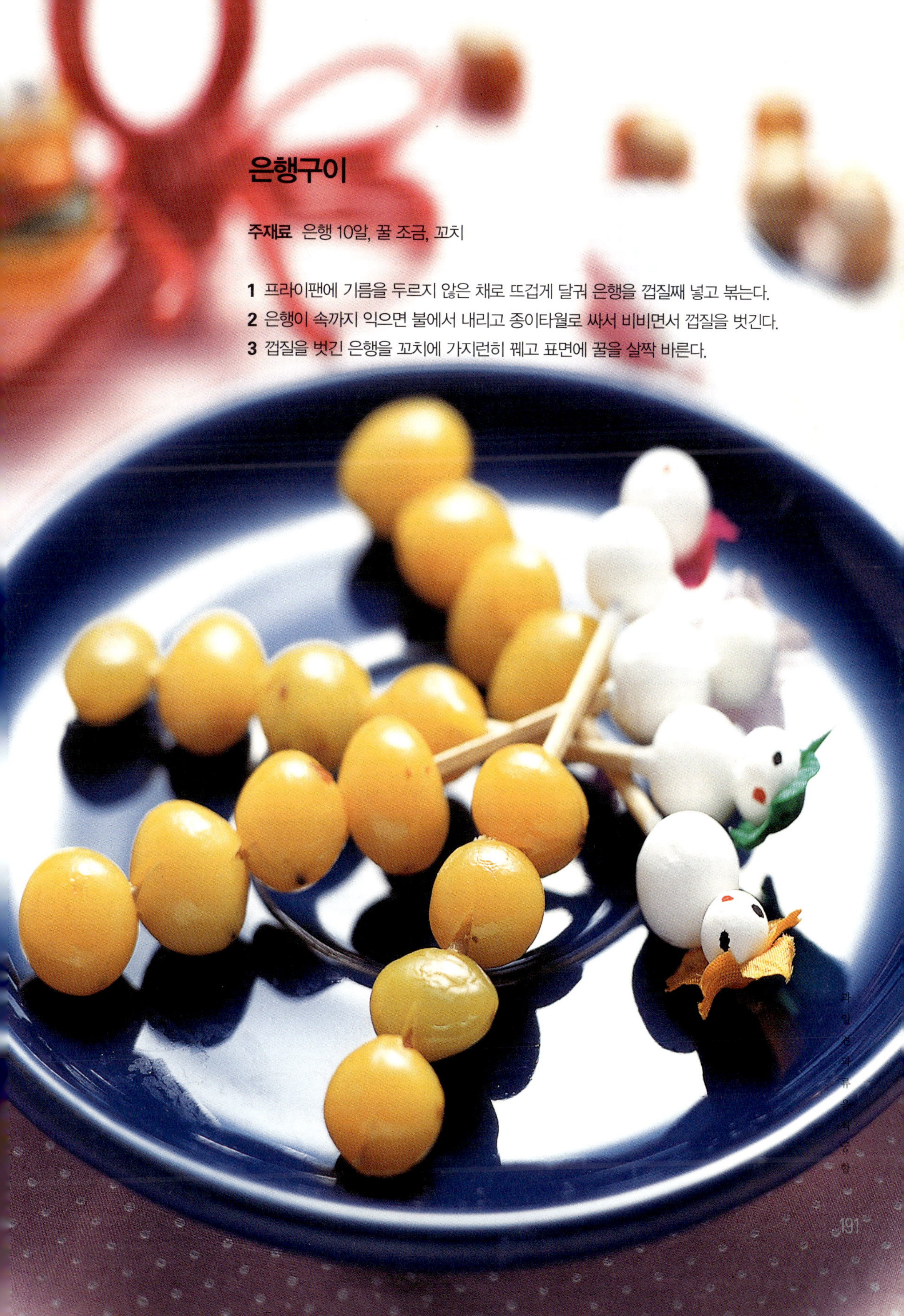

은행구이

주재료 은행 10알, 꿀 조금, 꼬치

1 프라이팬에 기름을 두르지 않은 채로 뜨겁게 달궈 은행을 껍질째 넣고 볶는다.

2 은행이 속까지 익으면 불에서 내리고 종이타월로 싸서 비비면서 껍질을 벗긴다.

3 껍질을 벗긴 은행을 꼬치에 가지런히 꿰고 표면에 꿀을 살짝 바른다.

040 자두

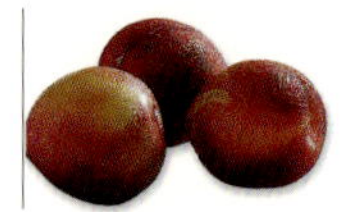

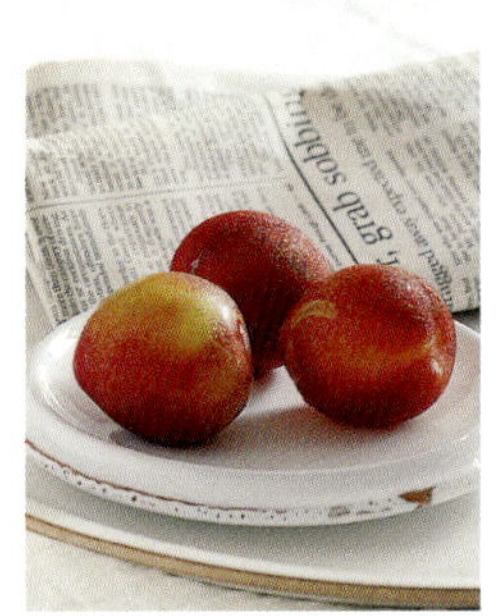

자두는 맛이 시고 단맛도 좋습니다. 성질은 평이하지요. 칼슘, 인, 철분, 비타민 B_1·B_2·나이아신·비타민 C 등을 함유하고 있습니다. 아스파라긴산이 특히 많답니다. 유기산이 들어 있어서 시며, 타닌이 들어 있어서 떫기도 합니다. 말린 서양자두인 플룬에는 칼슘, 철분 등을 비롯해 비타민 A는 사과의 2배 정도, 비타민 B_1은 소맥배아에 버금갈 정도로 많습니다. 또 칼륨은 나트륨의 2배 정도로, 대표적인 고칼륨, 저나트륨 과일입니다.

부종·복수 등을 치료합니다

간기를 맑게 하고 열을 내려 줍니다. 특히 과로나 허약해서 뼈마디 사이에서 열이 날 때 효과가 있습니다. 식욕을 돋우며, 피로를 풀어 줍니다. 혈액순환을 촉진하고, 진액을 생성하므로 갈증을 풀고, 소변이 잘 나오게 합니다. 따라서 부종, 복수 등을 치료합니다.

산성 독을 중화시킵니다

서양자두인 플룬은 변비를 해소합니다. 풍부한 섬유소 작용과 함께 강장과 건위작용을 하기 때문입니다. 철분이 많아 빈혈에 좋고 산전·산후의 건강식품으로도 그만입니다. 또 체내의 산성 독을 중화하며, 칼슘이 많아 정신안정제 역할도 합니다. 미네랄이 풍부하기로 과일 중 제일로 칩니다.

자두와 시금치

자두와 시금치를 배합하면 빈혈에 좋습니다. 이 두 가지 모두가 철분을 함유하고 있기 때문입니다. 비타민 C 와 유기산 흡수량도 늘어나지요.

자두와 사과

자두와 사과를 배합하면 변비에 좋습니다. 신진대사도 촉진하여 피로회복에도 좋고요. 자두의 강장 및 건위작용과 사과의 펙틴 성분이 변비를 해소하며, 자두의 미네랄과 사과의 유기산이 신진대사를 촉진합니다.

자두와 자몽

자두와 자몽을 배합하면 맛이 시고 달고 쓰고 떫은 묘한 향미를 만끽할 수 있습니다. 그래서 첫째로 식욕이 증진됩니다. 또 두 과일 모두 비타민 C가 풍부합니다. 그래서 감기 예방과 피로회복에 좋고 과음 후 숙취를 빨리 해소할 수 있습니다. 또 자두의 강장 및 건위작용과 자몽의 펙틴이 상호 상승작용을 해서 변비를 없애 줍니다. 자두와 자몽은 신경안정제 역할을 하여 숙면을 취할 수 있게 해 줍니다.

자두와 파파야

자두와 파파야를 배합하면 식욕이 증진되고 육류 소화에 도움이 됩니다. 이 두 과일 모두 신맛이 있고, 비타민 B · C 가 풍부합니다. 자두도 소화기관을 튼튼히 하지만 파파야는 파파인이라는 단백질 분해 효소를 지니고 있어서 육류의 소화를 돕습니다. 한편 〈해상방〉에는 자두의 껍질을 벗기고 짓찧어 달걀 흰자위로 개어 얼굴에 바르면 기미를 없앨 수 있다고 했는데, 파파야 역시 세안 효과가 뛰어나 짓찧어 즙을 내어 얼굴을 씻으면 윤기 있고 아름다운 피부를 유지할 수 있으므로, 이 두 가지를 배합하여 미용제로 외용하면 효능이 상승합니다.

자두와 참외 · 수박

자두와 참외, 또는 자두와 수박을 배합하면 더위로 갈증이 심할 때 좋습니다. 참외나 수박에는 비타민 A ·B$_1$·B$_2$ ·C 및 각종 미네랄 등이 풍부하여 더위에 지친 몸을 회복하는 데도 좋습니다. 특히 자두와 수박을 배합하면 부종과 복수 치료에도 도움이 됩니다. 수박에는 아미노산의 일종인 시트룰린 성분이 있어 단백질을 요소로 바꿔 소변으로 내보내는 작용을 합니다. 따라서 소변을 잘 나오게 하고 부종을 없애는 자두와 수박을 배합하면 그 효과가 배가 됩니다.

Bad 맞지 않는_음식궁합

자두와 육류
오리고기 · 참새고기 · 닭고기를 배합하면 안 좋다고 예로부터 금했습니다.

plus one

○● 자두로 만들어 먹을 수 있는 궁합 맞춘 음식

자두는 생식하며, 술이나 잼을 만들어 먹기도 합니다. 서양자두인 플룬은 설탕절임이나 젤리, 케이크, 푸딩, 파이, 등 디저트용으로 많이 활용되고 가공됩니다. 또 플룬으로 술을 만드는데, 맛있는 미네랄 과일주로 손꼽힙니다. 다른 종류의 과일, 예를 들어 말린 무화과, 말린 사과, 건포도 등을 넣어 프룬펀치를 만들기도 합니다.

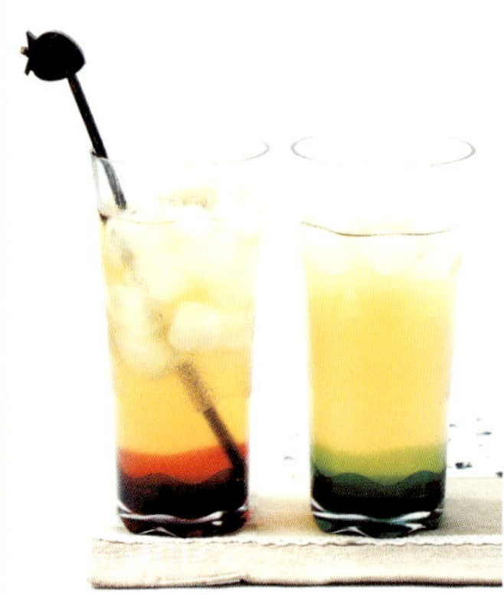

자두 · 사과 · 양배추즙

궁합 맞춘 음식

주재료 자두 6개, 양배추잎 1장, 당근 1/3개, 사과 1개, 물 1컵, 레몬즙 1큰술

1 자두는 씨를 제거하고, 양배추는 잘 씻는다.
2 당근은 삶아 놓고, 사과는 적당한 크기로 썬다.
3 자두 · 양배추 · 당근 · 사과를 믹서에 간 다음 물을 섞고 레몬즙을 떨어뜨려 마신다. 레몬 · 얼음조각을 섞어 마셔도 된다.

041 잣

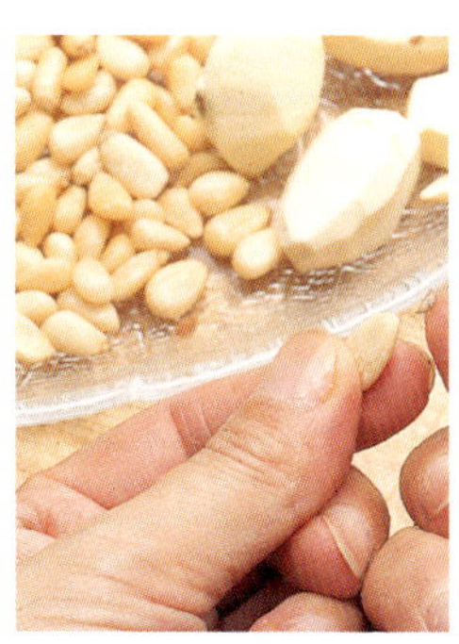

잣을 해송자라 하는데 중국의 〈해약본초〉, 〈대관본초〉에는 신라의 잣이 명물이라 했고, 〈정창원문서〉나 〈화한삼재도회〉에는 일본이 신라에서 잣을 구했다는 기록이 있을 정도로 우리나라 잣은 유명했습니다.

잣은 맛이 달며 성질이 따뜻합니다. 혹은 맛이 쓰고 약간 달며, 성질은 평이하다고도 합니다. 100g에 670 kcal의 고열량 식품이면서, 비타민 B군이 다량 함유되어 있고, 리놀산 등 불포화지방산이 많이 들어 있는 산성식품입니다. 비타민 B_2 ·E 외에도 호두나 땅콩보다 훨씬 더 많은 양의 철분이 함유되어 있습니다. 또 올레산이나 리놀레인산 또는 리놀산 같은 불포화지방산도 많고 망간 ·아연 ·동 ·니켈 같은 무기질도 풍부합니다.

허한 것을 보해 줍니다

잣은 속을 덥혀 주고, 오장을 윤택케 하고, 허한 것을 보해 줍니다. 그래서 "오래 복용하면 몸이 가벼워지고 장수하며 배고픔을 모르고 늙지 않는다"고 했습니다.

심혈이 부족할 때 좋습니다

폐기를 도와 기관지염을 치료하고 기침을 멈추게 하며, 피부를 윤택케 하고, 안색을 좋게 합니다. 대변도 부드럽게 합니다. 피를 깨끗하게 해 주는 정혈작용까지 하며, 철분을 많이 함유하여 빈혈에 좋고, 심혈이 부족하여 가슴이 두근거리고 잠을 못 이루는 데 좋으며, 혈압을 강하합니다.

신경안정제 역할을 합니다

감마리놀렌산의 역할로 비만증에 좋고, 리놀산과 리놀레인산이 함유되어 있어 탈모를 방지합니다. 신경안정제 역할을 하여 마음을 안정시키며 기억력을 높입니다. 특히 스태미나를 증진하는 작용을 합니다.

관절통 · 팔다리가 아플 때 좋습니다

태아를 안정시키는 안태작용이 있습니다. 또 '골절통'과 '풍비' 등 신경통이나 관절통, 팔다리가 저리고 아픈 데 쓰입니다. 피를 토하거나 코피가 날 때 지혈제로도 쓰고요.

Good **잘 맞는_음식궁합**

잣과 해조류 · 우유

잣과 해조류를 배합하면 좋습니다. 잣은 인이 많고 칼슘이 적은 산성식품이기 때문에 해조류나 우유 등 칼슘이 많은 식품과 함께 먹는 게 좋습니다.

잣과 오미자 · 산수유

잣과 오미자, 또는 잣과 산수유를 배합하여 술을 담가 먹으면 귀울림에 도움이 됩니다. 잣은 대단한 자양강장제이며 동맥경화나 고혈압을 개선하므로 노인 이명 중 피로와 정서불안이 심할 때는 오미자와 배합하고, 신장기능이 약할 때는 산수유를 배합합니다.

잣과 찹쌀 · 생지황

잣과 생지황을 배합하면 지혈작용이 강해집니다. 특히 '태루'라 하여 임신 중 하혈에 효과가 있습니다. 잣과 불린 찹쌀로 죽을 쑤어 생지황을 짠 생즙을 타서 빈속에 드세요. 잣이나 찹쌀은 안태를 시키며 지혈작용도 하고, 생지황을 강판이나 믹서에 갈아 짠 생즙은 지혈작용을 합니다.

잣과 바나나

잣과 바나나를 배합하면 허증으로 생긴 변비에 좋습니다. 잣이 자양강장과 윤변작용을 하며, 바나나도 칼로리가 높고 식물성 섬유인 펙틴을 풍부하게 함유하고 있기 때문입니다.

잣과 밤

잣과 밤을 배합하면 만성해수를 치료하며 태아를 안정시키고 하체가 약한 데 좋습니다. 이 두 가지를 배합하면 비타민 C는 물론 5대 영양소를 완벽하게 흡수할 수 있습니다.

잣과 생강

잣과 생강을 배합하면 좋습니다. 특히 잣 껍질에는 타닌 성분이 있어서 생강과 함께 달여 먹으면 설사 치료에 도움이 됩니다.

plus one

○● 잣으로 만들어 먹을 수 있는 궁합 맞춘 음식

잣으로 잣죽을 많이 쒀 드세요. 잣의 눈을 따내고 프라이팬에서 살짝 볶은 후 불린 쌀과 혼합하여 믹서에 간 다음 거즈에 걸러 중불에서 서서히 끓여 죽이 되면 소금 간을 해서 드세요. 향긋하게 볶은 잣을 살짝 찧어 잔에 넣은 뒤 뜨거운 물을 붓고 뚜껑을 5분 가량 덮어 두었다가 마시는 잣 차도 좋지요. 잣술은 잣을 소주에 약 3개월 정도 숙성하면 됩니다.

〈태평성혜방〉에는 "잣껍데기를 까서 짓찧은 다음 고약처럼 만들어 두고 술로 하루에 3회씩 100일을 먹으면 몸이 가벼워지고, 300일이 지나면 500리를 걷고 곡식을 끊고 잣을 오래 먹으면 신선이 된다"고 했습니다.

잣을 약으로 쓸 때는 술에 하룻밤 담갔다가 햇볕에 말린 후 프라이팬에서 볶아 기름기를 뺀 다음 써야 합니다.

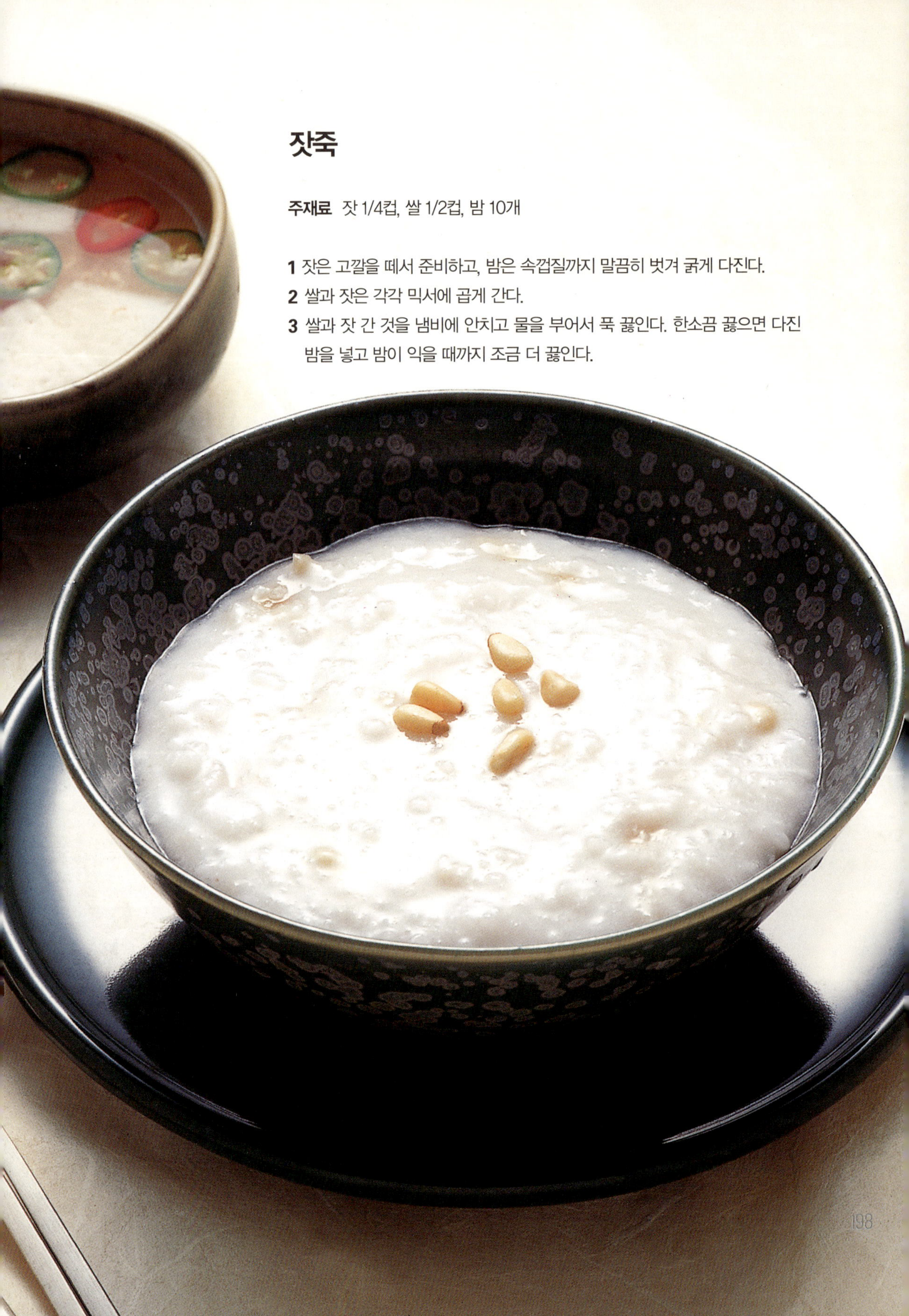

잣죽

주재료 잣 1/4컵, 쌀 1/2컵, 밤 10개

1 잣은 고깔을 떼서 준비하고, 밤은 속껍질까지 말끔히 벗겨 굵게 다진다.

2 쌀과 잣은 각각 믹서에 곱게 간다.

3 쌀과 잣 간 것을 냄비에 안치고 물을 부어서 푹 끓인다. 한소끔 끓으면 다진 밤을 넣고 밤이 익을 때까지 조금 더 끓인다.

042 참외

신장기능을 강화하고 노폐물 배출이 원활해 집니다

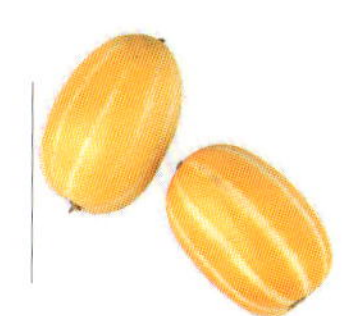

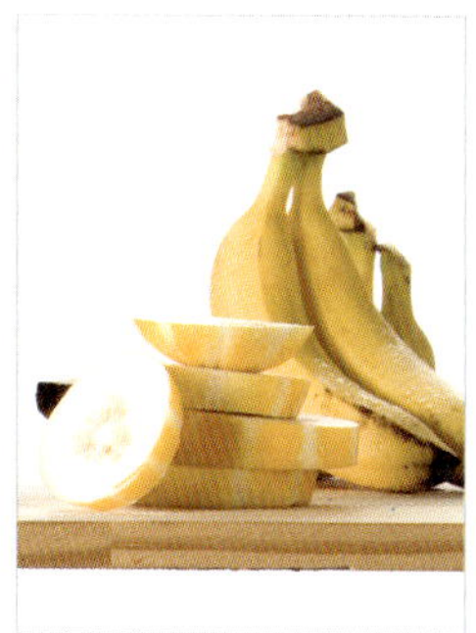

참외는 박과의 한해살이 덩굴식물입니다. 원산은 인도이며, 이집트와 유럽에 들어가 참외가 멜론이 되었습니다.

참외는 독특한 향이 있고 맛이 달아서 첨과라고 합니다. 성질은 찹니다. 주성분은 당질이며 글로빈, 구연산 등의 유기산과 베타카로틴, 비타민 B · C 등이 함유되어 있습니다.

가슴이 답답하고 갈증이 심할 때 풀어 줍니다

참외는 여름철 열기를 내려 줍니다. 그래서 더위를 먹은 경우에 열기를 내려 주는 데 씁니다. 또 번갈을 풀어 주지요. 가슴이 답답하고 갈증이 심하며 입맛이 떨어진 경우에 좋습니다.

소변이 잘 나오게 합니다

참외는 수분이 풍부하고 칼륨이 많아 신장 기능을 강화합니다. 그래서 소변이 잘 나오게 하는 효과가 있습니다. 또 신진대사를 촉진해 기가 막혀 있는 것을 소통해 주므로 노폐물 배출이 원활해져 대변도 잘 나오게 합니다. 그래서 변비와 수종, 이뇨 등의 증상에 사용됩니다. 입이나 코의 부스럼을 치료하며 풍기나 습기에 의해 사지가 아프거나 마비된 것을 치료합니다.

참외와 돼지고기

참외를 먹고 체한 데는 돼지고기 태운 가루가 좋습니다. 참외를 먹고 금방 물에 들어가면 쉽게 체합니다.

참외껍질과 과일

참외껍질은 과일을 먹고 체한 데에 좋습니다. 과일을 많이 먹어서 생긴 적체를 '과체적'이라고 하는데, 이때 참외껍질을 끓여 드세요. 참외껍질을 끓여 먹으면 번갈을 없애는 데 효과가 있고, 그 물로 양치하면 치통을 예방할 수 있습니다. 참고로 과일에 체한 데는 말린 생강을 끓여 차로 마시거나, 혹은 청피(덜 익은 탱자의 파란 껍질)를 끓여 마셔도 효과가 있습니다.

참외줄기와 수박넝쿨

참외줄기와 수박넝쿨을 배합해 끓여 먹으면 고혈압 치료에 효과가 있습니다. 임상 발표에 의하면 1주일 전후에 혈압이 정상으로 된다고 합니다.

주의 !	이런 경우는 피하세요

○● 비위장이 차고 대변이 묽을 때는 안 좋습니다

참외는 날로 먹거나 간장을 치고 양념하여 장아찌로 만들어 먹거나, 혹은 쇠고기·파·기름·깨소금·고추장을 섞어 주물러 지져 먹기도 합니다. 그렇지만 참외는 비위장이 차고 배가 부르면서 대변이 묽은 경우에는 안 좋습니다. 한의서에 의하면 참외를 많이 먹을 경우에 탈이 난다는 기록이 많습니다.

○● 다리가 붓고 힘이 없을 때는 먹지 마세요

황달이 올 수 있고 냉병을 일으키며 몸을 허약하고 야위게 만들며, 약을 복용할 때 참외를 먹으면 약의 효능이 떨어진다고 했습니다. 또한 성기 부근에 습기와 가려움증을 일으키고, 특히, 다리가 붓고 아프며 힘이 없는 각기를 앓고 있는 경우에 참외를 먹으면 치료가 잘 되지 않으니 먹지 않는 것이 바람직하다고 했습니다.

○● 참외 꼭지와 김치국물

참외 꼭지를 누렇게 볶아 가루 내어 시큼한 김치국물에 타서 먹고 토하게 하면 간질로 침이 줄줄 흐를 때 좋다고 〈치법기요〉에 기록되어 있습니다. 독성이 있으므로 주의해야 합니다. 성인은 0.925g 이하를, 15세 미만이나 노인은 0.46g 이하를 씁니다. 참외 꼭지 7개를 말린 뒤 가루를 낸 다음 참외 꼭지 달인 물에 타서 마시면 천식 증상이 완화됩니다.

참고로 참외 꼭지를 '과체' 라고 하는데 여물지 않은 열매의 꼭지를 그늘에 말려 씁니다. 맛이 쓰고 성질이 차며 독이 있습니다. 엘라터린, 쿠쿠르비타신 B, 알파 스타이나스테롤이 함유되어 있습니다. 가래를 토하게 하고, 체내에 오래 쌓인 음식 찌꺼기가 있을 때 이를 토하게 하는 효과가 탁월합니다. 코에 군살이 생길 때나 인후염으로 음식을 삼킬 수 없을 때, 혹은 황달에는 외용합니다.

○● 구취를 다스리는 참외 씨와 석류 씨

참외 씨와 석류 씨를 배합하면 체내의 열로 인한 구취를 제거하는 데 좋습니다. 참외 씨를 말려 가루 내어 석류 주스(석류 씨를 즙내어 물과 설탕을 섞은 것)로 복용합니다. 참고로 참외 씨는 맛이 달고 성질은 찹니다.

지방유를 27% 함유하고 있지요. 올레산, 팔미트산, 스테아르산 등을 함유하고 있습니다. 글로불린 및 글루텔린 약 5.78%, 갈락탄, 글루코오스, 수지 등도 함유하고 있고요. 복부 내의 응어리를 없애고 기침과 갈증을 풀며 통변시키고 월경이 지나치게 많을 때 씨를 가루 내어 기름 성질을 제거한 후 물로 복용합니다.

○● 초기 늑막염 증상을 완화하는 참외꿀 만들기

참외 꼭지를 도려내고 씨를 파낸 다음 안쪽에 꿀 3~4큰술을 넣고 밀봉한 다음 냉장실에 12시간 정도 둡니다. 이것을 아침, 저녁으로 마시면 효과가 있습니다.

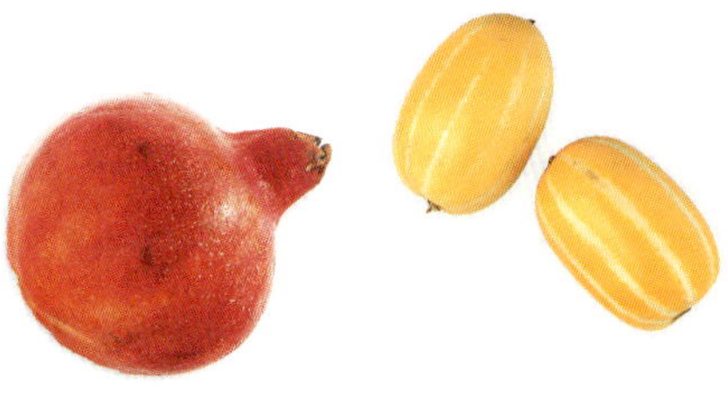

043 키위

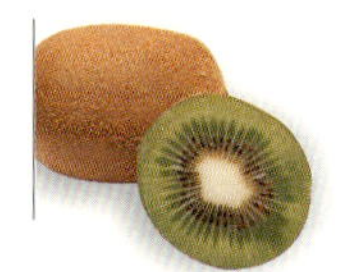

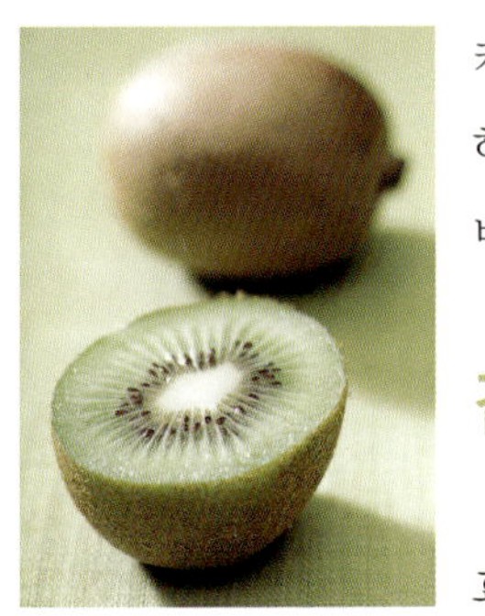

키위는 '양다래' 입니다. 원산지인 중국에서는 '양도' 라 하는데, 뉴질랜드에서는 열매의 모양이 키위라는 새와 비슷하다 하여 '키위' 라는 이름을 붙였다고 합니다.

감기예방에 좋습니다

효능은 다래와 같습니다. 맛이 달면서도 신데, 타닌 성분이 들어 있어서 약간 떫기도 합니다. 성질이 차서 열이 있을 때 영양을 공급하는 데 적당합니다. 칼슘도 풍부하지만 비타민 C가 풍부해서 피로회복이나 감기예방에 좋습니다.

고혈압 · 심장병 예방에 좋습니다

또 식물성 섬유인 펙틴이 많고 나트륨이 적은 대신 칼륨이 많은 것이 특징이므로 고혈압 · 심장병 · 신장병 등의 예방과 치료에 좋습니다. 변비 치료에도 좋습니다.

열성체질에 잘 맞습니다

궁합 맞는 체질도 다래와 같아서 열성체질에 맞습니다. 열기가 상충하여 머리가 잘 아프거나 눈이 잘 충혈되거나 입 안이 잘 마르며 잘 헐거나 가슴속이 번열로 답답하거나 소변이 농축되어 색이 짙고 지린내가 심하거나 변이 굳은 경우에 잘 맞습니다.

키위와 쇠고기

키위는 훌륭한 연육제 역할을 합니다. 단백질 분해효소인 액티니진이 들어 있기 때문에 고기를 부드럽게 해 주지요 그래서 쇠고기 요리를 할 때 키위를 배합하면 쇠고기가 부드러워집니다. 또 쇠고기 요리를 먹고 난 후 속이 거북할 때에 키위를 디저트로 먹으면 소화가 잘됩니다.

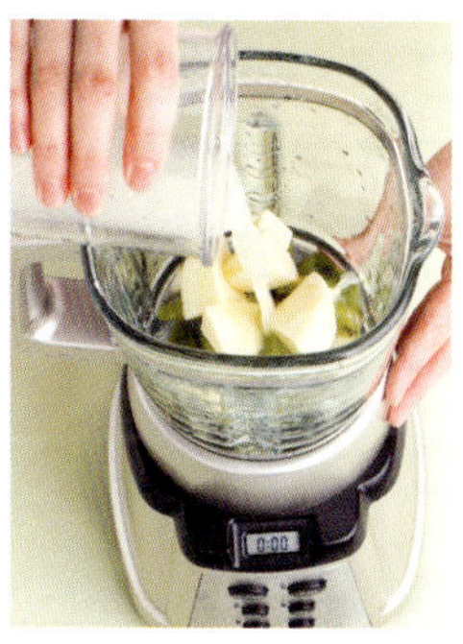

키위 뿌리와 호장 뿌리

키위의 뿌리와 호장 뿌리를 2:1의 비율로 배합하여 차처럼 끓여 마시면 위암에 도움이 된다고 알려져 있습니다. 키위 뿌리는 유방암이나 자궁암에도 차로 마시면 도움이 된다고 했습니다. 호장 뿌리는 마디풀과에 딸린 여러해살이 감제풀의 뿌리인데, 이뇨 · 파혈 작용이 뛰어나서 소변불리 · 방광염이나 생리통 · 어혈 치료에 응용돼 오던 약재입니다. 폐암에 차로 마시면 도움이 된다고 했으므로 이 두 가지를 배합하여 암 치료에 응용해 볼 가치가 있다고 봅니다.

키위와 대추

키위와 대추를 배합하면 불면증을 개선할 수 있습니다. 체질에 따라서는 키위를 날로 먹을 때 단백질 분해효소인 프로타아제 때문에 혀가 아리거나 입 가장자리가 틀 수 있습니다. 그래서 완전히 익지 않은 약간 단단한 키위를 골라 대추와 함께 소주에 담가 1개월 후 여과해서 술만 걸러 저녁에 마시면 부담없이 마실 수 있고, 효과도 기대할 수 있습니다.

키위와 레몬을 섞어 주스로 만들어 먹어도 좋고 키위와 사과, 키위와 알로에도 궁합을 잘 맞춘 주스 재료입니다. 키위와 멜론 · 망고도 다 좋아요.

044 탱자

명치끝이 아픈 것을 다스립니다

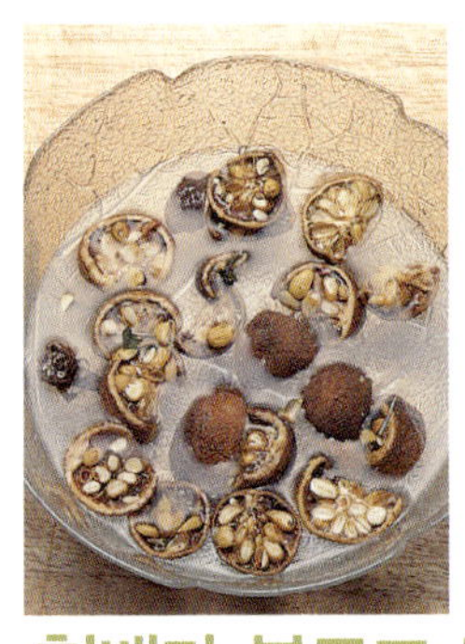

탱자는 맛은 쓰고 시며, 성질이 찹니다. 리모넨 등으로 된 정유와 헤스페리딘, 아우란티아마린 등 플라보노이드 배당체도 들어 있습니다. 한편 탱자나무줄기의 껍질을 '지경피' 혹은 '지여' 라고 하며, 탱자나무 뿌리껍질을 '지근피' 라 해서 약으로 씁니다. 지근피는 리모닌, 마르메신, 세세린, 폰키트린 등을 함유하고 있습니다.

헛배가 부르고 명치끝이 아픈 것을 다스립니다

탱자는 피부의 심한 가려움증을 가라앉히고 담을 삭입니다. 또한 위장의 연동운동을 활발하게 하고 헛배가 부르며 명치끝이 그득하면서 아픈 것을 다스리며, 오래된 체기를 없애 줍니다.
또 자궁수축력을 강화하고 긴장도를 높입니다.

탱자나무 껍질은 갑자기 생긴 풍증을 다스립니다

한편 지경피(탱자나무줄기의 껍질)는 부종, 갑자기 생긴 풍증, 뼈마디가 몹시 오그라드는 것을 다스립니다. 또 지근피(탱자나무 뿌리껍질)는 치질, 대변출혈에도 효과가 있지요.

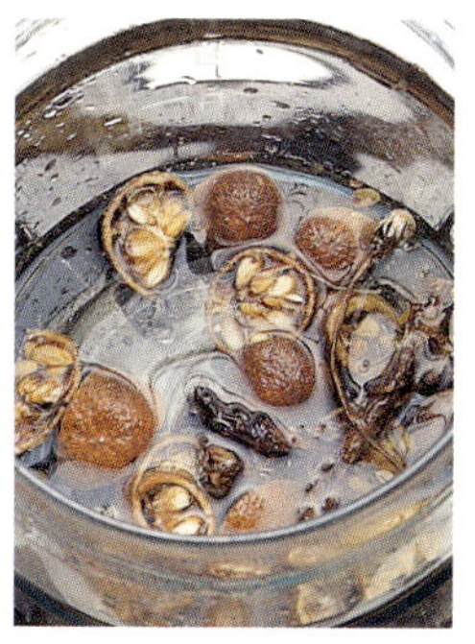

탱자와 쑥

탱자와 쑥을 배합해 끓여 먹으면 만성위염에 효과가 있습니다.

먼저 2시간 정도 물에 담가 두었던 엿기름물과 불린 찹쌀을 1: 2의 비율로 냄비에 넣고 센 불로 끓이면서 삭힌 다음 여기에 탱자와 쑥 끓인 물을 넣고 약한 불에서 눋지 않도록 냄비 바닥을 저어가면서 4시간 정도 고아 조청을 만들어 매일 2회 공복에 티스푼 1개씩 온수로 복용합니다.

탱자가 위장의 긴장을 높이고 복부팽만을 가볍게 줄이며, 비타민 A · C와 미네랄이 풍부한 쑥이 속을 따뜻하게 하고 소화를 돕고, 엿기름도 위를 튼튼하게 하고 소화를 돕습니다.

탱자와 엄나무

탱자와 엄나무를 배합하면 소위 '오십견' 으로 불리는 어깨관절주위염에 효과가 있습니다. 탱자와 엄나무껍질을 함께 끓여 먹거나 탱자를 넣은 엄나무삼계탕을 해 드세요.

엄나무는 팔다리가 뻣뻣하고 아플 때 효과가 있으며, 풍도 다스립니다. 탱자와 엄나무를 배합하면 담을 몰아내는 작용이 상승합니다.

따라서 담음(비생리적 체액)이 몰려 속이 답답하고 가래가 나오고 머리가 무겁고 눈앞이 어찔어찔하며 메스껍고 구역이 나며 목과 등이 아플 때 좋습니다.

탱자와 여름밀감

탱자와 여름밀감을 배합하면 늑간신경통 · 좌골신경통에 효과가 있습니다. 탱자와 여름밀감을 껍질째 썰어 술을 붓고 꿀을 조금 넣어 서늘한 곳에서 익힌 다음 여과해서 술만 받아 마시세요.

여름밀감은 열매가 이듬해 여름까지 나무에 달려 있다 해서 붙인 이름인데, 열매가 크고 둥글며 가을에 노랗게 익으나 이듬해 여름에 이르러서야 충분히 익고 맛이 납니다.

탱자와 부추씨

탱자와 부추씨(볶은 것)를 배합해 끓여 먹으면 습기와 열기가 비장을 손상해서 유정, 몽정하는 것을 다스리는 데 효과가 있습니다.

탱자와 상추씨

청피(탱자가 덜 익은 것을 껍질만 벗겨 말린 것)와 상추씨를 배합하면 모유분비를 촉진하고 젖몸살에 좋습니다. 이 두 가지를 각각 1일 20g씩 물 2컵반을 부어 끓여 반으로 줄여 하루 동안 여러 차례 나누어 마시세요.

탱자와 민들레

대부분의 두드러기는 음식으로 인한 알레르기성일 경우가 많은데 몇시간만 지나면 없어지기도 합니다. 하지만 방치하고 놔두면 경우에 따라서 오래 가는 수도 있으니 간단한 동의요법으로 처치해 주는 것이 좋습니다. 그 대표적인 것이 탱자입니다. 요즘에는 탱자나무 보기가 쉽지 않을 거예요. 건재 약국에서 파는 말린 탱자와 민들레를 물에 달여서 마시게 하거나 두드러기가 난 부위에 바르면 효과가 나타날 것입니다.

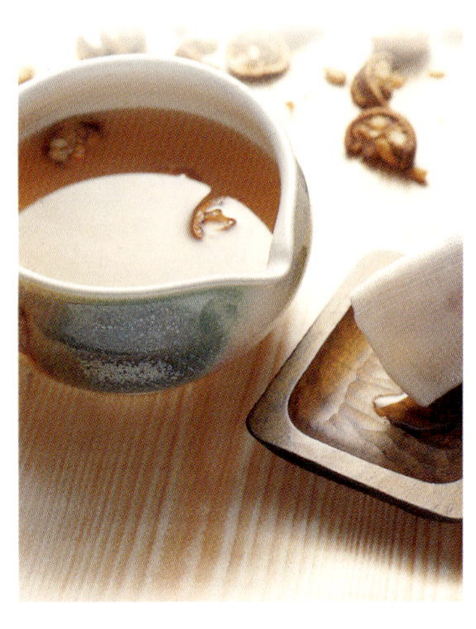

탱자 민들레뿌리 물

탱자 8g, 민들레뿌리 4g, 물 6컵

1 건재약국에서 말린 탱자와 민들레를 구입하여 물에 깨끗이 씻어서 준비한다.
2 탱자와 민들레를 약탕관에 담고 물을 부어 반으로 줄 때까지 끓인다.
3 탱자와 민들레 우려낸 물을 마셔도 되고 가제에 적셔 두드러기가 난 부위에 발라 줘도 좋다.

045 토마토

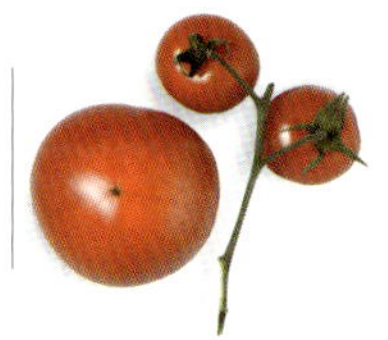

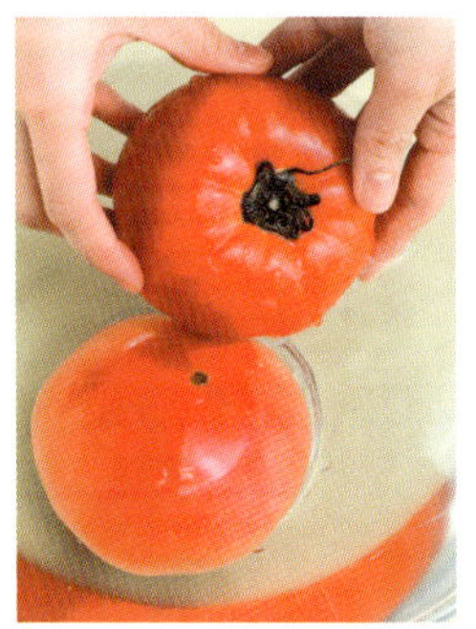

토마토는 맛이 달고 시며 성질이 평이하나 조금 찬 편입니다. 수분이 92%이며, 당질이 많은데 포도당과 과당이 거의 같은 양으로 들어 있습니다. 시큼한 맛은 구연산과 말산에 의한 것입니다. 비타민 A·C가 풍부하지요. 비타민 B_1·B_2, 니코틴산 및 비타민 P의 일종인 루틴도 함유하고 있습니다. 토마토의 빨간색을 만드는 색소는 라이코펜으로 카로티노이드의 일종입니다.

(토마토는 야채류에 속하지만 일반적으로 과일과 함께 먹는 경우가 많아 과일 파트에 넣었습니다.)

동맥경화증에 의한 치매를 예방합니다

토마토는 예로부터 '의사를 필요 없게 만드는 야채' 로 정평이 나 있습니다. 토마토 주스로 문의 손잡이를 닦으면 손잡이에 생긴 녹을 없앨 수 있을 정도로 토마토는 지방대사를 촉진하므로 피부미용과 다이어트에도 효과가 있습니다. 물론 뇌동맥경화증에 의한 치매를 예방하며, 신경흥분으로 긴장하거나 불안할 때 진정작용을 합니다.

혈압을 떨어뜨립니다

펙틴 성분은 콜레스테롤을 떨어뜨리고 루틴 성분은 비타민 C에 작용하여 모세혈관을 튼튼하게 하고 혈압을 떨어뜨립니다. 라이코펜 성분은 전립선암 발생

위험을 35%나 줄이는 예방 효과가 있는 것으로 알려져 있습니다. 비타민 B₆는 피를 맑게 해 주는 정혈작용을 합니다. 또한 토마토는 찬 성질이기 때문에 여름철 식욕이 떨어진 것을 개선하고 갈증을 해소하며, 소화를 돕고 간장 기능을 좋게 해 주며, 피로를 빨리 회복시킵니다.

양성체질에 잘 맞습니다

토마토는 특히 열성체질로 뚱뚱한 체형에 잘 어울리는 식품입니다. 사상체질 중에는 소양인에게도 좋지만 태양인에게 더 잘 맞습니다. 태양인에게는 곡류로는 통밀·보리 등이 좋고, 해물로는 해조류·조개 등이 좋고, 야채 중에는 배추·양배추·가지·토마토 등이 좋습니다.

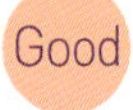 Good **잘 맞 는 _ 음 식 궁 합**

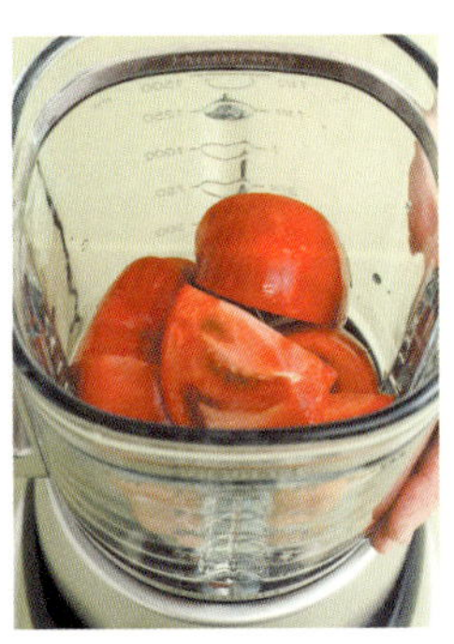

토마토와 육류

토마토와 육류를 배합하면 궁합이 맞습니다. 토마토의 구연산이 육류의 느끼한 맛을 중화하고 육류를 부드럽게 해주기 때문입니다.

토마토와 양파

토마토와 양파를 배합하면 피로회복에 효과가 있습니다. 당질과 비타민 B₁·B₂·C 그리고 각종 무기질 등을 충분히 섭취할 수 있기 때문입니다. 특히 토마토의 구연산과 양파의 유화아릴 성분이 배합되어 피로를 신속히 회복시킵니다. 물론 혈관을 튼튼하게 하며 혈압을 조절하는 효능도 상승합니다.

토마토와 부추

토마토와 부추를 배합하면 자율신경이 자극되어 에너지 대사가 활발해집니다. 따라서 피부미용에 좋고 다이어트에도 효과가 있습니다. 소화에도 좋고, 혈액

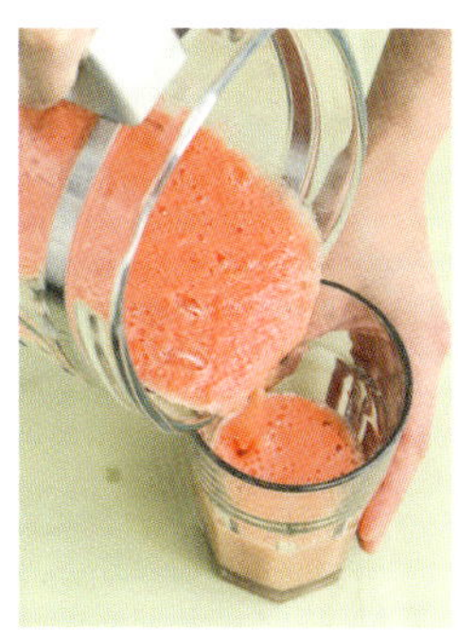

순환이나 어혈을 없애고 혈액을 맑게 해 주는 정혈작용도 상승합니다. 또, 찬 성질의 토마토와 더운 성질의 부추가 배합되어 몸의 균형을 잡아줍니다.

토마토와 사과

토마토와 사과를 배합할 때는 신중해야 합니다. 칼륨이 많은 토마토와 칼륨이 적은 사과를 배합해 주스를 만드는 것은 좋지만 사과를 껍질째 넣으면 안 좋습니다.

토마토는 아토피를 악화할 수 있습니다. 토마토의 초록색 씨가 가려움을 유발하기 때문입니다. 사과 껍질도 아토피를 악화할 수 있습니다. 따라서 아토피 소질이 있어 피부소양증과 천식, 알레르기성 결막염이나 알레르기성 비염이 있는 경우에는 주의해야 합니다.

토마토와 딸기

토마토와 딸기를 배합하면 좋습니다. 토마토에는 칼륨이 많고 딸기에는 칼륨이 적기 때문입니다.

칼륨 성분이 많은 식품은 칼륨 배설 능력이 약한 신장질환에는 제한해야 하는데, 토마토와 딸기를 배합하면 이런 걱정을 덜 수 있습니다. 따라서 토마토는 칼륨이 적은 가지, 당근, 오이 등과 배합해 요리해 먹으면 궁합이 맞습니다. 그러나 칼륨 함량이 높은 포도, 바나나, 호박, 시금치, 부추, 상추 등과 배합하면 궁합이 안 맞습니다.

Bad 맞지 않는_음식궁합

토마토와 설탕

토마토와 설탕을 배합하면 궁합이 안 맞습니다. 토마토의 비타민 B는 당분대사를 원활히 해 주는데 설탕이 이 대사 작용을 방해하기 때문입니다. 따라서 토마토에 설탕을 뿌려 먹거나 토마토 주스에 설탕, 꿀 등을 가미해 먹는 것은 안 좋습니다.

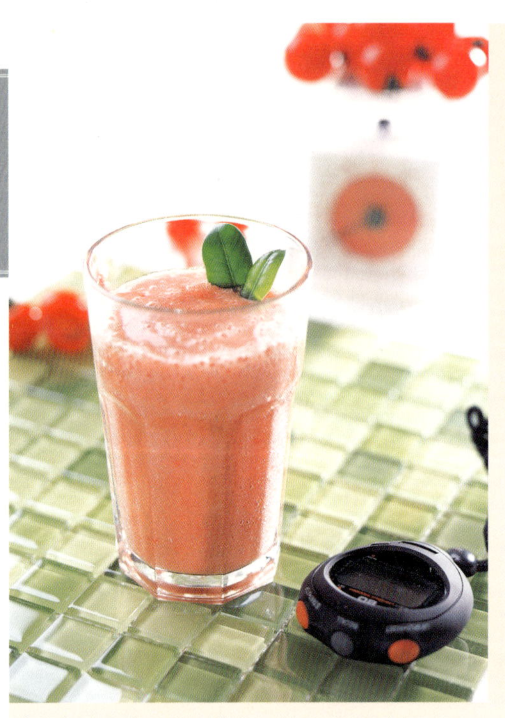

토마토주스

주재료 토마토 2개(중간 크기),
물 1/2컵

1 토마토는 흐르는 물에 깨끗이 씻어 꼭지
를 떼어낸 뒤 4등분으로 자른다.
2 자른 토마토, 물을 믹서에 넣고 곱게 갈
아 마신다.

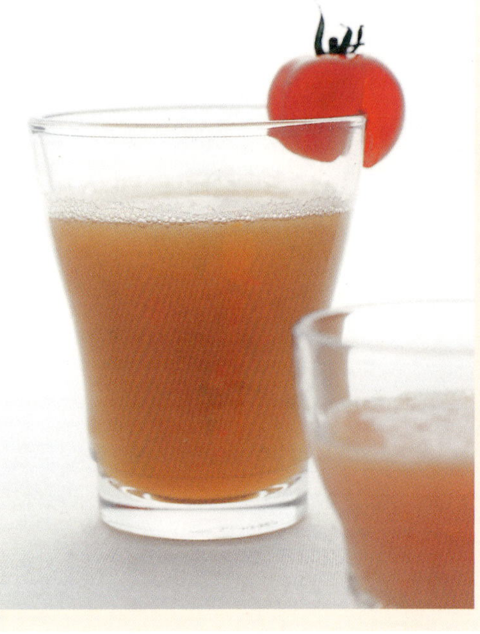

토마토피망즙

주재료 토마토 2개, 피망 1/2개,
파슬리 1줄기, 셀러리 1/3대, 물 1컵,

1 토마토의 꼭지를 따고 껍질을 벗긴 후
피망의 꼭지와 씨 부분을 제거한다.
2 파슬리의 잎 부분을 떼내고 셀러리의 섬
유질 줄기를 벗겨 낸다.
3 준비한 토마토와 파슬리, 셀러리를 물과
함께 믹서에 갈아 마신다.

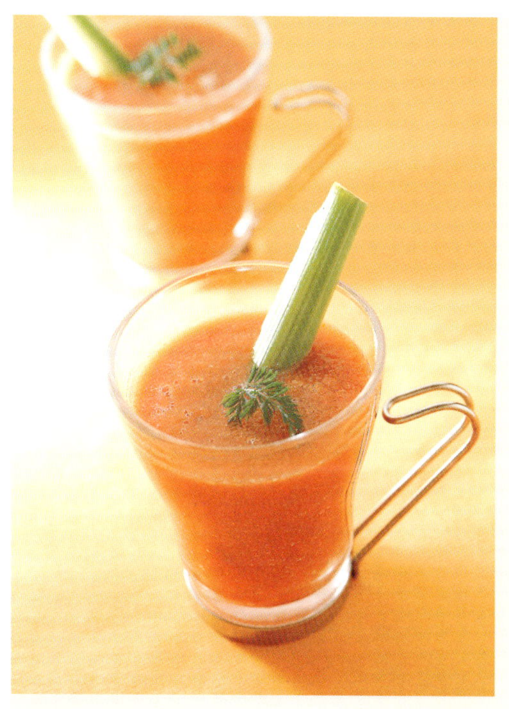

토마토양파즙

주재료 토마토 3개, 양파 1/4개,
적포도주 1큰술

1 토마토는 뜨거운 물에 살짝 굴려 껍질을
벗겨 내고 적당한 크기로 잘라 둔다.
2 양파는 껍질을 벗겨 적당한 크기로 잘라
둔다.
3 토마토와 양파를 주서에 넣고 간 다음
붉은 포도주를 몇 방울 떨어뜨려 섞어
마신다.

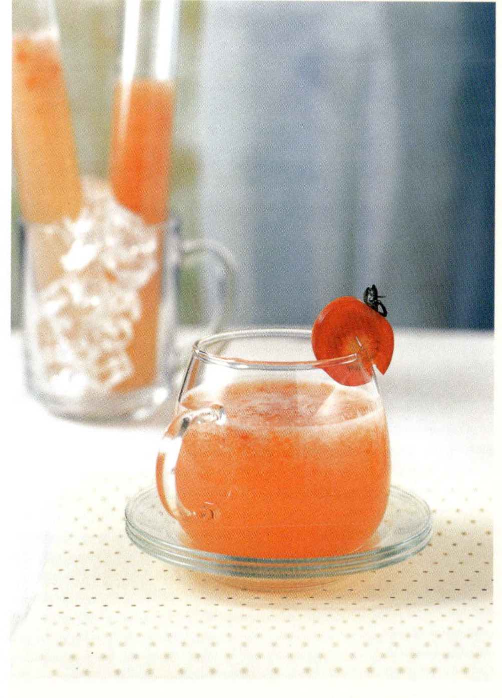

토마토당근오렌지즙

주재료 토마토(큰것) 2개,
오렌지(중간것) 1/2개, 당근(중간것) 1/2개,
레몬즙 1큰술

1 토마토는 잘 씻어 꼭지를 따고 뜨거운
물에 굴려 껍질을 벗긴다.
2 오렌지는 반으로 잘라 즙 짜는 기구로
즙을 짠다.
3 당근은 껍질을 벗긴 다음 한입 크기로
썰어 놓는다.
4 준비한 토마토와 당근을 주서에 간 다음
마지막에 만들어 둔 오렌지즙과 레몬즙
을 섞는다.

046 포도

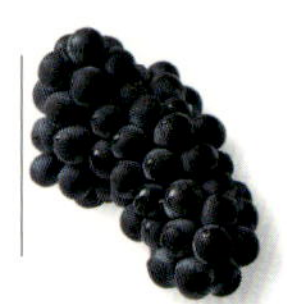

포도는 맛이 달고 시며, 성질은 평이합니다. 칼슘, 칼륨, 철분이 많은 알칼리성 식품이지요. 유기산과 구연산을 많이 함유하며 비타민 E·F·C·B·P 등이 풍부합니다. 특히 씨는 이런 모든 성분의 보고라고 할 수 있습니다.

혈액순환을 도와줍니다

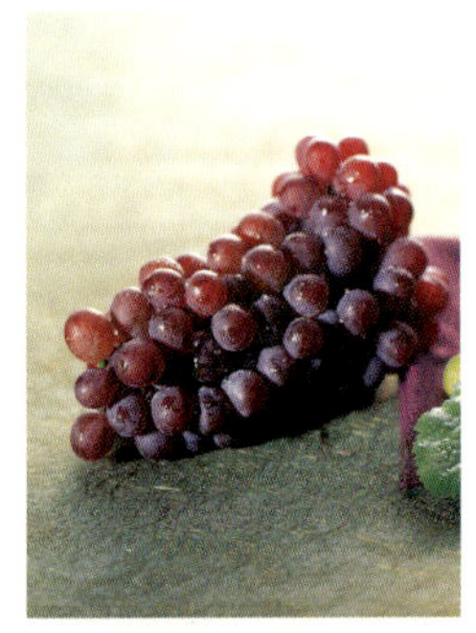

포도는 기혈을 보합니다. 그래서 허약체질에 좋은데, 혈액순환과 신진대사를 촉진하고 입맛을 돋우며 소화불량도 개선합니다. 장 운동을 촉진해 주고 혈액순환과 심장 근육의 수축 활동을 잘되게 하며 심장에 혈액을 공급하는 관상동맥의 수축도 활발하게 해 주고 동맥경화를 예방해 줍니다.

뼈와 근육을 튼튼하게 합니다

신장과 간장의 음기를 보하며 기운을 도와주고 힘을 배가해 줍니다. 갈증도 멎게 하고, 피로를 풀어 주지요. 또 뼈와 근육을 튼튼하게 하고, 신경이 예민한 것을 풀며, 뇌를 보강합니다. 한편 소변을 원활하게 하고, 태(胎)를 튼튼하게 하여 유산을 방지합니다. 특히 골다공증 예방에 좋은데 골다공증을 예방하려면 칼슘의 섭취가 충분해야 합니다. 그러려면 칼슘의 흡수를 도와주는 비타민 C와 비타민 D를 충분히 섭취해야 하지요. 포도에는 비타민 C가 매우 풍부할 뿐 아니라 뼈를 약화시키는 나트륨의 흡수를 줄여주는 작용도 있어 골다공증 예방에 좋습니다.

칼슘이 뼈에 잘 흡착하도록 도와줍니다

암세포의 증식을 억제하며, 비타민 P의 활성작용도 합니다. 또 칼슘이 뼈에 잘 흡착되도록 하는 데 효과적입니다. 특히 씨는 적혈구 파괴, 임포텐츠, 빈혈, 신경통, 피부 장애에 강력한 치료효과를 나타냅니다.

포도나무 뿌리는 관절염에 아주 좋습니다

포도나무의 뿌리는 신경통, 관절염에 아주 좋고 이뇨작용도 합니다. 또, 포도나무 잎은 부기를 빼며 구토를 가라앉힙니다.

 **Good** 잘 맞 는_음 식 궁 합

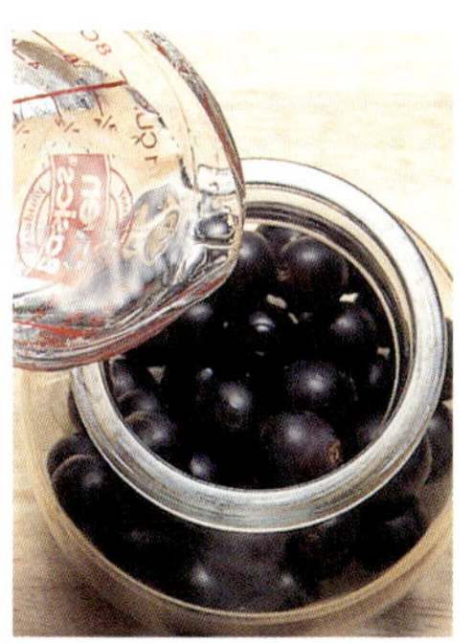

포도와 배

포도와 배를 배합하면 해수에 좋습니다. 이 두 가지로 술을 담그면 효과가 있지요. 단, 포도씨는 임포텐츠에 좋으므로 씨를 빼지 말고 술을 담그는 게 좋습니다.

포도씨 기름과 야채

포도씨 기름과 야채를 배합하면 성인병 예방에 효과가 있습니다. 천연 비타민 E · F가 풍부하기 때문입니다. 또 암세포를 억제하는 레스베라트롤 성분이 포도껍질이나 씨에 많이 들어 있습니다. 포도씨에는 피부재생을 돕고 노화를 늦추는 폴리페놀이 다량으로 들어 있답니다. 특히 요통에 좋고, 담즙 분비를 촉진합니다.

포도주와 카레

포도주는 간장으로 조리는 요리를 할 때 넣으면 좋고, 특히 카레 요리할 때 배합하면 좋습니다. 포도당, 과당이 풍부해서 체내에 소화 흡수되기 쉽고, 피로회복에 좋습니다. 구연산·사과산·주석산 등이 함유되어 있어서 새콤한 맛과 향기가 대단합니다. 그래서 입맛을 돋우고, 위액 분비를 촉진하며, 소화기능을 돕습니다.

머루와 요구르트

산포도와 요구르트를 배합하면 임포텐츠와 폐결핵에 좋습니다. 산포도는 생것이나 말린 것이나 강장, 강정의 효능이 있습니다. 산포도로 술을 담가 바로 짠 소젖, 말젖, 양젖 등을 넣습니다. 젖에 포함된 유당에 산포도의 천연 효모가 작용하여 최고의 보건강정주가 만들어집니다. 완선에도 효과가 있습니다.

plus one

○● 신비의 포도요법

먼저 레몬즙을 탄 따뜻한 물로 관장을 한 뒤 하루에 600g의 포도를 생수와 곁들여 7~10일 동안 공복에 먹는 일종의 식이요법입니다. 이때 포도의 절반 정도는 껍질째 꼭꼭 씹어서 먹는 것이 좋습니다. 포도껍질에 든 질 좋은 섬유질로 장의 연동운동을 도와줄 필요가 있기 때문입니다. 당뇨병, 암, 고혈압 등에 효과 있다고 합니다. 이때 포도를 씨까지 먹어야 효과가 있습니다.

단, 포도를 많이 먹으면 설사하기 쉽고 눈이 어두워지며, 배에 가스가 차게 하여 아랫배가 더부룩해진다는 것 알아 두세요.

○● 머루의 한약명은 영욱인데, 포도와 비슷합니다.

머루의 한약명은 영욱인데, 포도와 비슷합니다. 맛이 달며 성질은 평이합니다. 과당, 유기산, 비타민 C 등이 풍부하지요. 예로부터 보양강장제로 알려져 왔으며, 심혈관계질환이나 비만해소에 효과가 있다고 알려져 있습니다. 혈액순환과 비만에도 좋습니다. 흉막염·해수와 천식, 소변이 찔끔거릴 때도 좋습니다. 머루는 일반 포도보다 10배나 항암 효과가 있다고 합니다. 그리고 머루주는 포도주보다 폴리페놀이 2배, 레스베라트롤 성분이 5배나 들어 있다고 합니다. 따라서 머루와 요구르트를 배합하면 효과가 상승합니다.

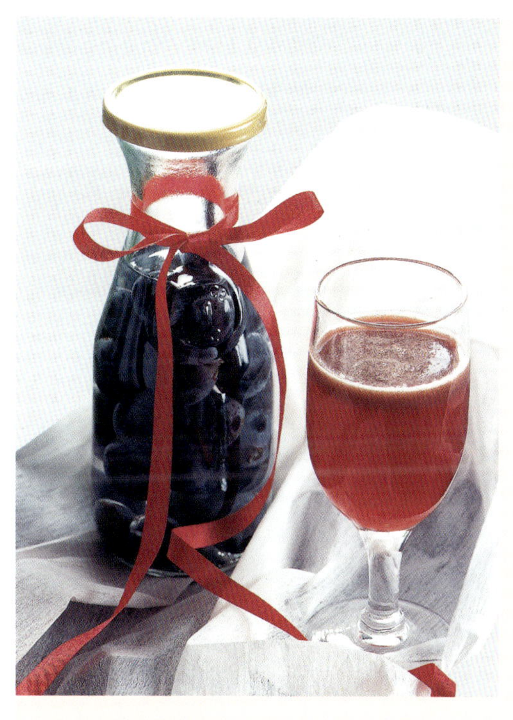

포도주

주재료 포도 400g, 설탕 10큰술,
소주 4컵

1 포도는 잘 익은 것으로 골라 한 알씩 따
  서 깨끗이 씻은 뒤 마른행주로 물기를
  닦는다.
2 가열소독한 유리병에 포도를 담고 사이
  사이에 설탕을 뿌린 다음 소주를 붓고
  밀봉해서 2~3개월간 서늘한 곳에 보관
  했다가 마신다.

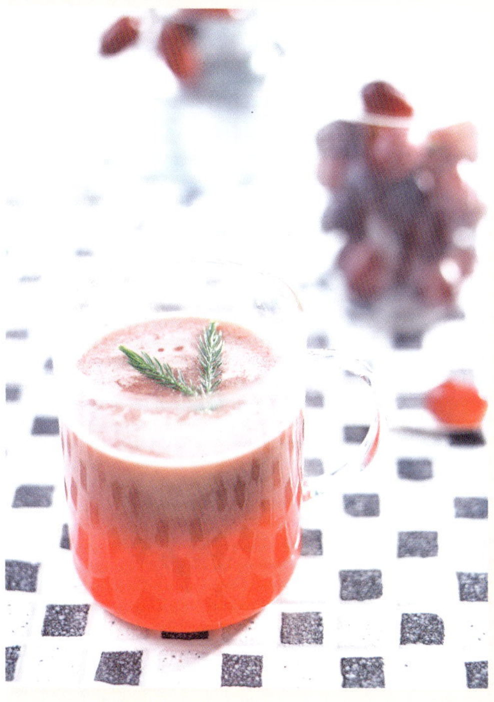

포도아이스주스

주재료 포도 200g, 설탕 1작은술,
물 1/2컵, 레몬 1/2개

1 포도는 흐르는 물에 깨끗이 씻는다.
2 손질한 포도는 주서로 즙을 내 설탕, 레
  몬즙, 물과 고루 섞는다.

047 호두

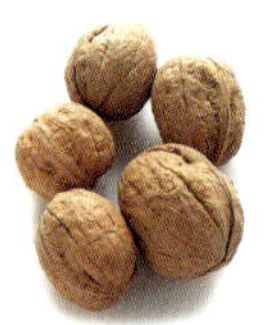

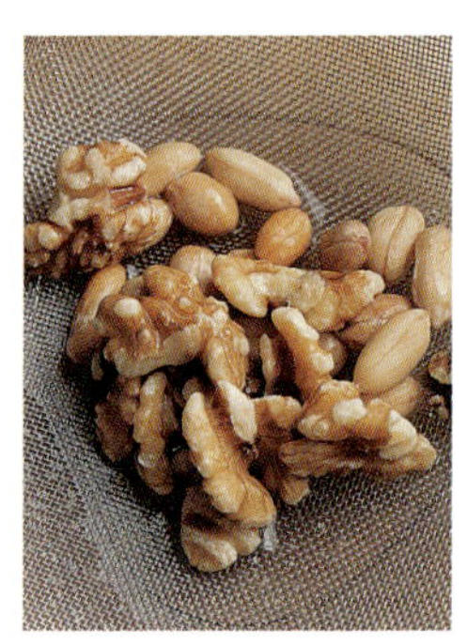

호두는 맛이 달고 성질은 따스합니다. 고단백 식품인데, 질적이나 양적인 면에서 육류보다 좋은 단백질 공급원입니다. 특히 트립토판과 아미노산의 함량이 풍부합니다.

마그네슘, 망간, 철, 칼슘, 비타민 A · B · C · E 등을 다량 함유하고 있으며, 지방은 리놀산 · 리놀렌산 · 올레인산이 많습니다. 그래서 호두를 강장장수의 열매라 하여 일명 '만세자' 라고 하지요.

피부를 윤택하게 하고 머리털을 검게 합니다

〈동의보감〉에 호두는 "살찌게 하고 몸을 튼튼하게 하며 피부를 윤택하게 하고 머리털을 검게 하며 기혈과 하초명문을 보한다"고 했습니다.

실제로 개에게 호두 섞인 사료를 먹이면 몸무게가 빨리 늘어난다고 합니다.

호흡기질환에 좋고 건뇌식품입니다

호두는 모양이 폐를 닮았고, 또 뇌를 닮았다고 해서 가래와 기침을 삭이는 등 호흡기질환에 좋고, 또 건뇌식품으로서 뇌세포를 활성화시키고 신경안정제 역할을 하며, 불면증에 좋습니다.

콜레스테롤을 조절합니다

혈청 알부민을 늘리고, 콜레스테롤의 체내합성 및 산화와 배설에 일정한 영향을 미쳐 콜레스테롤을 조절해 줍니다. 이외에 장을 부드럽게 하여 배변을 순조롭게 하고, 비뇨기결석에도 좋습니다.

Good 잘 맞는_음식궁합

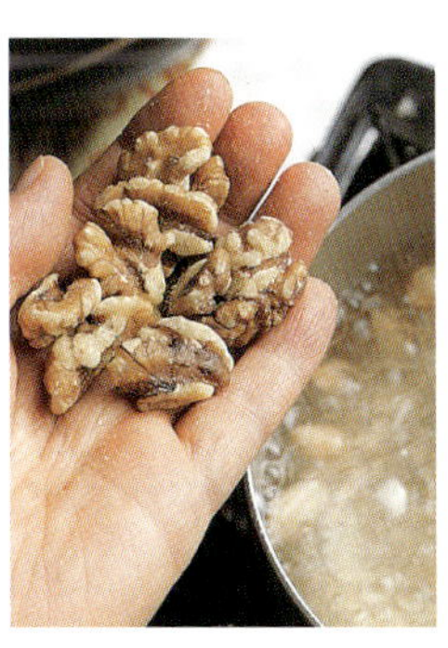

호두와 인삼 · 합개

호두와 인삼을 배합하면 출산 후 숨찰 때 좋습니다. 한편 호두와 합개를 배합하면 신장 기능이 허해서 천식이 심해 숨찰 때 좋고요.
합개는 뿔도마뱀인데, 암수 한 쌍을 함께 써야 합니다. 초강력 강정제입니다.

호두와 두충 · 파고지

호두 · 두충 · 파고지를 배합하면 신장 기능이 허해서 온 요통이나 허리와 무릎에 힘이 없거나 몽정에 효과가 있습니다. '청아환' 이라는 처방입니다. 한편 호두와 구기자를 배합하면 허리와 다리가 새큰거리고 힘이 없으며 혹은 정액이 힘없이 저절로 흘러내릴 때 효과적입니다.

호두와 매실

매실을 먹고 치아가 신 경우에는 호두를 먹으면 풀립니다.

호두와 대추

호두와 대추를 배합하면 훌륭한 스태미나 음식이 됩니다. 청나라 서태후가 늙어서도 정력과 고운 살결을 유지했다는 비결이 여기에 있습니다. 속껍질까지 벗긴 호두를 물에 불린 쌀 150g과 함께 빻아 물과 꿀을 적당히 넣고 끓인 다음 씨를 바른 대추를 넣어 먹으면 됩니다.

호두와 합환피

호두와 합환피를 배합하면 고혈압이나 뇌동맥경화증을 겸한 발기부전에 특히
효과적입니다.
합환피는 부부관계를 희열과 '합환' 의 경지에 이르게 한다는 약인데, 호두처럼
훌륭한 신경안정제이며, 정력강화제입니다.

호두와 은행 · 곶감

호두 · 은행 · 밤 · 대추 · 생강을 배합하면 기가 허하여 기침할 때 좋습니다.
'오과다' 라는 처방입니다.
한편 호두와 곶감을 배합하면 기침에도 좋고 콜레스테롤을 떨어뜨리는 데도 효
과가 있습니다.

○● 호두로 만들 수 있는 궁합 맞춘 음식

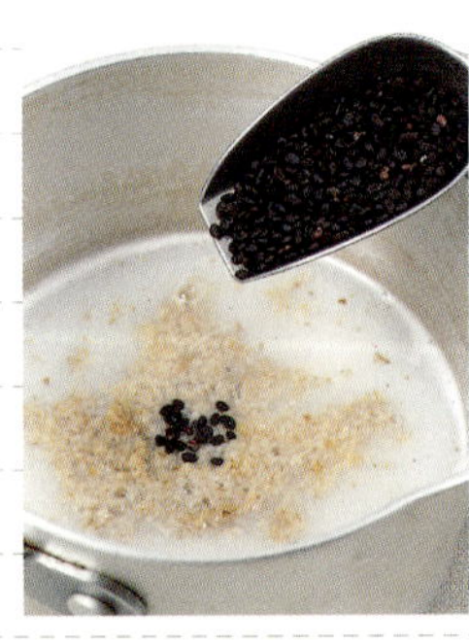

호두는 날로도 먹고 죽을 쒀 먹기도
합니다. 호두죽은 기를 보강하는 데
좋고 불면증에도 좋다고 알려져 있
습니다. 청나라 이홍장이 프랑스 공
사의 불면증에 호두죽을 권유해서
고질적인 병세를 완치했다는 일화가
전해져 올 정도입니다.
또 속껍질을 벗긴 호두 속살을 기름
에 볶아서 간장에 넣어 두었다가 먹어도 좋은데, 이것을 '호두
장' 이라고 합니다.
이외에도 껍질 벗긴 호두를 갈아 핫케이크 가루와 우유를 섞어
반죽해서 프라이팬에서 구워 드세요.
껍질을 벗긴 호두에 녹말을 씌워 기름에 볶아도 맛있습니다.
혹은 호두를 기름에 튀긴 다음 설탕을 뿌려 먹거나 호두강정, 호
두엿, 호두장아찌 등을 해 먹어도 좋습니다.
그러나 여름철에는 호두를 먹지 않는 것이 좋습니다. 해를 넘겨
4~5월이 지나면 기름기가 절어서 맛도 없고 산화되어 독성이
생기고 영양가도 떨어집니다.

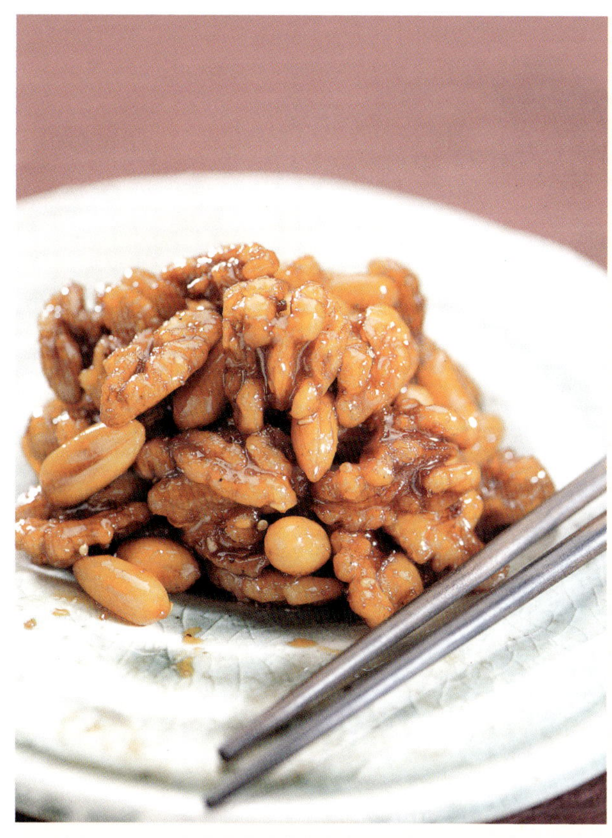

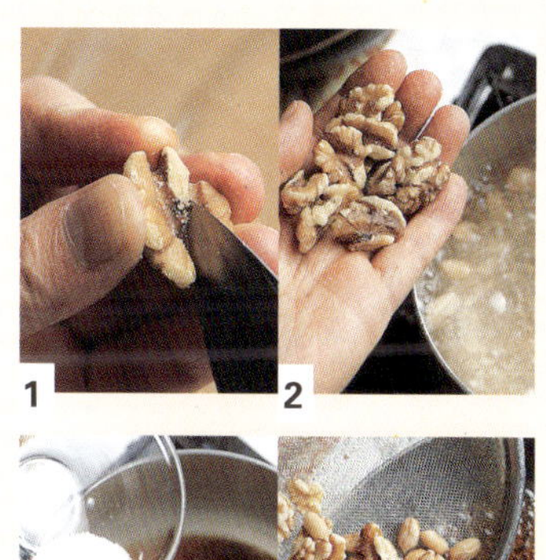

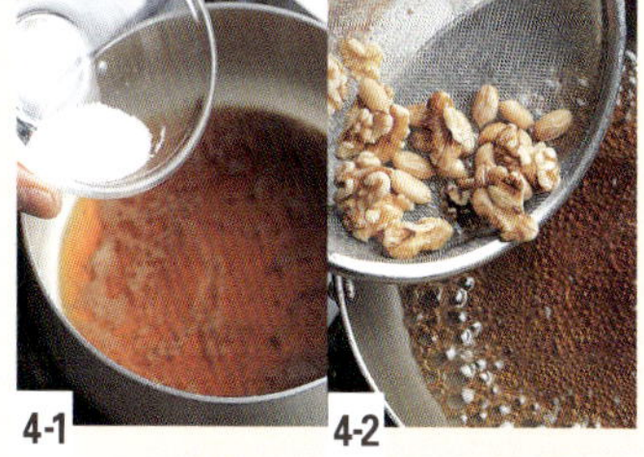

호두와 땅콩의 만남

호두장과

주재료 호두살 200g,
생땅콩(속껍질 붙은 채로)
200g, 식초 조금
[조림장] 간장 4큰술,
맛술 3큰술, 물 1컵,
설탕 1큰술반, 물엿 3큰술

1 호두는 발라 낸다.
2 끓는 물에 식초를 조금 넣고 물이 끓기 시작하면 생땅콩을 넣고, 8분간 삶다가 호두살을 넣고 함께 2~3분간 정도 더 삶아 떫은맛을 없앤다.
3 땅콩과 호두살을 건져 찬물에 헹군 다음 체에 받쳐 물기를 뺀다.
4 조림장을 섞어 불에 올려 끓으면 삶은 땅콩과 호두를 넣고 윤기 나게 조려 완성한다.

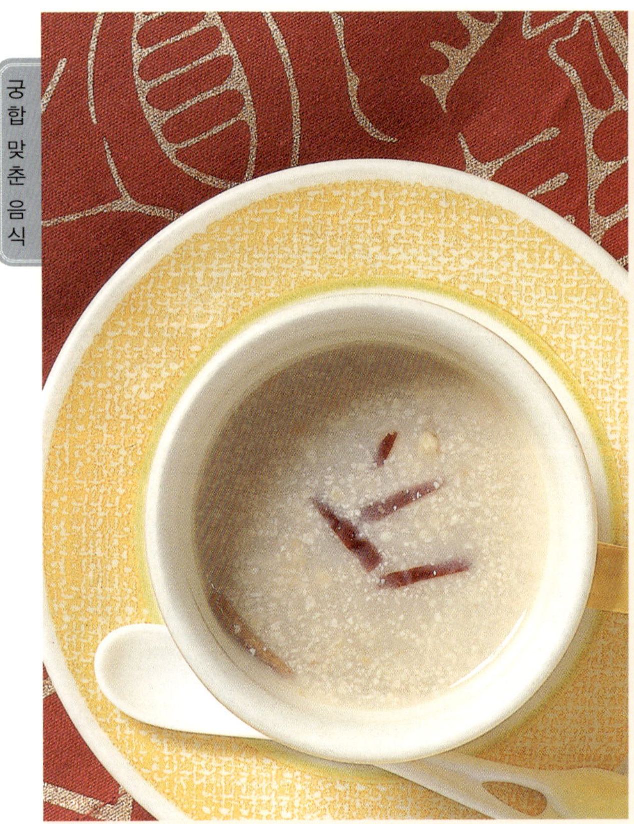

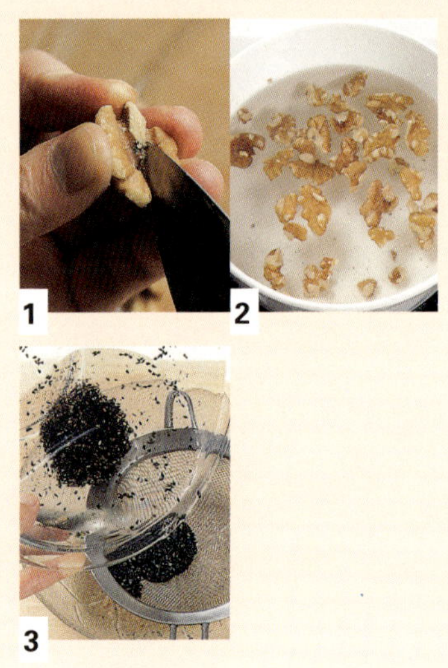

호두와 검은깨의 만남
호두검은깨차

주재료 호도 10알,
검은깨 1/4컵

1 호두는 살짝 데쳐서 이쑤시개로 속껍질을 벗겨낸다.
2 속껍질 벗긴 호두를 끓는 물에 데친다.
3 검은깨는 깨끗이 씻어서 돌이 없도록 잘 일은 다음 체에
건진다.
4 껍질을 벗긴 호두와 검은깨를 함께 분마기에 곱게 갈아 가
루를 만든다.
5 호두와 검은깨 간 것을 물 한 컵에 타서 꿀 조금으로 맛을
내어 자주 마신다.

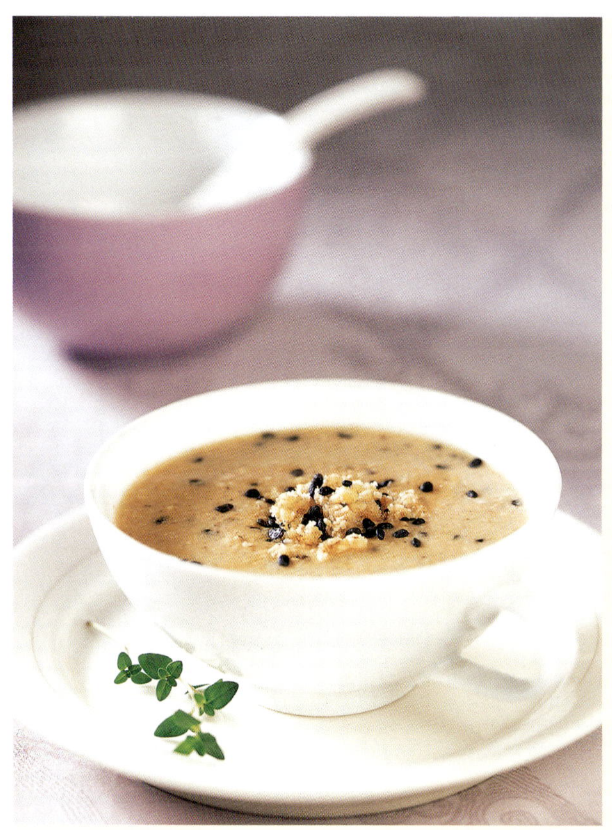

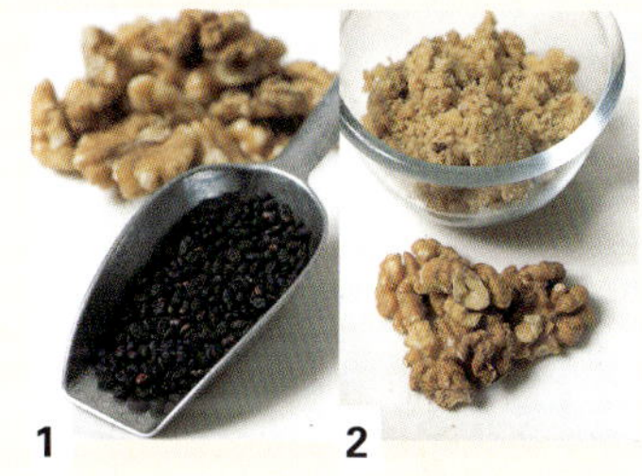

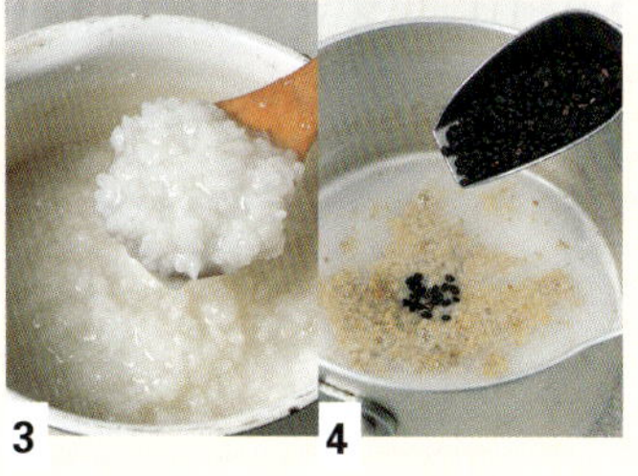

호두와 파고지의 만남
파고지호두죽

주재료 파고지 40g,
호두 80g, 쌀 1/2컵, 물 4컵,
소금 약간

1 파고지는 한약재상에서 구입한다.
2 호두는 껍질을 벗긴 것으로 준비해 굵직하게 다지거나 커터에 간다.
3 쌀은 깨끗하게 씻어 불린 후 커터나 믹서에 곱게 갈아 냄비에 담고 물을 붓고 끓인다.
4 쌀알이 충분히 퍼지면 파고지와 호두를 넣어 저어가며 죽을 끓인다.
5 불에서 내리기 전에 소금을 약간 넣어 간한다.

	잘 맞는 음식궁합	
감	감과 우유, 꿀	우유와 꿀을 섞어 달여 마시면 궁합이 잘 맞는다
	감과 무	중풍을 예방한다
	감과 들깨	방광염에 좋다
귤	귤과 꿀	심한 기침에 좋다
	귤씨와 두충	요통과 아랫배가 아프면서 소변을 보지 못하는 데 효과가 있다
	귤씨와 호두	술독으로 콧등이 붉어진 딸기코에 효과가 있다
귤껍질	귤껍질과 살구씨	변비에 좋다.
	귤껍질과 생선	생선과 게를 먹고 중독 된 데 효과가 있다.
	귤껍질과 생강	감기에 좋다
	귤껍질과 미나리뿌리	심한 기침, 가래에 좋다
	귤껍질과 감초	폐를 보하고, 기침에 좋으며, 젖몸살을 앓을 때도 좋다
	귤껍질과 대나무 속껍질	딸꾹질을 멈추게 한다
다래	다래와 생강	속이 느글거리고 구역질 날 때 좋다
	다래와 꿀	심한 갈증 효과를 상승시킨다
	다래와 금귤 뿌리	고환이 한쪽으로 처지는 증상에 효과가 있다
대추	대추와 통밀	여성이 자주 슬퍼하고 잘 울고, 자주 하품할 때 효과가 있다
	대추와 찹쌀	대추는 찹쌀에 부족한 칼슘과 철분을 보충해 준다
	대추와 보리	비위장 소화기를 보강한다
	대추와 미나리뿌리	혈청 콜레스테롤을 떨어뜨린다
도토리	도토리와 소금	도토리의 쓴맛을 뺀다
	도토리와 생강	설사에 효과가 있다
딸기	딸기와 검은콩	딸기와 콩 속의 영양분을 모두 살릴 수 있다
	딸기와 파인애플	빈혈에 좋다
	딸기와 파프리카	감기 예방과 피부미용에 좋다
	딸기와 식초	상큼한 맛을 느낄 수 있다
	딸기와 우유	딸기에 부족한 단백질, 칼슘 등을 보강할 수 있다
	산딸기와 구기자	정액을 보충하고 정력을 돋우며, 골수를 보한다
땅콩	땅콩과 식초	흰머리도 검어지고 시력도 돌아오며, 발기력도 되살아난다. 또한 당뇨병을 예방하며, 변비나 설사에 효과가 있다. 피로 회복, 혈압안정, 기억력 증진시키고, 혈액이 맑아지고 식욕이 좋아진다
레몬	레몬과 바나나	체액의 산성화를 막아준다
	레몬과 사과	피로회복에 좋고, 감기로 기침을 하거나 목이 아플 때 효과가 있다
	레몬과 굴	레몬을 떨어뜨리면 냄새 제거에 효과적이며, 굴의 철분 이용률도 향상된다

	레몬과 포도	피로회복에 좋다
	레몬과 우유	우유 냄새를 제거하는데 효과적이다
	레몬과 인삼	체력을 강화한다
	레몬과 소금	기가 치밀어 오르는 것을 내리고, 위장이 더부룩한 증상에 좋다
	레몬과 차조기	여름에 타는 것을 방지하고, 겨울에 감기에 걸리는 것을 낫게 한다
	레몬과 생강	전신을 따뜻하게 하고, 열을 떨어뜨리는 데 효과가 있다
매실	매실과 호두	매실을 먹고 치아가 실 경우에 효과가 있다
	매실과 차조기	설사, 폐렴, 기관지염, 감기 등에 좋다
	매실과 달래	피부에 탄력을 주고, 빈혈에 좋으며, 간 기능을 돕는다
	매실과 생선, 육류	스태미나가 부족할 때, 술을 마신 후 설사, 복통에 좋다
	오매와 꿀	구토와 설사가 번갈아 나는 데 좋다
	오매와 국수	국수를 먹고 체한 데 좋다
	오매와 개구리밥	가루비누를 만들어 사용하면 주근깨가 없어진다
	오매와 검은콩, 녹두	숙취에 좋다
	백매와 녹차	이질이나, 설사에 피가 나오는 데 효능이 있다
멜론	멜론과 파인애플	얼굴 불그스름한 비만체질의 고혈압에 좋다
	멜론과 딸기	구강 질환에 좋으며, 특히 담배를 많이 필 때 좋다
	멜론과 바나나	소아나 노인, 과로나 심한 운동을 하는 경우 에너지원으로 좋다
모과	모과와 생강	가래와 기침에 좋다
	모과와 계피	궁합이 잘 맞는 음식이다
	모과와 소금	관절과 근육질환 및 감기나 호흡기질환 치료에 효과가 있다
바나나	바나나와 달걀	간 기능 회복에 좋다
	바나나와 딸기	피부 미용에 좋고, 배변을 촉진한다
	바나나와 굴	암 퇴치 작용이 활발해지며, 항빈혈작용도 강화한다
	바나나와 견과류	빈혈과 부정맥에 효과가 있다
밤	밤과 쇠고기	음식궁합이 잘 맞는다
	밤과 양고기	양고기의 노린내를 없앤다
	밤과 은행	기력을 증진시킨다
	밤과 더덕	음식궁합이 잘 맞는다
	밤과 설탕	만성설사에 효과가 있다
	밤과 돼지콩팥	과로나 지나친 성생활, 만성병으로 인하여 식은땀이 나거나 허리가 시큰거릴 때 좋다

배	배와 무	해독작용을 한다
	배와 쌀	심장의 풍열과 소아의 경기에 좋다
	배와 두유	콜레스테롤을 떨어뜨리고 혈압을 안정시킨다
	배와 꿀	가래가 나오는 기침을 하며 목이 아프고 열이 날 때도 좋다
	배와 후추	갑자기 나는 기침에 좋다
	배와 검은콩	기침으로 담이 나오고 숨이 찬 데 좋다
	배와 식초	피로로 인한 주의력 감퇴, 과식과 갈증 억제에 효과가 있다
	배와 연근	변비나, 방광염, 또는 가래가 많을 때 좋다
	배와 육류	배는 육류의 자극을 완화하고, 소화를 돕는다
	배와 정향	소화불량이나 구토에 좋다
사과	사과와 소금	고혈압에 좋다
	사과와 로열젤리	훌륭한 자양강정주가 된다
	사과와 인삼	수술 후 상처가 빨리 아물고, 원기회복 효과에 좋다
	사과와 당근	정장작용에 좋다
	사과와 양배추	장과 피부가 깨끗해지며, 피가 맑아진다
	사과와 무잎	체내 노폐물 정화에 좋다
	사과와 호박	폐암 예방에 좋다
	사과와 키위	함께 두면 부드럽게 익는다
	사과와 레몬즙	장을 튼튼하게 해주고, 설사나 변비에 모두 이롭다
복숭아	복숭아와 요구르트	변비 예방에 효과적이다
	복숭아와 사과	변비와 피로회복에 좋다
	복숭아와 바나나	변비에 좋으며, 술독과 니코틴 독을 해독한다
	복숭아와 파인애플	가래와 기침 증상을 완화해주며, 월경 불순을 개선한다
	복숭아씨와 잣, 산앵도씨	노약자의 변비 치료에 좋다
	복숭아씨와 홍화	월경을 통하게 하며, 어혈을 없앤다
	복숭아씨와 보리	산후 조리에 좋다
살구	살구와 감	숙취 해소에 좋다
	살구와 설탕	설탕을 넣어 잼으로 만들면 먹기가 좋다
	살구와 육류	고기를 부드럽게 한다
	살구와 천문동	심장과 폐를 부드럽고 촉촉하게 한다
	살구와 요구르트	가래를 없애주고 천식을 가라앉히는데 매우 효과가 좋다
	살구씨와 꿀	기침에 좋다
	살구씨와 호두	오래된 천식과 기침에 좋다
	살구씨와 복숭아씨	천식에 좋다
	살구씨와 계피	인후통, 편도선염에 좋다

	살구씨와 개고기	개고기를 먹고 체한 데 좋다
	살구씨와 두부	두부를 먹고 체한 데 좋다
	살구씨와 사과 · 우유	목소리를 곱게 한다
석류	석류와 깽깽이풀	맛이 신 석류를 먹을 때 속 쓰림을 방지한다
	석류와 가죽나무뿌리	설사와 냉이 심할 때 좋다
	석류와 측백나무 껍질	요실금 치료에 효과적이다
	석류껍질과 설탕	설사를 멈추게 한다
	석류껍질과 가지	대변출혈로 안색이 누렇게 된 것을 치료한다
	석류껍질과 감초	고질적인 기침과 천식에 효과가 있다
	석류껍질과 빈랑	구충제로 좋다
	석류씨 가루와 양배추	만성위염에 좋다
수박	수박과 멜론	고혈압과 부종에 좋다
	수박과 수박껍질	수박 먹고 체한 데 수박껍질이 좋다
	수박과 복숭아	간 기능이 좋아진다
	수박과 셀러리	고혈압을 개선할 수 있다
오미자	오미자와 인삼 · 맥문동	심장을 강하게 하고, 맥박에 생기를 불어 넣는다
	오미자와 인삼 · 당귀	뇌세포의 생명력을 연장시키고 기억력을 증진시킨다
	오미자와 녹두	여름을 타는 주하병에 좋다
	오미자와 구기자	간장 기능 강화와 피로회복에 좋다
	오미자와 토사자	눈이 침침하고 허리와 다리가 힘없고 새큰거릴 때 효과적이다
유자	유자와 구기자	숙취에 좋다
	유자와 오리나무	알코올성 지방간을 예방할 수 있다
	유자와 된장	식욕을 돋우고 소화를 촉진하며 위염을 개선할 수 있다
	유자와 잉어	복부수술 후 소변이 시원치 않을 때 좋다
	유자와 차조기	식중독으로 인한 복통, 두드러기에 좋다
	유자와 무	가래 기침에 좋다
	유자와 쌀겨	배합하여 목욕을 하면 피부가 부드러워진다
은행	은행과 참기름 · 대추 · 꿀	은행을 좀 더 맛있게 먹을 수 있다
	은행과 가시연꽃씨	속칭 '냉' 이라 불리는 대하증에 좋다
	은행과 마	소변이 잦거나 소변실금, 야뇨에 좋다
	은행과 구기자	오후에 미열이 오르고 뺨이 발개지고 갈증과 마른기침이 있을 때 좋다
	은행과 호두	기침과 천식에 좋다
	은행과 대추	어지럽고 눈썹과 눈썹 사이가 아픈 데 좋다
	은행과 쑥	가래를 삭이고 천식을 가라앉힌다
	은행과 게	은행의 독으로 피부염을 일으켰을 때 사용하면 좋다
	은행과 돼지기름	소변이 잦거나 대하증에 효과가 좋다

자두	자두와 시금치	빈혈에 좋다
	자두와 사과	변비에 좋고, 피로회복에 좋다
	자두와 자몽	식욕이 증진되고, 감기 예방 및 피로 회복에 좋으며 숙면에 도움을 준다
	자두와 파파야	식욕이 증진되고 육류 소화에 도움이 된다
	자두와 참외 · 수박	더위로 갈증이 심할 때 좋다
잣	잣과 해조류 · 우유	칼슘 성분을 보충해 준다
	잣과 오미자	귀울림에 좋으며, 피로와 정서불안에 좋다
	잣과 산수유	귀울림에 좋으며, 신장 기능 강화에 좋다
	잣과 찹쌀 · 생지황	지혈작용을 한다
	잣과 바나나	변비에 좋다
	잣과 밤	만성 기침을 치료하며, 태아를 안정시키고, 하체가 약한 데 좋다
	잣과 생강	설사에 좋다
참외	참외와 돼지고기	돼지고기는 참외를 먹고 체한 데 좋다
	참외껍질과 과일	참외껍질은 과일을 먹고 체한 데 좋다
	참외줄기와 수박넝쿨	고혈압 치료에 좋다
	참외 꼭지와 김치국물	간질로 침을 줄줄 흘릴 때 좋다
	참외 씨와 석류씨	구취 제거에 좋다
	참외와 꿀	늑막염 증상을 완화한다
키위	키위와 쇠고기	고기를 부드럽게 해 준다
	키위 뿌리와 호장 뿌리	위암에 효과가 있다
	키위와 대추	불면증을 개선할 수 있다
탱자	탱자와 쑥	만성위염에 효과가 있다
	탱자와 엄나무	'오십견' 즉, 어깨관절주위염에 효과가 있다
	탱자와 여름밀감	늑간신경통 · 좌골신경통에 효과가 있다
	탱자와 부추씨	비장을 손상해 유정, 몽정하는 것을 다스리는 데 효과가 있다
	탱자와 상추씨	모유분비를 촉진하고 젖몸살에 효과가 있다
	탱자와 민들레	두드러기에 효과적이다
토마토	토마토와 육류	육질을 부드럽게 해주고 느끼한 맛을 중화시킨다
	토마토와 양파	피로회복에 좋고, 혈관을 튼튼하게 한다
	토마토와 부추	피부미용에 좋고 다이어트에 효과가 있다
	토마토와 사과	함께 주스를 만들면 맛이 좋아진다
	토마토와 딸기	칼륨이 많은 토마토와 칼륨의 적은 딸기를 배합하면 좋다

포도	포도와 배	기침에 좋다
	포도씨 기름과 야채	성인병 예방에 효과가 있다
	포도주와 카레	입맛을 돋우고, 소화 흡수가 쉽고, 피로회복에 좋다
	머루와 요구르트	임포텐츠와 폐결핵에 좋다
호두	호두와 인삼	출산 후 숨찰 때 좋다
	호두와 합개	신장 기능이 허해서 천식이 심해 숨찰 때 좋다
	호두와 두충·파고지	신장 기능이 허해서 온 요통이나 몽정에 효과가 있다
	호두와 매실	매실을 먹고 치아가 신 경우에 효과가 있다
	호두와 대추	정력과 고운 살결 유지에 효과가 있다
	호두와 합환피	고혈압이나 뇌동맥경화증을 겸한 발기부전에 효과적이다
	호두와 은행	호두, 은행, 밤, 대추, 생강을 배합하면 기침할 때 좋다
	호두와 곶감	기침에 좋고 콜레스테롤을 떨어뜨리는데 효과적이다

맞 지 않 은 음 식 궁 합		
감	감과 게	복통과 설사를 일으킬 수 있다
	감과 술	술을 마신 후 연시를 먹으면 위통이 생기고 술에 더 취한다
귤	귤과 게	종기를 앓기 쉽다
대추	대추와 파	상극관계이다
	대추와 생선	맞지 않는다
도토리	도토리와 감	변비나 어지럼증을 일으킬 수 있다
딸기	딸기와 설탕	딸기의 비타민 B_1과 사과산, 구연산 등이 파괴된다
땅콩	땅콩과 술	혈액의 균형을 깨고, 숙취를 조장한다
모과	모과와 쇠	서로 궁합이 맞지 않는다
밤	밤과 인삼	궁합이 맞지 않는다
복숭아	복숭아와 삽주	음식궁합이 맞지 않다
	복숭아와 자라	음식궁합이 맞지 않다
	복숭아와 게	복통을 일으킨다
	복숭아와 장어	설사를 일으킨다
수박	수박과 튀김	수박의 수분이 위액을 희석해 소화를 방해한다
자두	자두와 육류	오리고기, 참새고기, 닭고기의 배합은 좋지 않다
토마토	토마토와 설탕	설탕은 토마토의 비타민 B의 당분대사 작용을 방해한다

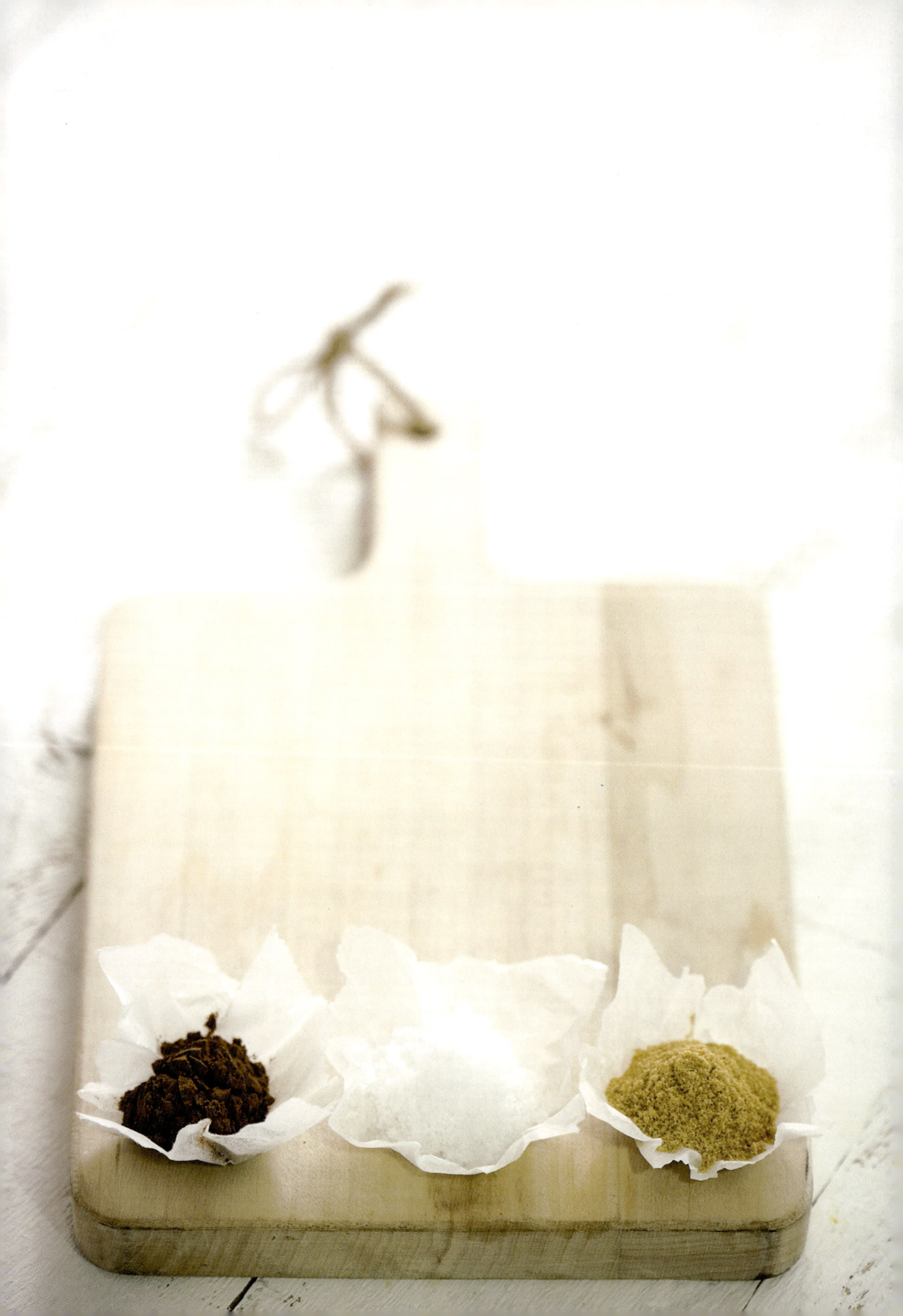

3장

양념
음식궁합

음식을 만들 때 보조식품으로 사용하는 양념은 음식 맛을 결정하는 역할도 크지만 음식궁합을 맞춰주는 감초다. 어떤 양념을 어떻게 쓰느냐에 따라 음식 안에 포함되어 있는 독소를 제거해 주기도 하고 약효 성분을 살려 건강을 돕는 음식으로 변화를 주기도 한다. 또한 양념 자체가 지니고 있는 각각의 성분이 약효가 뛰어나서 건강식품으로 분류해도 무리가 없을 정도다. 예를 들어 파, 마늘, 생강, 카레, 식초, 겨자, 꿀 등이다. 이런 양념류는 각종 증세를 다스리고 건강한 식생활을 하는데 눈에 보이지 않게 큰 역할을 담당한다.

048 겨자

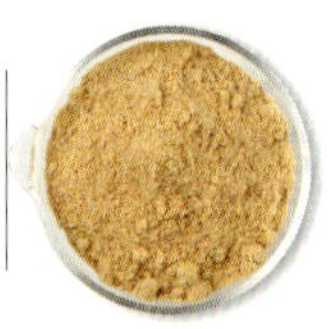

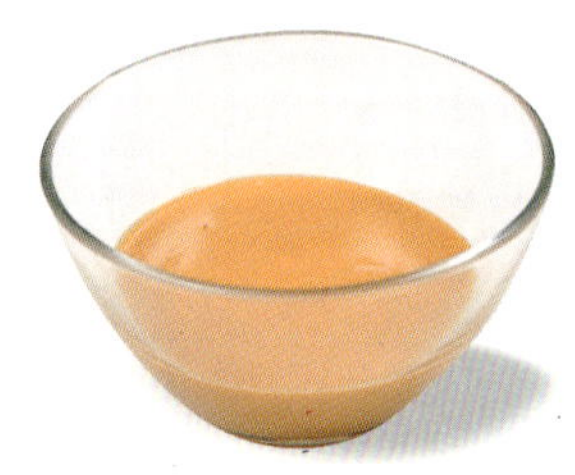

겨자는 맛은 맵고 성질은 덥습니다. 코를 찌르는 매운 맛과 자극성은 시니그린이라는 성분 때문인데, 특유의 맛과 향은 물에 개었을 때 미로진의 작용에 의해 정유가 생겨 만들어집니다. 이 특이한 향과 자극성 때문에 향신료로 쓰거나 물에 개어 샐러드의 조미료로 씁니다. 겨자를 조미료로 쓰면 타액의 분비와 디아스타제의 작용을 활발하게 합니다.특히 동양 겨자는 특유의 향기와 톡 쏘는 매운맛이 있어 좋습니다. 그러나 서양겨자는 씨에서 기름을 짜낸 후 얻은 부산물로 만들기 때문에 매운맛이 덜한 반면 변질이 쉽게 안 된다는 장점이 있습니다.

위장을 따뜻하게 하고 복통을 가라앉힙니다

겨자씨는 심장 박동을 안정시키고, 위액과 췌액 분비를 증가시키며, 복부를 따뜻하게 해 줍니다. 그래서 위장이 냉하여 잘 토할 때나 심통 · 복통을 가라앉히며, 심한 딸꾹질도 멈추게 합니다.

기침과 가래를 가라앉힙니다

진해거담 작용까지 합니다. 그래서 기침이 심하고 묽은 가래가 한없이 나오며 가슴과 옆구리가 그득하고 아플 때 좋습니다.

타박상, 급성인후염을 다스립니다

타박상으로 어혈이 생긴 때나 요통을 다스리며, 급성인후염 따위로 목이 부어 음식을 삼키기 곤란할 정도로 심한 통증이 있는 증상을 다스립니다. 단, 많이 먹으면 구토를 일으키고, 더 많은 양을 먹으면 위와 장에 강한 자극을 줍니다.

Good **잘 맞는_음식궁합**

겨자와 육류, 생선

겨자와 스테이크, 생선은 궁합이 잘 맞습니다. 겨자는 육류와 생선의 냄새를 없애고 타액 분비를 촉진하고 디아스타제의 작용을 활발하게 하기 때문에 육류나 생선 요리에 곁들이면 그만입니다.

겨자와 당밀

겨자씨가루와 당밀을 반반 섞어서 1회 4g씩, 1일 3회 온수로 복용하면 천식 치료에 도움이 된다고 알려져 있습니다.

겨자와 술 · 식초

겨자와 술, 식초를 함께 갈아서 즙을 내어 먹으면 가슴앓이 치료에 좋다고 합니다. 〈동의보감〉의 처방입니다. 겨자를 갤 때도 술과 식초를 조금 곁들이면 좀더 오래 보존할 수 있습니다. 겨자는 열성 식품으로 몸이 찬 사람에게 좋습니다.

plus one ○● 여러 증상에 효과 있는 겨자 찜질

겨자로 찜질을 하면 몸의 표면에 열을 가해 몸속에 있는 울혈을 흩어지게 합니다. 폐렴, 기침, 감기, 요통, 좌골신경통, 관절염, 디스크, 월경통 등 여러 가지 증상에 효과가 있습니다. 찜질을 하는 법은 겨자가루와 우리밀가루를 적당한 비율(7:3 정도)로 혼합한 다음 미지근한 물로 반죽을 해 원하는 부위에 거즈를 대고 붙이면 됩니다. 한 자리에 20분 이상 붙이면 안 되며 1일 1~2회면 적당합니다.

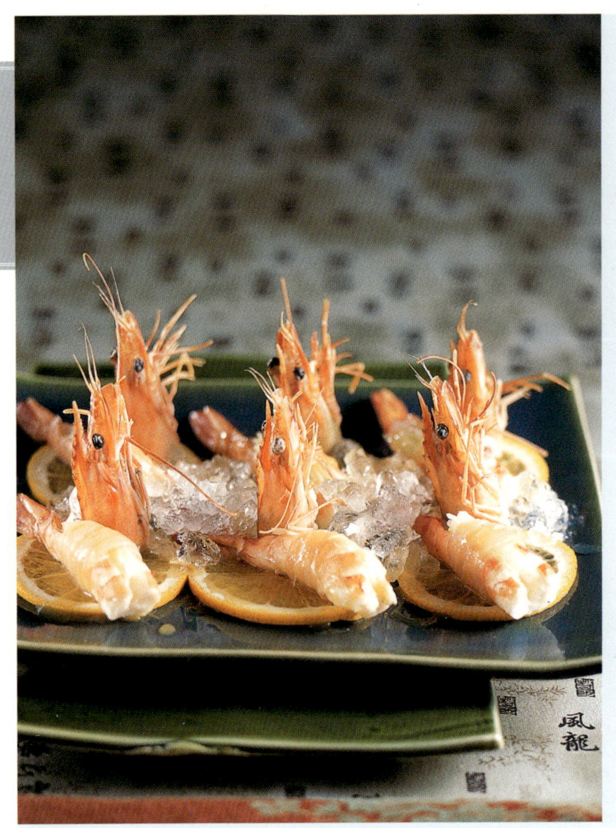

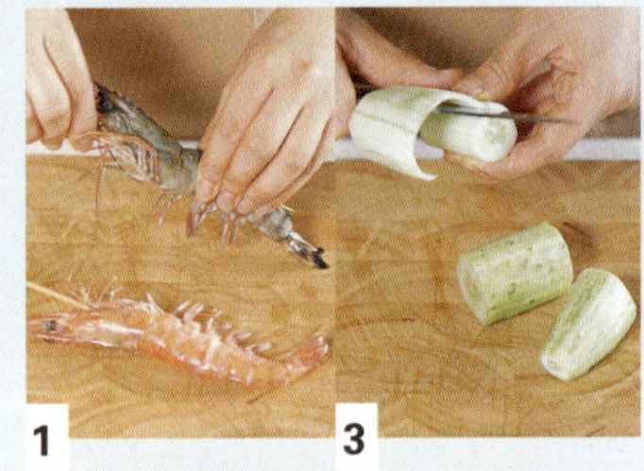

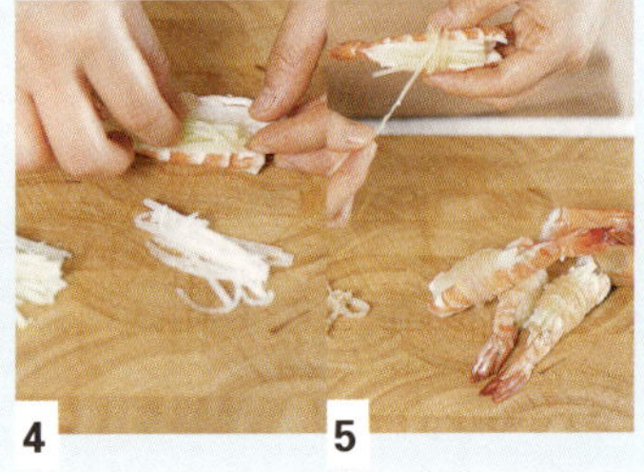

겨자와 해파리의 만남
해파리대하냉채

주재료 대하 10마리,
오이 1개(150g), 배 1/4개,
해파리채 80g, 오렌지 1개,
산적꼬치 10개

[겨자소스] 겨자 갠 것 4큰술,
마요네즈·설탕 2큰술씩,
레몬즙 2큰술, 식초 1큰술,
소금 조금

1 대하는 꼬리에서 머리까지 산적용 대꼬치로 찔러 삶았을 때 구부러지지 않게 준비하여 끓는 물에 데친다.
2 한김 식으면 머리와 꼬리는 남겨 두고 껍질을 벗긴 후 등에 칼집을 길게 넣어 살을 책장처럼 펼친다.
3 오이는 속살만 원통 모양으로 돌려 깎아 곱게 채 썰고 배도 곱게 채 썬다. 해파리는 찬물에 여러 번 헹구어 짠맛을 없애고 자르지 말고 길게 준비한다.
4 등을 가른 대하 속에 오이채와 배채를 넣는다.
5 해파리로 위아래를 돌돌 말아 고정시킨 후 오렌지를 동그랗게 썰어 접시에 깔고 그 위에 해파리대하냉채를 돌려 담는다. 겨자소스를 곁들인다.

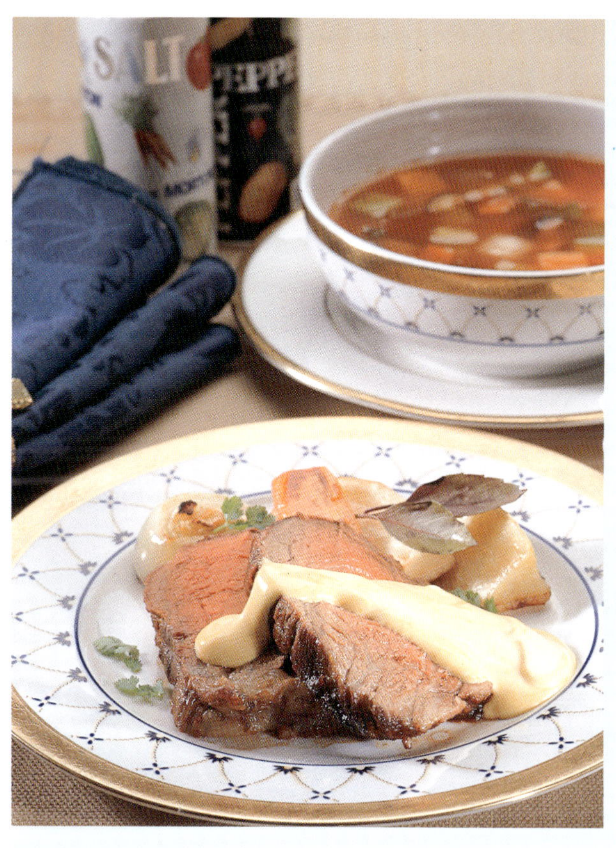

겨자와 쇠고기의 만남
쇠고기로스트

주재료 안심 800g,
적포도주 2큰술,
소금 · 후추 조금씩,
버터 2큰술
[곁들이 야채] 감자 · 당근 ·
양파 · 버터 · 소금 적당량씩
마요네즈 4큰술
[겨자소스]
양겨자 2큰술, 레몬즙 1큰술,
소금 · 흰후추 조금씩

1 안심은 굵은 무명실로 단단하게 묶은 후 소금 · 후추를 뿌려 간이 배면 붉은포도주를 뿌린다. 고기 표면에 버터를 발라 구우면 한결 풍미가 좋고 맛있다.

2 감자와 당근은 5cm 길이로 잘라 4~6등분하여 모서리를 둥글게 다듬어 모양을 낸다. 양파는 1cm 두께로 자른다.

3 감자와 당근은 끓는 물에 소금을 넣고 삶아 물기를 뺀 후 버터에 볶고 양파도 함께 볶는다.

4 고기를 250℃로 충분히 예열한 오븐에 15~20분쯤 구워 노릇하게 색이 나기 시작하면 190~200℃로 낮추어 30분쯤 더 구운 후 접시에 담고 겨자 소스를 곁들인다.

049 꿀

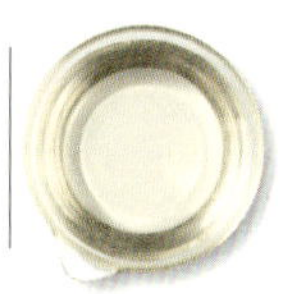

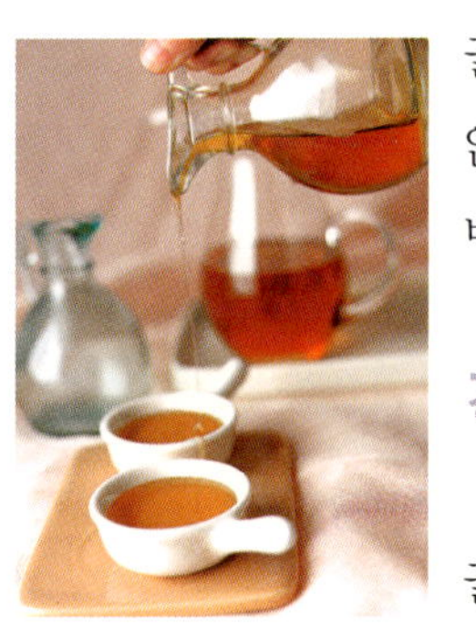

꿀의 주성분은 포도당과 과당으로 더 이상 분해되지 않는 단당류이므로 소화흡수가 잘되고, 즉시 에너지로 바뀌기 때문에 피로회복에 뚜렷한 효과를 발휘합니다.

각종 증세에 효과를 발휘합니다

꿀은 ① 각종 통증성 질환에 진통작용을 합니다. ② 변비나 설사 등 대변을 조절합니다. ③ 진해작용 및 신경안정 작용을 합니다. ④ 새살이 나게 하고 각종 화농성 질환에 소염작용을 합니다. ⑤ 강정작용 및 노화 방지작용을 합니다. ⑥ 비위기능을 강하게 합니다. ⑦ 피부를 윤택하게 합니다. ⑧ 각종 부인과질환을 다스립니다. ⑨ 해독 및 살균작용을 합니다. ⑩ 에너지를 충만케 하고 피로를 회복합니다. 단, 꿀은 파 · 상추 · 기장과 궁합이 안 맞습니다.

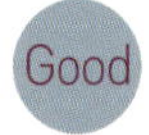 **Good** 잘 맞는_음식궁합

꿀과 검은깨

꿀과 검은깨를 배합하면 허약체질의 변비 치료 및 여위고 무기력한 여성의 냉증에 좋습니다. 둘 다 자양 · 강장하며, 변비에 좋고, 허약체질을 개선해 주며, 열에너지를 충족시켜 주기 때문입니다. 볶은 검은깨를 꿀에 개어 드세요.

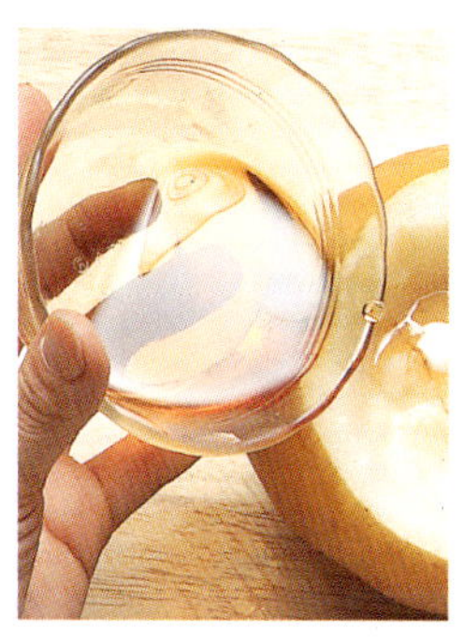

꿀과 검은깨를 배합한 것을 외용하면 치질이나 치핵 예방과 치료에 도움이 됩니다. 검은깨 달인 물에 꿀을 진하게 타서 항문을 자주 씻어 주세요.

꿀과 매실

꿀과 매실을 배합하면 목이 쉬거나 갈증이 심한 데 좋습니다. 꿀은 목을 부드럽게 하고 갈증을 달래 주며, 매실도 침의 분비를 촉진해 갈증을 달래 줍니다.

꿀과 두유

꿀은 소염작용이 강하고 두유는 이뇨작용을 하므로 둘을 배합하면 방광염에 좋습니다. 두유를 따끈하게 데워 꿀을 녹이고 식기 전에 드세요.

꿀과 녹차

꿀은 살균력이 강하고 녹차의 타닌도 항균작용을 하며, 둘 다 지사작용을 하므로, 둘을 배합하면 세균성 설사에 좋습니다. 진한 녹차에 꿀을 타서 드세요.

꿀과 생강

꿀과 생강을 배합하면 식욕이 없고 몸이 허약한 데 좋습니다. 강판에 간 생강즙에 꿀을 넣어 마시세요. 위장형 감기에도 좋습니다. 꿀과 무즙을 배합하면 기관지형 감기에 좋으며 차멀미도 예방할 수 있습니다.

꿀과 레몬즙 · 꿀과 사과식초

꿀과 레몬즙 혹은 꿀과 사과식초를 배합하면 불면증을 개선하고 비만을 해소합니다.

꿀과 코코아

꿀과 코코아를 배합하면 입 안이 잘 헐 때 좋습니다. 꿀은 소염 및 살균작용을 하며, 코코아는 점막 염증을 소염 및 수렴하기 때문입니다. 코코아는 이뇨와 강장 효과도 있습니다. 입 안이 헐었을 때 코코아가루를 꿀에 잘 개어 입 안이 헌 곳에 자주 덧발라 줍니다.

꿀과 복숭아꽃가루

꿀과 복숭아꽃가루를 배합하여 내복하면 부종이나 전립선염 치료에 도움이 되고, 외용하면 피부미용에 좋습니다. 복숭아꽃을 따서 서늘한 곳에서 바짝 말려 갈아 적당량의 꿀에 개서 내복 또는 외용합니다.

꿀과 참기름

꿀과 참기름을 배합하여 외용하면 건조성 변비에 좋습니다. 꿀 60g과 참기름 30g을 팔팔 끓인 물과 섞어 고루 저어 내복하거나 관장합니다.

로열젤리와 꿀

로열젤리는 여왕벌의 먹이로 맛이 시고 달며 젖색이고 특이한 냄새가 납니다. 강장 및 강정작용, 조혈 및 생장촉진작용, 강압 및 강심작용, 혈당강하 및 항암작용을 합니다. 로얄젤리와 꿀을 1:9의 비율로 섞어 공복에 5g씩 드세요.

프로폴리스와 율무

프로폴리스는 항염증 및 항바이러스작용, 항산화작용 및 항암작용, 면역력 강화 및 항알레르기작용, 조혈 및 혈류촉진작용 등을 합니다. 미지근한 물에 타서 내복하거나 원액을 외용합니다. 티눈을 치료할 때는 우선 칼로 티눈의 표층 병변 조직을 깎아낸 다음 율무가루를 프로폴리스 원액으로 반죽합니다. 병변 조직보다 약간 크게 떡처럼 만들어 환부에 붙이고 반창고로 고정합니다. 1주 후에 티눈이 빠지는데, 그 자리에 새살이 나올 때까지 매일 갈아 붙이세요.

○● 프로폴리스란?

프로폴리스는 꿀벌이 집을 지으며 집 내부와 외부의 빈틈을 메우기 위해 수액 등과 타액을 섞어 만들어낸 천연 물질입니다. 벌집에 침입하는 벌레나 바이러스 등의 침입을 막기 위해 만든 것이므로 살균력이 굉장히 강합니다.

또, 미네랄이나 비타민, 아미노산, 지방 외에 플라보노이드 함유율이 높아 여러 가지 효능이 있어 관심을 모으고 있지요.

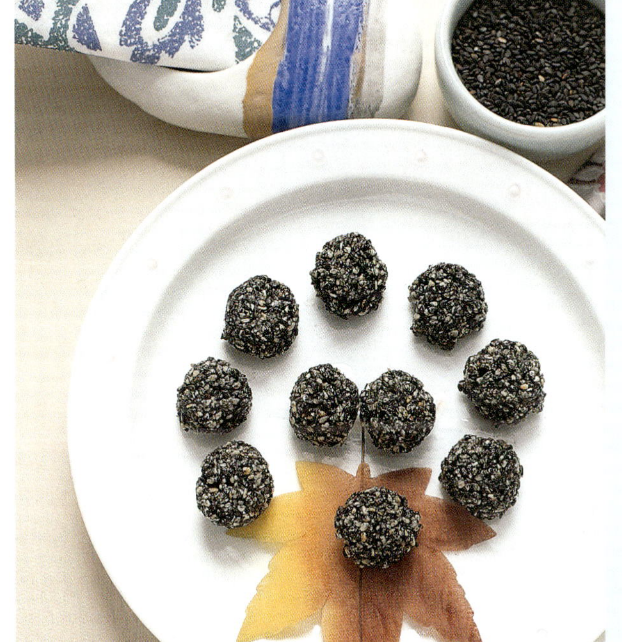

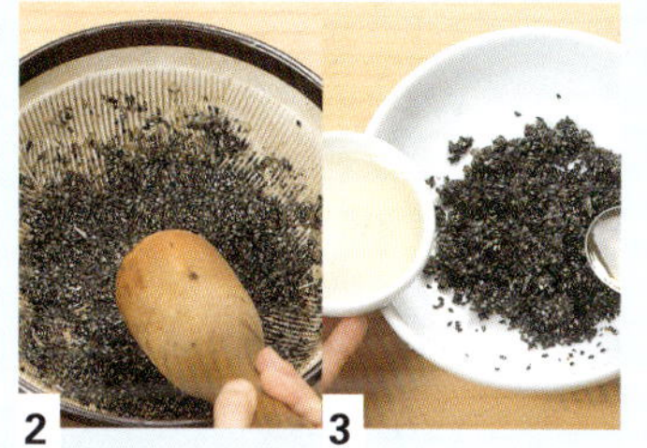

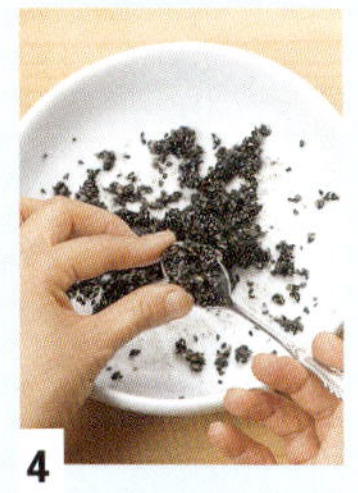

꿀과 검은깨의 만남

검은깨꿀절임

주재료

검은깨 3큰술,
꿀 1작은술

1 검은깨를 깨끗이 씻어 체에 밭쳐 물기를 뺀 다음 센 불에서
   타지 않게 재빨리 볶는다.

2 볶은 깨를 분마기에 넣고 곱게 간다.

3 곱게 간 깨에 꿀을 넣고 깨가루가 뭉쳐지도록 버무린다.

4 진득하게 반죽이 되면 동글동글하게 덩어리를 만들어 하
   나씩 집어 먹을 수 있게 한다. 깨 반죽이 뜨거울 때 넓적하
   게 밀대로 편 후 적당한 크기로 썰어 놓고 먹어도 좋다.

050 마늘

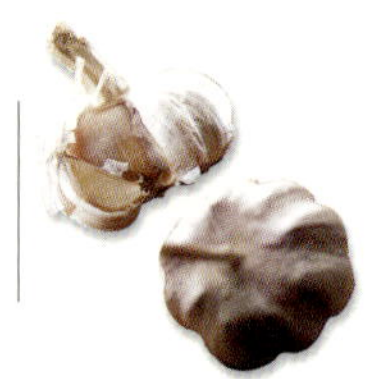

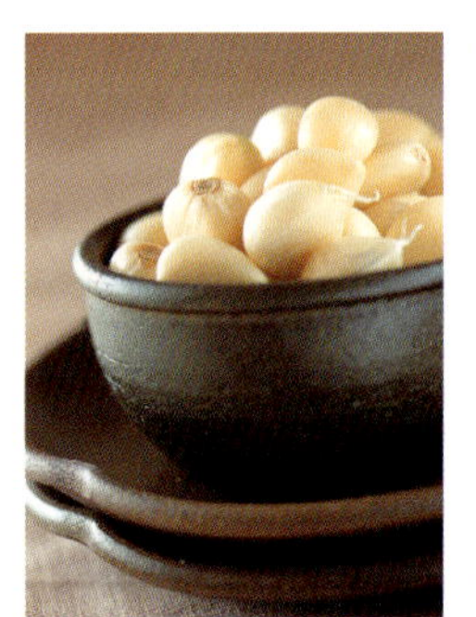

마늘은 중동아시아가 원산지입니다. 성경의 출애굽기에 등장할 정도로 식용한 역사가 깊은데, 고대 이집트에서는 향신료와 강장제로 이용되었으며, 특히 피라미드를 건설할 때 노동자들이 마늘을 먹고 힘을 냈다고 전해지고 있습니다. 마늘이 우리나라에 전해진 것은 약 2천 년 전이라고 합니다.

마늘에는 스코르디닌, 알리신, 알리인, 게르마늄이 함유되어 있으며, 비타민 B_1이 풍부합니다. 마늘 중에서도 '육쪽마늘' 이 좋으며, 모양은 반듯반듯하고, 껍질 표면이 윤기 있고 뽀얀 회백색이 도는 것으로 단단하고 묵직하며 골이 뚜렷하게 져서 마늘 한쪽 한쪽이 탱탱한 것일수록 좋습니다.

신진대사를 좋게 합니다

마늘에는 특유의 영양소인 생리활성물질, 즉 스코르디닌 성분이 들어 있어서 내장을 따뜻하게 하고 신진대사를 높이며 기력을 높여 줍니다. 또 저혈압으로 손발이 차고 머리가 무겁고 어지러워하며 심장이 두근거릴 때 좋고, 강한 살균력과 보온 효과가 뛰어나 감기 · 기침 · 가래 · 천식 등에도 효과가 있습니다.

소화를 촉진합니다

마늘의 주성분인 알리신이 위장을 자극해서 소화를 촉진하고 비타민 B의 완전

흡수를 돕습니다. 특히 암을 억제하고 암의 진행을 지연하는 효과가 있다고 알려져 있습니다.

암세포 활성을 막아 줍니다

마늘에는 게르마늄이 함유되어 있는데, 이 게르마늄은 생체 방어 기구 활성화 물질인 인터페론 생성을 돕는 물질로서 체내에서 이물질을 집어삼키는 대식세포나 자연방어세포를 활성화해 암세포 등을 억제하거나 공격하게 합니다.
이 외에도 류머티즘 · 신경통 · 빈혈 · 결핵 · 감기 · 불면 · 야뇨증 등 다양한 효과가 있다고 알려져 있습니다.

구우면 항산화물질 활성도가 높아집니다

열을 가하면 효소 활성도가 떨어져 생마늘의 알릴설파이가 알리신으로 변하는 것을 방해하며 비타민 C · B도 감소합니다. 그러나 위벽을 자극하므로 구워 먹는 것이 좋습니다. 마늘을 구우면 항산화물질 활성도가 높아지고, 폴리페놀과 플라보노이드, 과당 함량이 높아집니다. 특히 생마늘을 구운 후 40~90℃와 일정한 습도에서 20일 동안 숙성 · 발효시킨 '흑마늘'은 항산화력이 10배나 높아지며, 생마늘에 없는 항산화물질인 S-아릴시스테인과 안토시아닌 성분이 생겨서 암 · 동맥경화 · 심장병 · 당뇨병 등에 좋다고 알려져 있습니다.

Good **잘 맞는_음식궁합**

마늘과 식초

마늘 초절임은 마늘 속의 독성분을 제거하고 냄새를 제거할 수 있어서 좋습니다. 마늘에 식초를 붓고 10여 일 동안 둔 다음 식초를 따라버리고 새 식초를 다시 부은 후 다시 10여 일 정도 지난 다음 드세요. 혹은 사과식초 1컵을 약한 불에서 끓여, 식초가 끓으면 마늘 4~10쪽을 반씩 잘라 넣고, 불을 끈 뒤 24시간 덮어 둔 다음 24시간 뒤 유리병에 옮겨 밀폐해서 2주간 보관했다가 2주 후부터 식

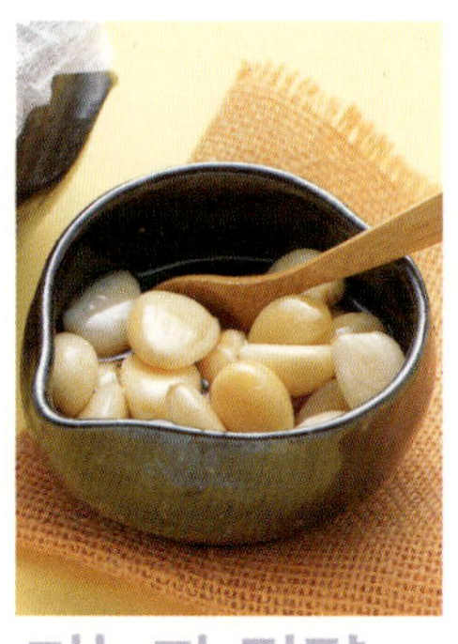

초만 조미료처럼 사용하세요.

마늘과 검은깨

껍질을 깐 생마늘을 곱게 찧은 다음 볶은 검은깨와 2대 1의 비율로 섞어 꿀에 재웠다가 하루에 두 번 1티스푼씩 공복에 온수와 타서 복용합니다. 저혈압에 좋습니다.

마늘과 달걀

마늘 30쪽의 껍질을 벗겨서 믹서에 갈아 냄비에 20~30분 정도 조리다가 달걀 3개를 깨뜨려 함께 섞어 갈색이 되도록 볶은 다음 가루 내어, 1회 4g씩, 1일 3회 공복에 복용합니다. 한편 삼계탕에 마늘을 듬뿍 넣으면 자면서 땀을 많이 흘리는 사람에게 좋습니다. 산후나 수술 후 회복기에도 효과가 있습니다.

마늘과 양고기

마늘의 스코르디닌 성분은 음경의 해면체를 충만하게 해 주며 정자 수도 현저하게 늘립니다. 양고기와 마늘을 배합하면 성기능 장애에 좋습니다. 이것이 〈음선정요〉에 나오는 '서천다반' 이라는 요리입니다.

마늘과 게

게를 먹고 중독이 되었을 때 마늘즙을 마시면 해독이 됩니다.

마늘과 우유

마늘을 우유와 함께 먹으면 마늘 냄새를 줄일 수 있습니다.

마늘과 꿀

손발이 차고 쉽게 피로감을 느끼는 경우가 있습니다. 흔히 냉증이라고 하는데 원인은 여러 가지 입니다. 그중 하나가 '혈허' 로, 빈혈이거나 혈액은 충분한데도 불구하고 순환이 제대로 안 되는 것이지요. 이때는 보혈도 해야 하고 혈액순환도 시켜야 하고 보신 작용도 필요합니다. 이런 데 좋은 것이 마늘꿀절임입니다. 마늘을 꿀에 넣고 한두 달 익힌 다음 더운물에 타서 마시면 됩니다.

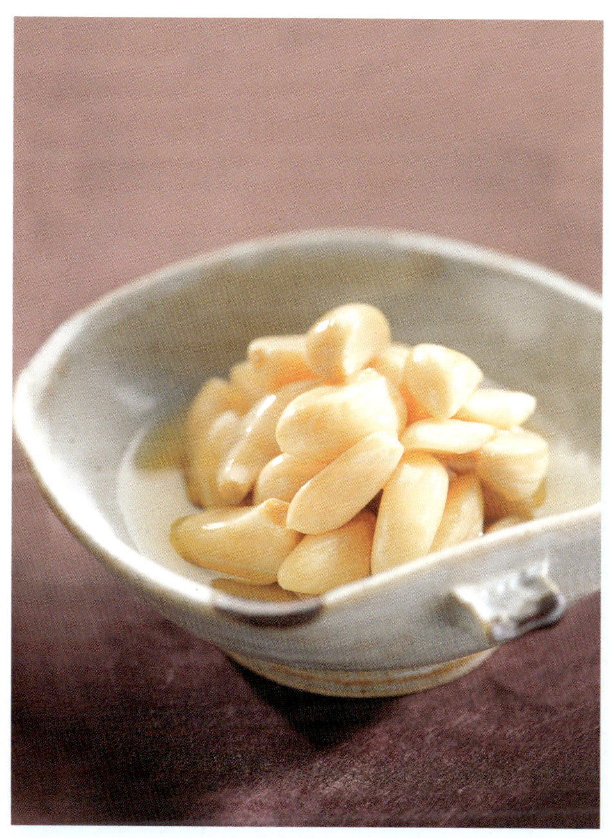

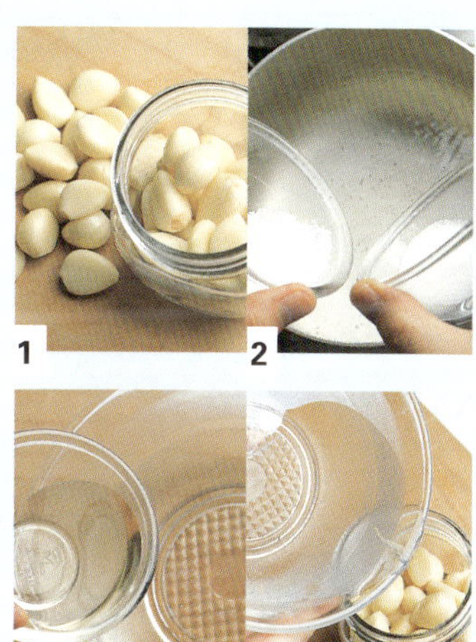

마늘과 식초의 만남

쪽마늘장아찌

주재료 깐 마늘 500g,
물 2와 1/4컵, 설탕 1/2컵,
소금 2큰술반, 식초 1/3컵

1 마늘은 크기가 고르고 알이 단단한 깐 마늘을 구입하여 물에 깨끗이 씻은 후 물기를 완전히 제거 한 후 미리 열탕 소독하여 말려 둔 저장용기에 물기 거둔 마늘을 채운다.

2 분량의 물과 소금, 설탕을 함께 냄비에 넣어 팔팔 끓여 식힌다.

3 양념물이 완전히 식으면 분량의 식초를 넣는다.

4 식촛물이 완성되면 마늘 담은 저장용기에 부어 밀봉한다.

5 7일~10일 정도 지난 후 맛이 들면 꺼내 먹는다.

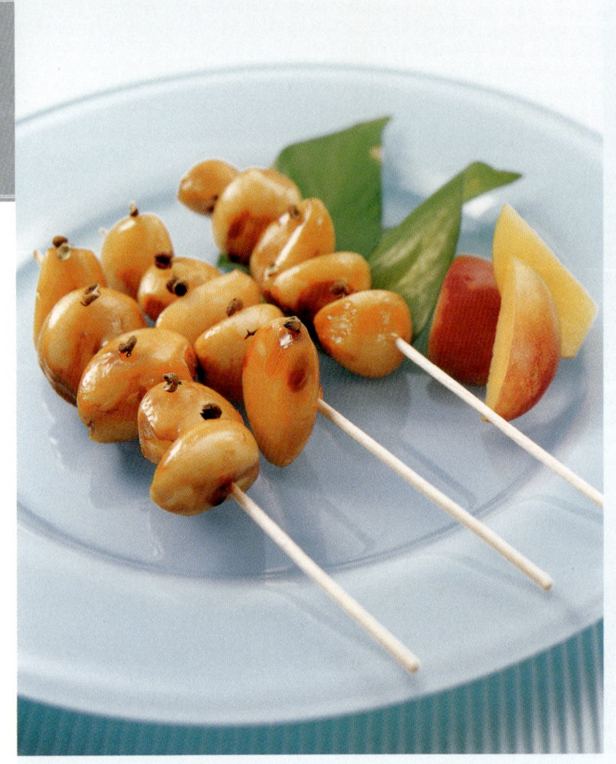

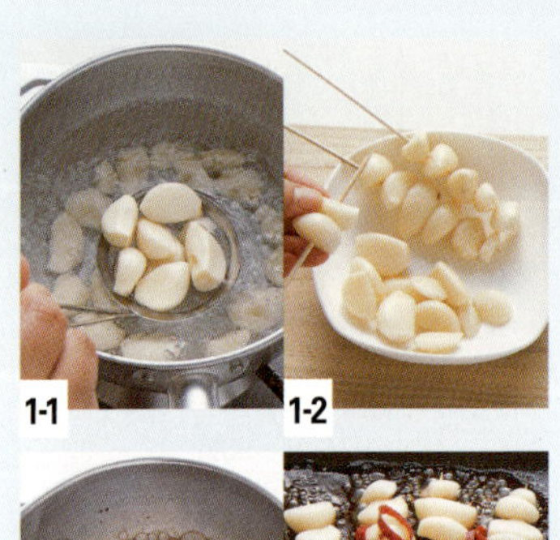

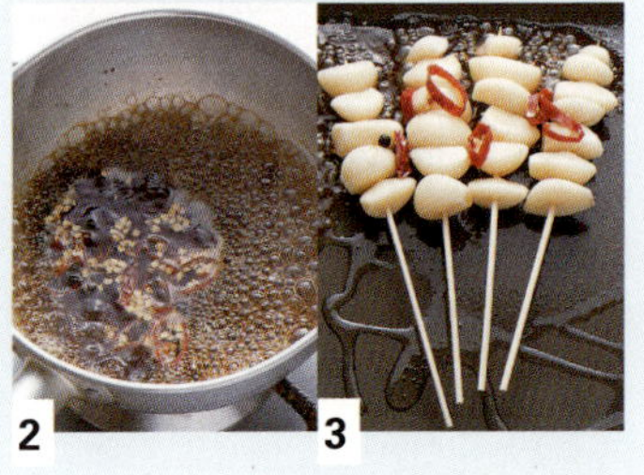

마늘과 꿀의 만남

마늘꼬치구이

주재료 마늘 4통,
식용유 적당량

[구이장] 간장 4큰술,
물 1컵, 설탕 2큰술,
꿀(물엿) 2큰술, 맛술 1큰술,
통후추 1/2작은술,
마른고추 1개

1 끓는 물에 소금을 넣고 껍질 벗긴 마늘을 살캉하게 데쳐 헹궈내어 긴 꼬치에 길게 끼운다.

2 냄비에 분량의 양념재료를 섞어 끓어오르면 불을 줄여 서서히 졸여 식힌다.

3 팬을 달구어 식용유를 두르고 마늘꼬치를 올려 구이장을 바르면서 간이 고루 배게 굽듯이 약한 불에 졸인다.

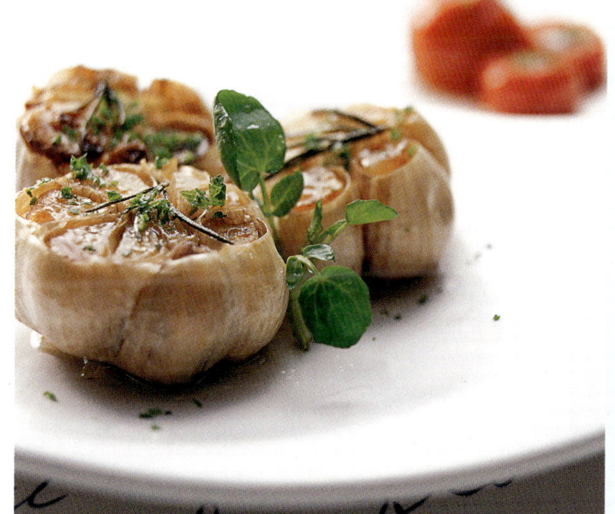

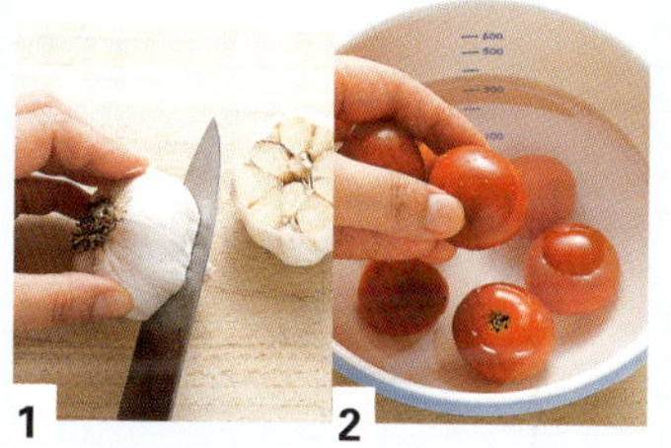

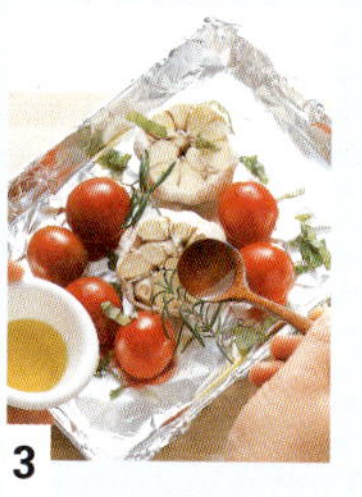

마늘과 기름의 만남
통마늘토마토오일구이

주재료 통마늘 4개,
방울토마토 8개,
올리브오일 6큰술

[기타재료]
소금 · 흰후춧가루 약간씩,
허브 약간 (바질잎, 깻잎,
로즈마리 등)

1 통마늘은 겉껍질을 조금 벗겨내고 윗부분을 조금 잘라낸다.
마늘이 큰 것은 가로로 1/2등 분으로 잘라 구워도 된다.

2 방울토마토는 깨끗이 씻어 물기를 턴 후 꼭지를 뗀다.

3 오븐 철판에 호일을 깔고 통마늘과 방울토마토를 얹은 후
소금, 후춧가루를 뿌리고 올리브오일을 끼얹는다.

4 허브를 잘게 썰어 뿌려 허브향을 살리고 200℃로 예열한
오븐에 15~20분 정도 굽는다.

051 생강

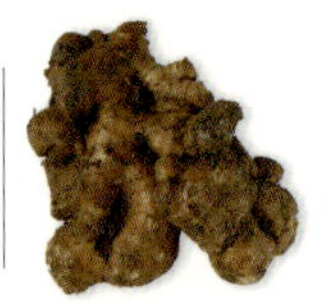

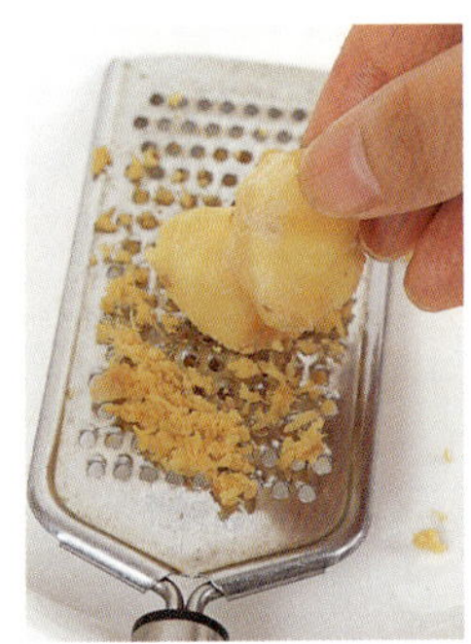

생강은 생강과의 여러해살이식물로 '새앙' 이라고도
합니다. 원산지는 아시아의 열대지방이고요. 우리나
라에서는 1018년 이전부터 생강을 재배해 왔다고 합니
다. 맛은 맵고 성질이 약간 따뜻합니다. 단, 생강 껍질
은 성질이 차므로 뜨겁게 하려면 껍질을 반드시 버려
야 하고, 차게 하려면 껍질째 써야 합니다. 생강의 매
운 맛에는 겐게튼이라는 성분과 함께 쇼가올, 킨기베
를, 킨기베렌, 치트랄 등의 성분이 있습니다.

감기 · 기침 · 가래에 좋습니다

생강은 풍기 · 냉기 · 습기를 없애 줍니다. 감기나 기침, 가래에도 좋고요. 입맛
을 돋우고 위장 연동운동을 순조롭게 하여 가스를 풀어 주고 숙취와 구취, 구
토, 딸꾹질 등도 다스립니다.

뇌를 튼튼하게 하는 건뇌작용을 합니다

생강은 뇌를 튼튼하게 하고, 체액을 조절하여 땀이 나게 하며 소변을 시원하게
나오게 합니다. 또 부기를 빼 주기도 하고요. 단, 소변을 원활하게 하는 데는 생
강보다 생강껍질이 더 효과가 있습니다. 여분의 수분과 함께 체지방도 줄여 주
어 몸을 날씬하게 해 줍니다.

혈중 콜레스테롤을 억제합니다

한편 미국 〈캔서 리서치〉라는 암 전문지에 의하면 생강 기름이 암을 차단하는 효과가 있다고 발표한 바 있습니다. 또 생강은 혈중 콜레스테롤을 억제하며 혈전도 예방합니다. 생강의 진저롤 성분이 아스피린처럼 강력한 항혈전작용을 하기 때문입니다.

Good 잘 맞는_음식궁합

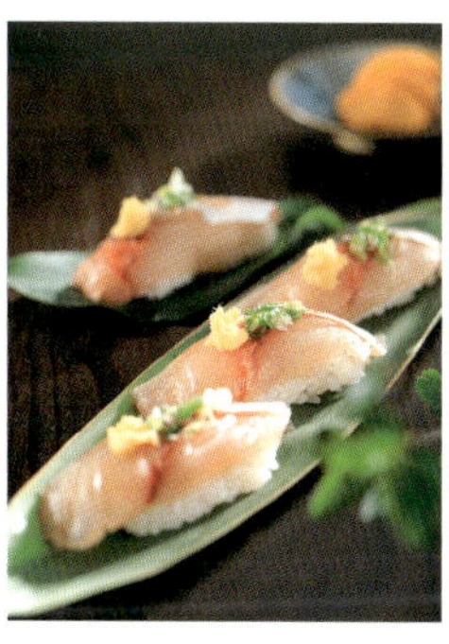

생강과 육류 · 어류

생강과 육류 · 어류는 궁합이 맞습니다. 생강은 돼지고기나 쇠고기 등 육류의 소화를 촉진하며, 생선의 비린내를 없애고 어류에 의한 식중독을 예방합니다. 단, 생선 비린내를 없애려면 생선을 한소끔 끓인 다음 넣습니다. 처음부터 생강을 넣고 끓이면 생선 단백질과 생강 성분이 결합되어 냄새를 없애는 작용이 떨어집니다.

생강과 아욱

생강과 아욱을 배합하면 생강의 이뇨작용이 상승합니다. 또 아욱은 변비에 효과가 있기 때문에 아욱 생즙에 생강 생즙을 3대 1의 비율로 타서 마시면 대변이 원활해집니다.

생강과 계피

생강과 계피를 배합하면 복부나 손발이 냉하고, 설사가 잦거나 월경 중 복통이 심할 때 효과가 있습니다. 헛배가 늘 불러 갑갑할 때도 좋습니다. 수정과도 좋습니다.

생강과 정향

생강과 정향을 배합하면 메스껍고 토할 때 좋습니다. 정향은 요리의 향신료로 많이 쓰는데, 소화장애나 하복부 냉증에 유효합니다. 구취나 알코올 중독에도 좋습니다.

생강과 꿀 · 설탕

생강과 꿀을 배합하면 위액분비가 촉진되고 식욕이 생기며 메스꺼움도 가라앉습니다. 〈동의보감〉에는 오래된 딸꾹질이나 중초에 열이 있어서 음식을 먹지 못할 때에도 좋다고 했습니다. 생강과 설탕을 배합해도 좋습니다. 〈동의보감〉에는 기침이 나고 숨이 찬 데 좋다고 했고, 〈경험방〉에는 노인의 헛기침에 효과가 있다고 했습니다.

생강과 콩 · 국수

생강은 콩이나 국수에 체한 데 효과가 있습니다.

생강과 찹쌀 · 좁쌀

생강과 찹쌀을 배합하면 몸이 훈훈해지면서 감기 기운이 떨어집니다. 토증이 심할 때는 생강즙에 좁쌀을 넣고 죽을 쑤어 드세요.

생강과 차조기 · 양파

생강과 차조기를 배합하면 몸이 으스스하거나 코가 막히고 두통이 나며 열이 있을 때 효과가 있습니다. 또 생강과 양파를 함께 끓여 마셔도 좋습니다.

생강과 배

생강과 배를 배합하면 육류 소화에 도움이 됩니다. 생강에는 특유의 향이 있어 고기 냄새를 없애 주고 단백질 분해 작용도 합니다. 또 배는 소화효소가 풍부해 고기를 연하게 해 주지요. 그래서 고기를 잴 때 생강즙과 배즙을 함께 넣어 줍니다. 배즙과 생강즙을 함께 먹으면 거담진해 효과도 상승합니다.

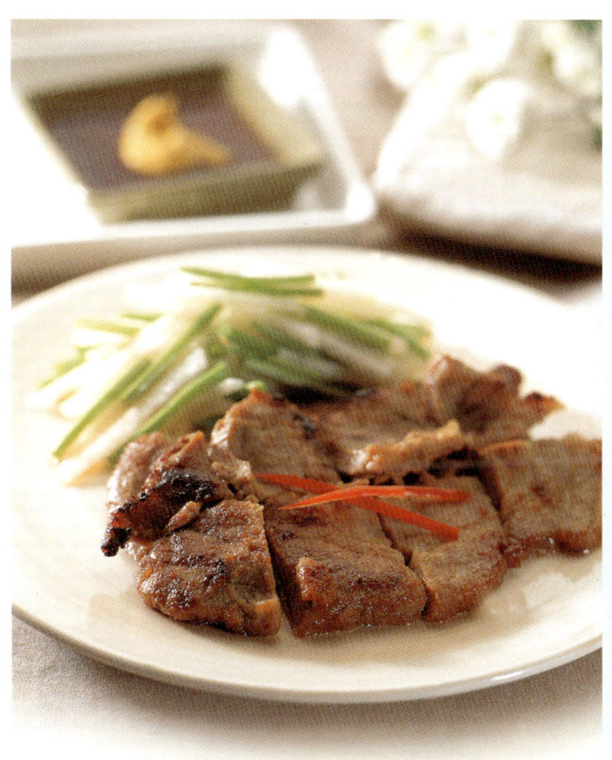

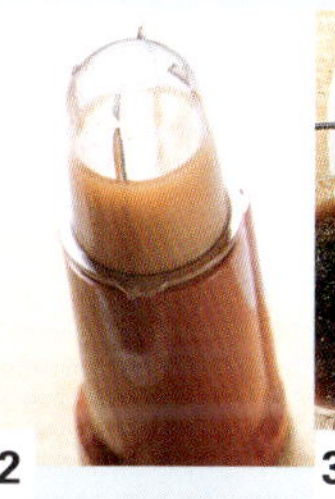

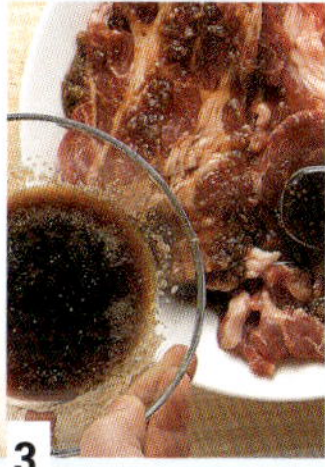

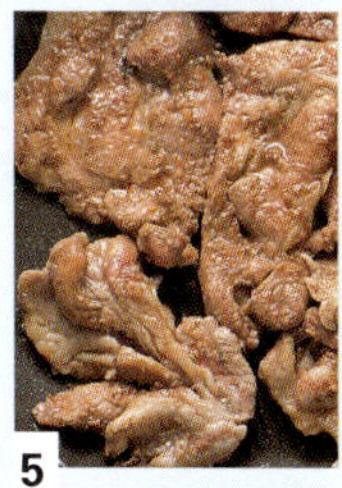

생강과 돼지고기의 만남
목살 간장양념구이

주재료 돼지고기(목살) 300g,
배 1/4개, 미나리 30g
[간장소스] 간장 2큰술,
양파 1/2개, 배 1/4개,
마늘 3개, 생강 1톨,
청주 1큰술, 후춧가루 2큰술,
[초간장] 간장 2큰술,
식초 · 설탕 1큰술씩,
레몬즙 1/2큰술

1 돼지목살은 0.5cm 폭으로 도톰하게 썰고 칼등으로 두드려 힘줄을 끊어 부드럽게 만든다.

2 분량의 간장소스 재료를 모두 믹서기에 넣고 갈아 간장소스를 만든다.

3 간장소스에 목살을 한 장씩 담가 간이 고루 배도록 30분간 재운다.

4 배는 채 썰고, 미나리는 3cm 길이로 썰어 분량의 간장, 식초, 설탕, 레몬즙을 잘 섞어 초간장을 만든 후 썰어놓은 배와 미나리를 넣어 골고루 무친다.

5 팬에 양념한 목살을 한 장씩 올려 노릇하게 구워지면 한입크기로 썰어 담고 배와 미나리 생채를 곁들인다.

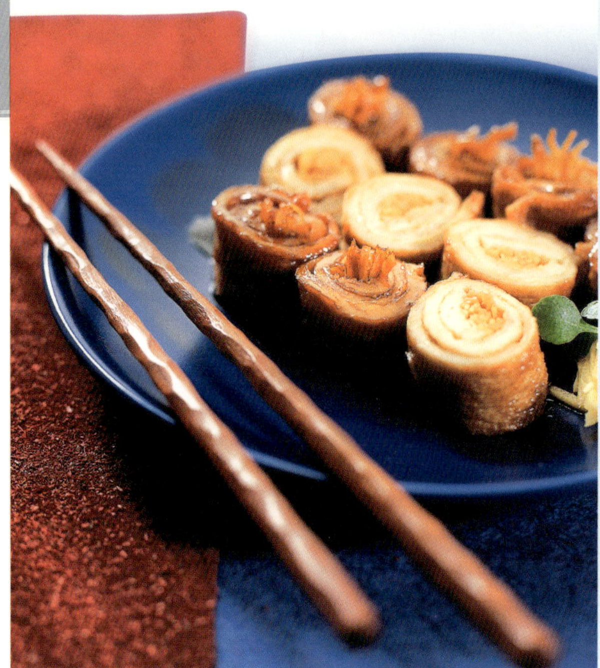

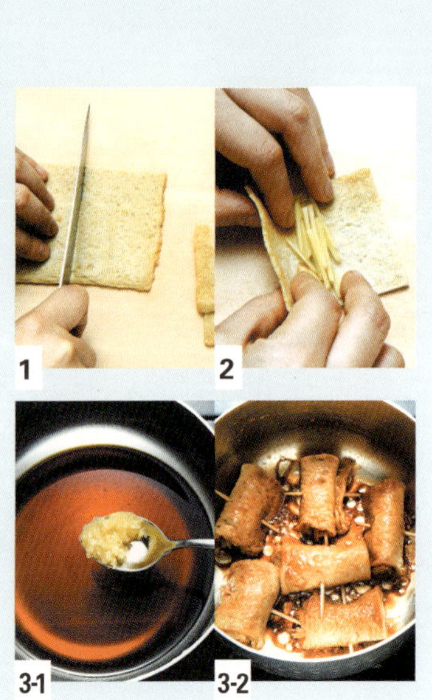

생강과 어묵의 만남

생강채 어묵말이조림

주재료 생강 2톨,
어묵(납작한 것) 5장,
[조림장] 조림장 · 진간장
2큰술씩, 유자청 1큰술,
다진 마늘 1/2작은술,
참기름 1/2큰술, 물 1/4컵,
소금 조금

1 생강은 껍질을 벗겨 곱게 채 썰고 어묵은 손바닥보다 조금 작은 크기로 자른다.

2 어묵에 생강채를 조금씩 덜어 담고 돌돌 말아 꼬치로 꿰어 가장자리를 아물린다.

3 조림장 재료를 냄비에 담고 한소끔 끓이다가 어묵말이를 넣어 굴려가며 양념이 배도록 조려, 먹기 좋은 크기로 잘라 접시에 담고 남은 조림장을 소스처럼 끼얹는다.

052 설탕

피로를 풀고 기운을
돋워 줍니다

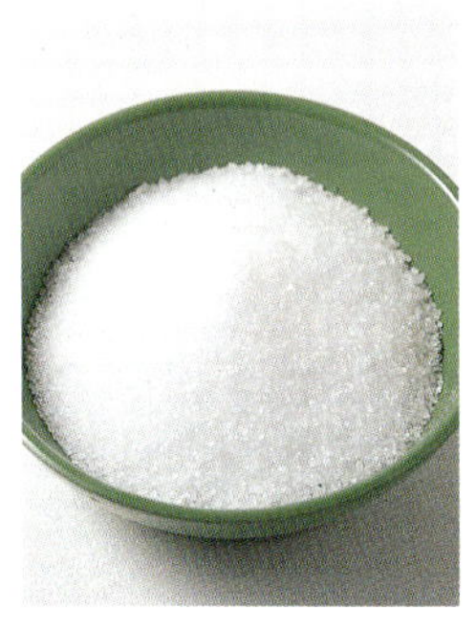

설탕은 인도에서 처음 만들어진 것으로 추정되며, 물에 잘 녹는 유기화합물입니다. 〈동의보감〉에는 '사당'이라고 했습니다. "사탕수수즙을 달여 만든 것인데, 생김새가 모래알 같아서 사당이라고도 한다"고 했습니다. 사탕수수로 만든 것을 자당, 사탕무로 만든 것을 첨채당이라고 합니다. 설탕은 맛이 달며 성질은 차고 독이 없습니다. 주성분은 거의가 수크로오스입니다. 흑설탕은 특유의 당밀 냄새가 나지만 비타민, 칼슘, 철, 나트륨 등이 많습니다. 흑설탕은 사탕수수를 짠 산성의 즙액에 석회를 가하여 중화하고 협잡물을 걸러서 그대로 농축하여 굳힌 것입니다. 백설탕은 이에 못 미칩니다.

기운을 돋워 줍니다

설탕의 주성분인 수크로오스는 체내에서 쉽게 흡수되며, 곧 포도당과 과당으로 분해된 다음 주로 에너지원으로 이용됩니다. 따라서 피로를 풀고 기운을 돋우는 데 아주 좋습니다.

많이 먹으면 중성지방이 늘어납니다

설탕을 많이 먹으면 비타민 B_1을 소비시켜서 불안, 초조해지고 인내력이나 지구력을 떨어뜨립니다. 또 비만의 원인이 되며, 혈당의 농도를 높이고, 무기력과 빈혈을 일으키며 저항력을 떨어뜨립니다. 중성지방을 증가시켜 동맥경화나 심장기능을 악화하는 잠재적 요인이 되기도 합니다.

가짜 꿀을 먹으면 사지마비가 올 수 있습니다

한편 설탕을 공업용 염산이나 황산을 이용하여 가수분해해서 만든 '가짜 꿀'을 많이 먹으면 위궤양이 일어나고, 간 중독에 걸리며, 사지마비가 옵니다.

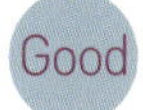

Good **잘 맞는_음식궁합**

설탕과 대추

설탕과 대추를 배합하면 신경안정 효능이 상승합니다. 흑설탕은 칼슘 함량이 높아 신경안정제이며, 대추 또한 노이로제 · 불면 · 불안에 효능이 있습니다. 설탕과 대추를 배합하면 진정작용이 위장에도 영향을 미쳐 위경련을 낫게 합니다.

설탕과 인절미

설탕과 인절미는 궁합이 잘 맞습니다. 인절미를 먹고 체한 데는 설탕을 드세요.

설탕과 소금

설탕과 소금을 배합하면 단맛이 상승하여 단맛이 더 깊어집니다. 요리할 때 단맛을 내려면 설탕에 소금을 설탕의 0.5% 정도 가미하면 가장 좋습니다.

설탕과 해조류

설탕을 좋아하는 어린이에게 해조류를 먹이면 좋습니다. 해조류는 수용성 다당류와 함께 비타민 A·B, 칼슘과 칼륨이 많은 알칼리성 식품으로 체내 독소와 노폐물을 내보내고, 신진대사를 좋게 하기 때문입니다.

설탕과 부추

설탕은 부추를 먹고 입에서 나는 냄새를 없애 줍니다.

설탕과 녹두 · 팥

설탕과 녹두를 배합하면 더위 먹고 토하는 것을 가라앉힙니다. 녹두는 영양가가 높고 성질이 차서 더위를 푸는 데 좋습니다.

설탕과 칡

설탕과 칡을 배합하면 숙취뿐 아니라 감기에도 효과가 있습니다. 설탕과 칡을 1:1로 켜켜이 재워 6개월 정도 숙성하면 효소액이 만들어집니다. 이 칡효소는 위를 편안하게 하고 소화를 도우며 열을 내려 주는 효과도 있습니다.

Bad 맞지 않는_음식궁합

설탕과 검은콩

설탕과 검은콩의 배합은 주의해야 합니다. 검은콩에 설탕을 넣고 끓이면 검은콩 특유의 독특한 냄새가 없어져서 좋지만 젖산이 증가해 피로해집니다.

설탕과 아욱 · 죽순

설탕은 아욱이나 죽순과 맞지 않습니다. 아욱과 함께 먹으면 속이 뒤끓고, 죽순과 함께 먹으면 소화가 안 돼 고생을 합니다.

plus one

○● 설탕의 쓰임새

설탕은 각종 과일 · 콩 · 밤 · 채소 등을 장기보존하기 위해 절임하는 데 많이 쓰입니다. 설탕은 탈수를 통해 미생물의 번식을 막는 방부효과가 있기 때문이지요. 또 설탕절임을 하면 식품의 산화를 막을 수 있습니다. 절임용 설탕은 순도가 높은 백설탕이 좋습니다.

냉커피에 설탕을 믹서에 갈아 넣으면 잘 녹고 당도가 3배나 강해집니다. 설탕으로 튀김기름을 재활용할 수 있고, 흰 빨래를 세탁할 때 쓰면 표백작용도 합니다. 설탕을 피부에 바르면 모기 물린 상처가 빨리 낫고, 손에 밴 음식냄새가 쉽게 없어집니다.

○● 사탕수수와 궁합

사탕수수는 포아풀과의 여러해살이식물로 인도의 갠지즈강이 원산입니다. 기원 전 2천 년경부터 식용한 것으로 추정합니다. 맛은 달고 성질은 찹니다. 칼슘, 인, 철 등이 함유되어 있고요. 줄기 끝에는 비타민 B_1 · B_2 · B_6 등이 함유되어 있고, 줄기 마디에는 비타민 B_6 가 많은데 어린 줄기의 마디에 비교적 많습니다. 줄기와 잎에는 비타민 C, 아코니틴산 등이 함유되어 있습니다.

■주독을 풀어주고 구토, 구취를 치료합니다

사탕수수는 열을 떨어뜨리고 열에 의해 진액이 손상된 것을 보충해줍니다. 그래서 입이 마르고, 마음이 번거로울 때 좋습니다. 주독을 풀며, 폐가 건조해져서 기침하거나 인후가 마르며 아픈 것, 또는 장이 건조해져서 변비가 되었거나 위가 건조해서 구취나 구토가 있는 것을 치료합니다.

○● 잘 맞는 음식궁합 ●○

사탕수수와 생강즙	사탕수수와 생강즙을 배합하면 복어 중독을 해독시킵니다. 또 아침에 먹은 것을 저녁에 토하고 저녁에 먹은 것을 아침에 토하며, 먹으면 곧 토하는 데도 효과가 있습니다.
사탕수수와 생동쌀	사탕수수와 생동쌀을 배합하면 허열로 기침이 잦고 입이 마르며 눈물과 침이 많이 나올 때 좋습니다. 〈본초강목〉에 죽을 쒀 먹으라고 했습니다.
사탕수수와 보리	사탕수수의 여린 싹을 보리와 배합하면 당뇨병에 도움이 됩니다. 함께 끓여 보리차처럼 마시세요.

○● 안 맞는 음식궁합 ●○

사탕수수와 술	사탕수수는 술독을 해독하고 열을 내려 주지만 술과 함께 먹으면 가래가 많아집니다.

○● 사탕무와 궁합

사탕무는 맛이 달고 성질은 평이하며 독이 없습니다. 베타인, 당분 등을 함유하고 있고, 당분 중에 주요한 것은 자당입니다. 약간의 포도당과 과당도 함유하고 있습니다. 장과 혈액의 정화 작용을 도와주는데, 비트즙은 적혈구를 만들고 혈액을 조절해 주는 데 효과가 있습니다. 사포닌이 많은 잎은 쌈채소로 활용되며 뿌리는 녹즙이나 요리에 사용합니다.

○● 잘 맞는 음식궁합 ●○

사탕무와 무화과	사탕무와 무화과를 배합하면 소화성궤양에 좋습니다. 또 목의 염증에 의한 통증도 완화시킵니다. 말린 무화과열매를 잘게 썰어 프라이팬에서 검게 구워 사탕무 달인 물로 복용합니다.
사탕무와 콩	사탕무와 콩은 궁합이 맞습니다. 식욕이 부진한 허증체질로 배변력이 모자라 변을 배출하기 어려워 변비 증상을 호소할 때 좋습니다. 또 이 두 가지를 배합하면 콩에 체하거나 중독되는 것을 막을 수 있습니다.
사탕무와 호박	사탕무와 호박을 배합하면 무기력하고 피로한 데 좋습니다. 사탕무는 지질과 당질을 에너지로 바꾸는 데 필수적이며, 호박은 비타민 C와 카로틴 함유가 높기 때문입니다.
사탕무와 당근	당근에 풍부한 베타카로틴이 면역시스템을 활성화하며 사탕무의 혈액정화 효과가 결합, 월경불순이나 폐경기의 월경이상 등에도 좋습니다.
사탕무와 오이	신장결석이나 담석을 녹이고 전립선과 생식선의 노폐물을 정화하며 관련 질환도 치료하는 작용을 합나다.
사탕무와 사과	변비, 빈혈에 효과가 있습니다. 즙을 내 혼합하여 1일 1~2회, 1~2주간 마시면 심한 변비도 해소합니다.

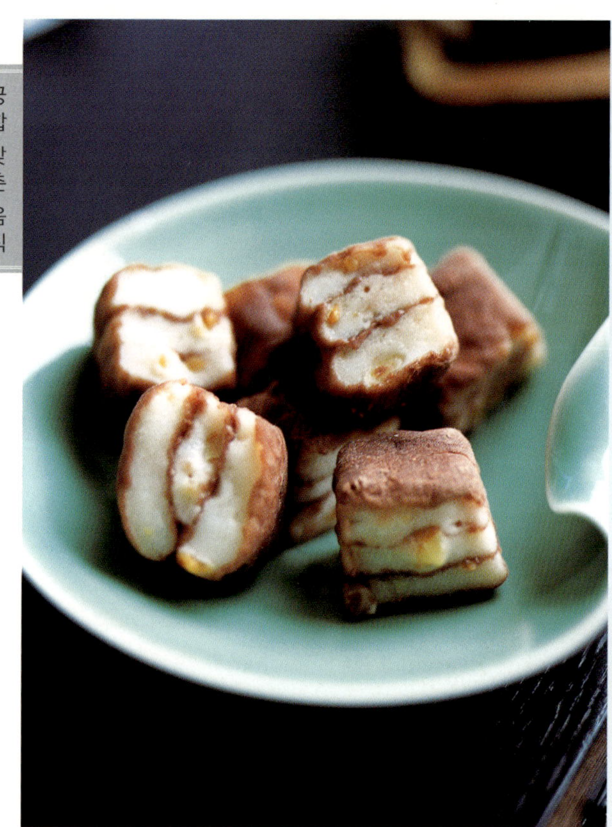

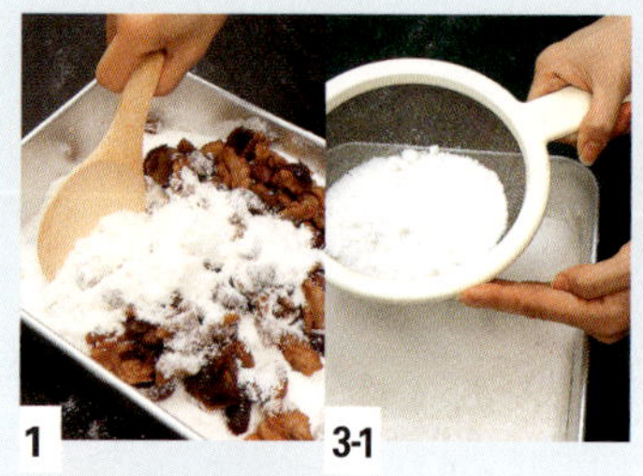

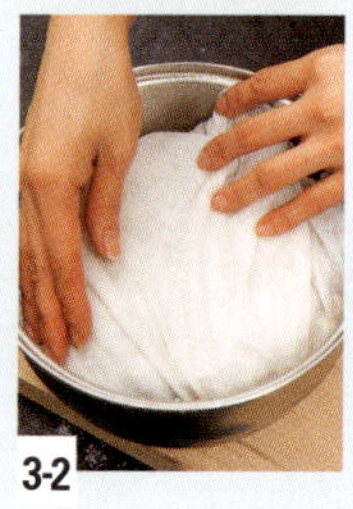

설탕과 찹쌀떡의 만남

구름떡

주재료 찹쌀가루 5컵,
소금 조금, 설탕 1과 1/2컵
밤 · 대추 10개씩,
호두 4개, 잣 3큰술
[팥고물] 팥가루 1컵,
계핏가루 1작은술, 설탕 1/2컵

1 팥을 삶아 체에 담고 으깨어 앙금을 만든 뒤 설탕, 계핏가루를 넣어 볶다가 다시 체에 내린다.

2 밤과 대추는 3~4등분하고, 호두는 잘게 다져 설탕과 물을 부어 살짝 졸인 후 물기를 짜서 둔다.

3 찹쌀가루를 체에 내려 찜통에 물에 적신 베보자기를 깔고 체에 내린 찹쌀가루와 견과류를 안쳐서 30분 정도 쪄낸 후 약한 불에서 5분 정도 뜸을 들인다.

4 틀에 팥가루를 펴 담고 찜통에 찐 떡을 적당히 떼어내 편 후 설탕을 뿌린다. 다시 떡을 놓고 설탕 뿌리기를 세 번 반복하여 모양을 만든 뒤 팥가루를 얹어 눌러서 굳힌다.

설탕과 대추의 만남

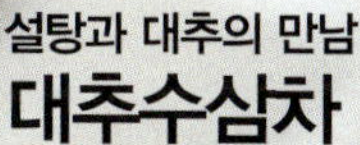

대추수삼차

주재료 대추 1컵, 수삼 2뿌리, 설탕 적당량, 꿀 1/4컵, 생강 30g, 잣 조금 **[시럽]** 설탕 · 물 1컵씩

1 대추는 씨를 발라내고 밀대로 얇게 밀어 채 썬다.
2 수삼은 싹이 나는 부위는 잘라내고 껍질을 긁어낸 다음 씻어 건진다.
3 씻어 놓은 수삼은 채로 썰거나 얇고 둥글게 썰고 생강은 껍질을 벗겨 곱게 채 썬다.
4 분량의 재료로 설탕시럽을 만들어 끓여 반 분량으로 걸쭉하게 조린다.
5 설탕시럽에 꿀을 넣고 저어 대추채와 수삼, 생강채를 넣고 버무려 뚜껑을 덮어 보관한다.
6 한 달 이상 지난 후 찻잔에 1큰술씩 담고 끓는 물을 부어 넣고 저어 잣을 띄운다.

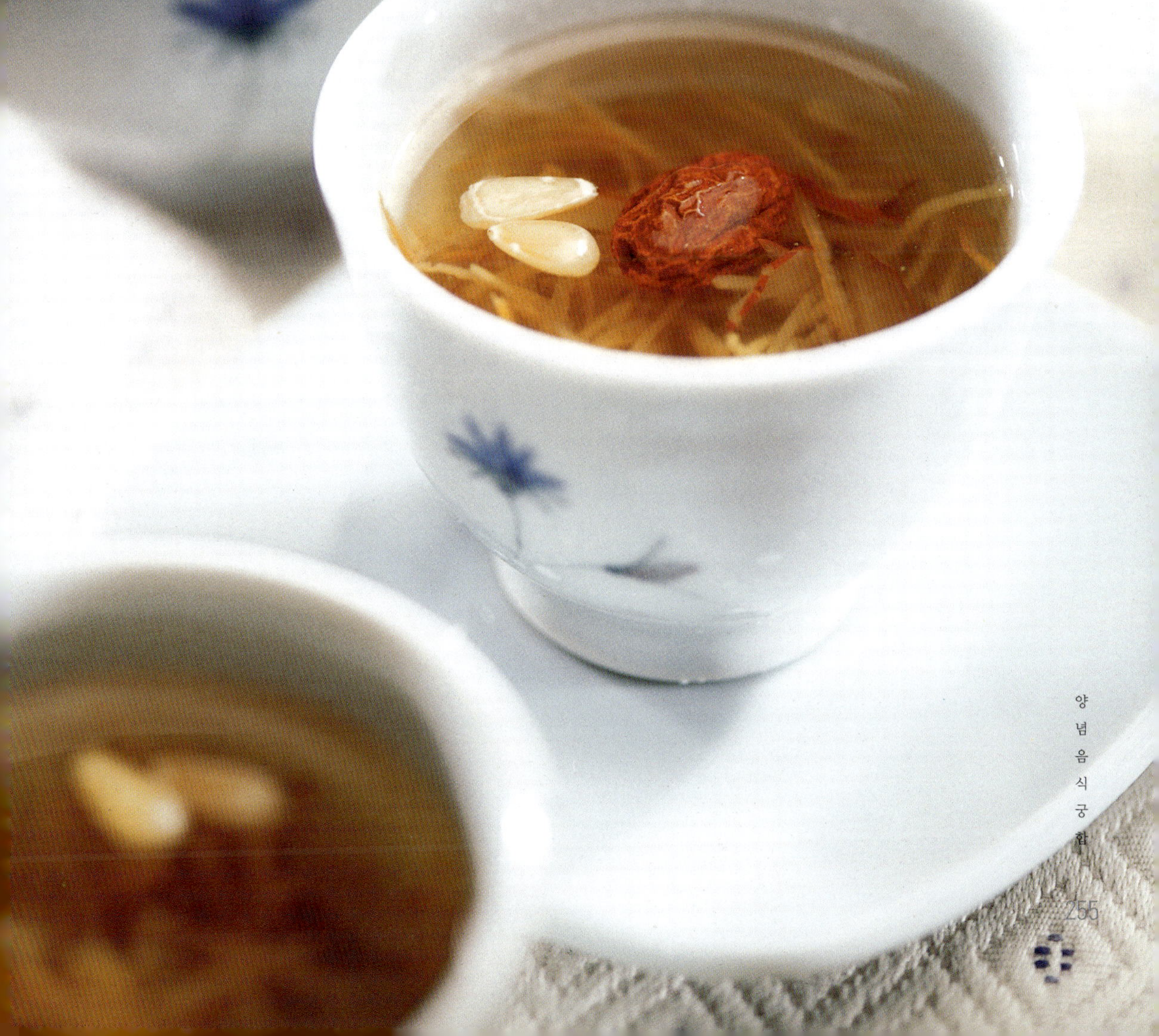

053 소금

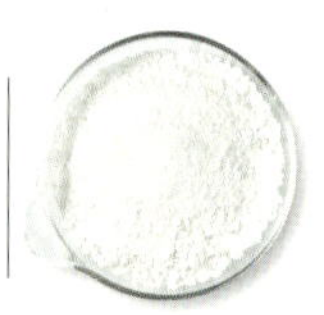

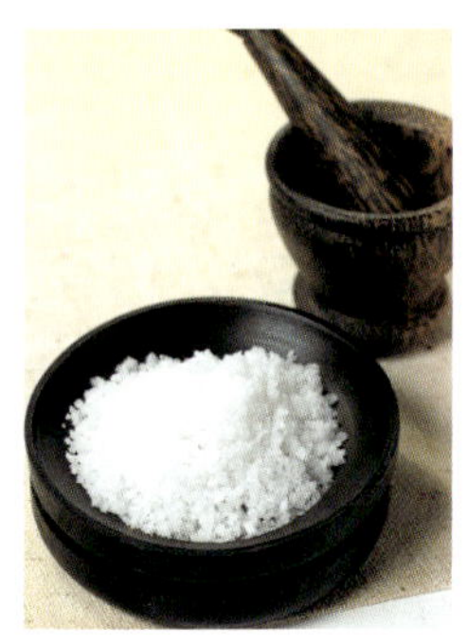

중국에서는 기원전 2세기에 처음으로 바닷물을 끓여 소금을 만들었다고 하며, 오늘날의 천일염은 시실리 섬의 한 수도승이 고안한 것으로 청나라 강희제 때 중국에 전해졌고 우리나라에는 1907년에 전해졌다고 합니다.

소금은 맛이 짜고 성질은 찹니다. 주요성분은 염화나트륨입니다. 함유된 불순물로는 염화마그네슘, 황산마그네슘, 황산나트륨, 황산칼슘 및 불용물질 등이 있습니다.

토하게 하는 작용을 합니다

식체로 상복부가 팽만하며 아플 때, 또는 가슴에 가래가 고여 답답할 때 소금물로 토하게 합니다. 토하게 할 때는 노랗게 볶아서 씁니다.

단단한 것을 부드럽게 합니다

복강 내 종양이나 몸의 응어리를 치료합니다. 소금은 성질이 차서 화기를 내리게 합니다. 따라서 풍열병에 좋습니다.

짠맛은 피로 가기 때문에 피를 식힙니다

종기나 혈병, 출혈성 질병 등을 다스립니다. 해독작용도 합니다. 따라서 벌레에 물린 상처에 소금을 바릅니다.

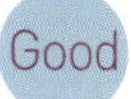

치통이나 뼈의 질병을 치료합니다

대소변 불통을 다스립니다. 소금의 짠맛은 뼈에 들어가고 뼈는 신장이 주관하기 때문에 치통이나 뼈의 질병을 치료합니다. 잇몸 출혈 및 인후가 붓고 아플 때 좋습니다.

〈의림찬요〉에는 "익혀서 쓰면 심장을 보양하고 정신을 안정시키고 치매를 예방하며 혈액순환을 촉진하고 어혈을 제거한다"고 했습니다. 그러나 소금 섭취량을 줄여야 합니다. 소금은 혈관벽을 수축시키므로 혈압을 높입니다.

부종을 일으킬 수 있고, 정력을 약화하며, 골수와 뇌수를 약하게 하고, 집중력이나 기억력을 감퇴시킵니다. 또 정서를 불안하게 합니다.

배란 이후 생리 때까지는 프로게스테론 호르몬이 증가해 나트륨 재흡수가 많아져 정서불안과 월경곤란증이 악화할 수 있으므로 이때는 특히 소금 섭취를 제한해야 합니다.

Good 잘 맞는_음식궁합

소금과 참기름

소금에 참기름을 묻어 두면 참기름의 고소한 맛이 유지됩니다.

소금과 수박

수박에 소금을 뿌려 먹으면 수박에 의해 세포 내의 삼투압 균형이 깨지고 산 알칼리 평형 유지가 안 되는 것을 막을 수 있습니다. 또 소금은 위액의 산도를 유지하므로 음성식품인 수박이 소화기능을 손상하는 것까지 막아 줍니다.

소금과 복숭아

복숭아에 소금을 쳐서 먹으면 더위와 땀으로 인한 체열방산과 체액손실 및 나트륨 손실 그리고 이에 따른 전해질의 혼란을 막을 수 있습니다.

소금과 팥

소금과 팥을 배합하면 독을 풀고 배변을 부드럽게 하는 팥의 작용이 더 상승합
니다.

소금과 설탕

소금과 설탕을 배합하면 설탕의 단맛이 더 농후해집니다.

소금과 생강

소금과 생강을 배합하면 좋습니다. 생강즙에 소금을 버무린 다음 한 번 볶은 것을
'강염'이라고 하는데, 토사복통에 좋고 다리 근육이 뒤틀릴 때 효과가 있습니다.

plus one

○● 소금을 약으로 쓸 때는

반드시 물에 녹여 가라앉힌 다음 밑에 침전된 찌꺼기를 버리고
졸여서 흰색으로 만들어 씁니다.

종기나 다래끼에 소금에 반죽한 밥알을 붙이면 곧 낫습니다. 구
내염 · 인후염 · 편도선염 · 축농증 · 치질에도 소금물을 씁니다.
몸에 부종이 생겼을 때는 소금을 한줌 풀고 더운물에 각탕을 하
면 부종이 빠집니다. 어깨가 결릴 때도 식초와 소금을 넣고 끓인
물에 수건을 담갔다가 찜질하면 효과가 있습니다. 대나무 속에
천일염을 넣고 진흙으로 싸서 구워낸 죽염이면 더 좋습니다.

○● 소금을 요리에 쓰면

단맛을 강조하고 싶은 요리에 소금을 넣어 줍니다. 단, 설탕을 먼
저 넣고 소금을 넣어야 합니다. 소금의 흡수 속도가 빠르기 때문
입니다. 오이나 고추로 장아찌를 담기 전에 소금물에 한번 데쳐
내면 아삭거리는 맛을 낼 수 있습니다. 푸른 채소를 데칠 때 소
금을 넣으면 더 파래지고, 과일의 갈변도 막습니다. 이 외에 소금
은 카펫 청소나 유리컵, 프라이팬을 닦을 때 쓰면 효과적입니다.
개미도 퇴치합니다. 찬밥을 찜통에 찔 때 소금 넣고 찌면 새 밥
같고 윤기가 흐릅니다. 한편 소금이 눅눅해지는 것을 막으려면
이쑤시개 몇 개를 꽂아 두면 됩니다.

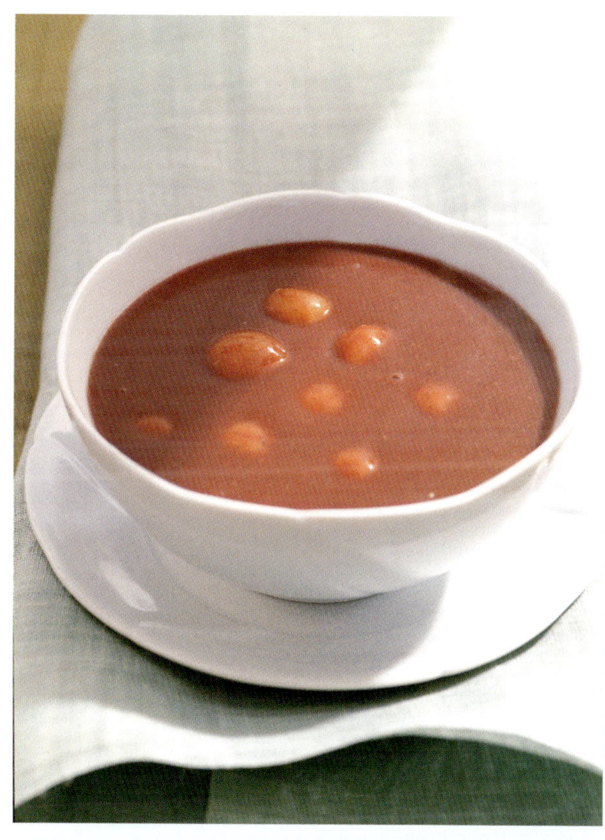

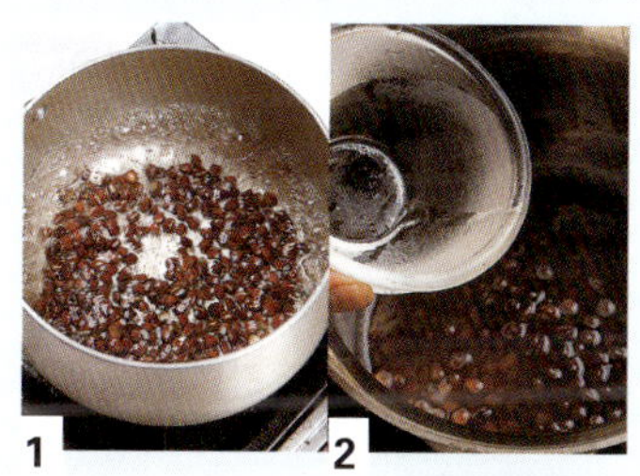

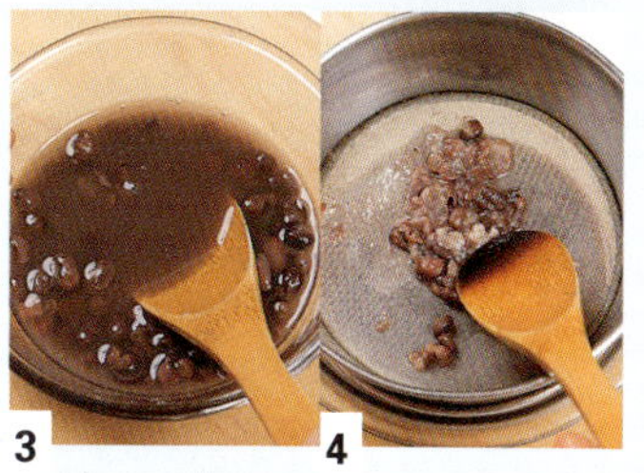

소금과 팥의 만남

팥죽

주재료 팥 2컵,
찹쌀가루 3컵, 소금 조금,
설탕 조금, 물 조금

1 팥은 일어서 씻어 한 번 우르르 삶아 삶은 물을 버린다.

2 물 10컵을 다시 붓고 팥이 물러지도록 푹 삶는다.

3 손으로 만져 보아 팥알이 으깨질 정도로 삶아지면 나무주
걱으로 대강 으깬다.

4 눈이 고운 체에 팥물 5컵을 받쳐 곱게 거른다.

5 찹쌀가루는 더운물에 소금을 조금 넣어 익반죽하여 둥글
게 새알심 모양으로 빚는다.

6 냄비에 팥물을 붓고 주걱으로 저으면서 약한 불에서 끓이
다가 폭폭 끓어오르면 새알심을 넣어 계속 끓인다.

7 새알심이 익어 떠오르면 소금, 설탕으로 간을 맞춰 그릇에
담아 낸다.

054 식초

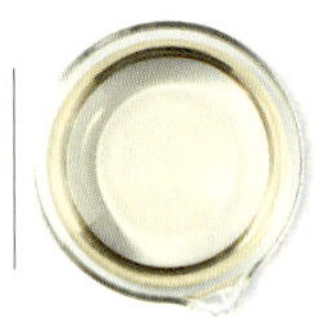

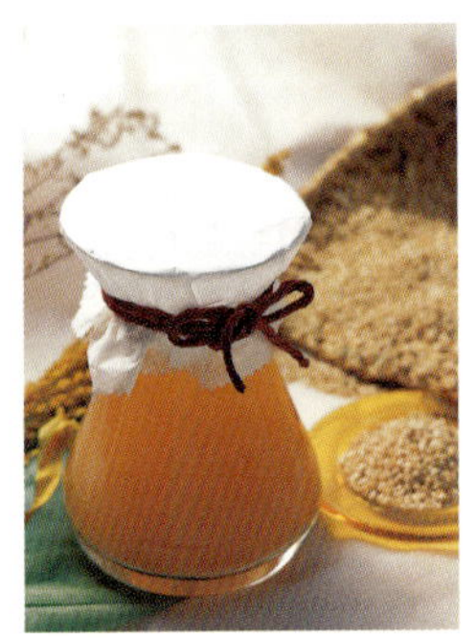

곡물식초 중 현미식초는 아미노산을 가장 많이 지니고 있습니다. 필수아미노산 8종을 비롯해서 18종의 아미노산을 갖고 있지요. 과일식초 중 감식초는 비타민 C가 많은 것이 특징이고, 사과식초는 칼륨이 풍부한 것이 특징입니다. 식초는 초산·구연산·아미노산·호박산 등 60여 종류 이상의 유기산이 포함되어 있는 필수 영양제이면서 미네랄과 비타민 등 각종 영양소의 체내 흡수를 도우며 중매해 주는 촉진제이기도 합니다.

피로를 풀어주고 활력을 줍니다

식초는 체내의 잉여 영양소를 분해하며, 담즙이나 부신피질호르몬의 생성을 돕고, 피로물질인 젖산의 생성을 막을 뿐 아니라 이미 생성된 젖산은 분해합니다. 따라서 비만예방·간기능 강화·성장촉진·당대사촉진·면역력증강·피로회복 효과가 있고, 생체에 활력을 줍니다.

혈액생성을 돕고 빈혈을 개선합니다

식초는 혈액순환을 촉진하고 피를 맑게 하며 각종 출혈성 질환을 다스리며 혈액생성을 돕고 빈혈을 개선합니다. 특히 산소와 헤모글로빈의 친화력을 높여 뇌에 충분한 산소를 공급하여 머리를 맑게 해 주고 기억력을 증진시킵니다.

세포의 노화를 막아 줍니다

식초는 파로틴(일명 '회춘 호르몬') 분비를 촉진하여 세포의 노화를 막고 뼈를
강하게 하고, 체내의 칼슘 흡착력을 높여서 골질량을 늘려 줍니다.

소화흡수를 돕고 설사하는 데 좋습니다

식초는 타액과 위액 분비를 촉진하여 식욕을 증진하키고 소화흡수를 도우며 갈
증을 없애 줍니다. 정장작용까지 하여 배가 더부룩하고 꾸르륵거리며 변이 묽
거나 설사하는 데도 좋습니다.

Good 잘 맞는_음식궁합

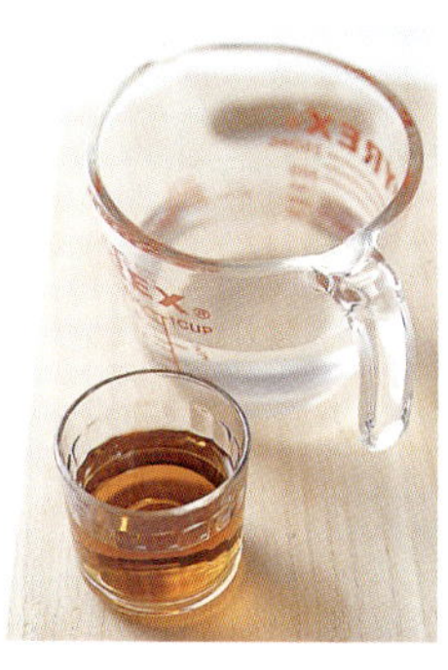

식초와 콩·땅콩

식초와 콩을 배합하면 스트레스성 질환에 좋습니다.
식초도 부신피질호르몬의 분비를 촉진해 스트레스를
방어하며, 콩 역시 레시틴·리놀렌산이 세포막을 강
하게 하고 스트레스를 방어하기 때문입니다. 변비에
도 좋습니다. 한편 식초와 땅콩을 배합하면 혈당을 떨
어뜨리고 비만을 개선합니다. 항비만 아미노산이 상
승하기 때문입니다. 땅콩을 속껍질째 식초에 담근 땅콩절임이 좋습니다.

식초와 우유

식초와 우유를 배합하면 변비에 좋습니다. 식초가 장 운동을 활발하게 하고 탄
산가스를 만들어 변의를 재촉하는데, 우유도 통변작용을 합니다. 우유 한컵에
식초를 3~5티스푼 타서 공복에 차게 드세요.

식초와 계란

식초와 계란을 배합하면 칼슘 섭취를 늘려 골다공증에 좋습니다. 식초는 칼슘

흡수를 높이고 잉여 염분을 체외로 배출해 골밀도를 유지해 주며 계란의 칼슘
은 뼈를 강화합니다. 기미나 노인들의 검버섯도 없애 줍니다.

식초와 마늘·부추

식초와 마늘을 배합하면 각종 성인병에 좋습니다. 식초는 노화를 방지하며, 마
늘의 알리신 성분은 콜레스테롤을 분해하고 혈액의 흐름을 원활하게 합니다.
한편 식초와 부추를 배합해서 먹으면 허리와 무릎이 냉하고 아프며, 설사가 잦
고, 정력이 감퇴되었을 때 좋습니다.

식초와 배·양파

식초와 배를 배합하면 지방간에 좋습니다. 배의 껍질을 벗기고 썰어 식초에 담
갔다 드세요. 한편 양파와 배합하면 유화아릴 성분이 비타민 B_1의 흡수를 도와
뇌에 에너지원을 공급하여 치매를 예방합니다.

식초와 검은깨

식초와 검은깨를 배합하면 체력과 정력을 강화할 수 있습니다. 식초에 검은깨
를 반쯤 넣고 한 달 정도 지나서 드세요. 산후 질 수축에 좋고, 통경제도 됩니다.
검은깨에는 비타민 E가 듬뿍 함유되어 있어서 생식 촉진제 역할도 합니다. 검
은식초는 당뇨와 고혈압, 다이어트에도 효과가 있지요.

식초와 우엉·냉이

식초를 묻힌 칼로 우엉을 썰거나 썬 우엉에 식초를 뿌리면 우엉의 색이 변하지
않습니다. 한편 식초와 냉이를 배합하면 눈의 피로를 풀어 줍니다. 지방간에도
좋습니다.

식초와 감

식초와 감을 배합하면 신경을 진정시키며, 불면증에 좋습니다. 또 중풍을 예방하
고 피부미용에도 효과가 있습니다. 나쁜 콜레스테롤을 줄이면서 양질의 콜레스테
롤을 증가시켜서 혈액을 정화합니다. 아미노산이 간 기능을 강화하는 작용을 하는
데, 감과 식초가 배합하면 이런 작용을 더 활발하게 해줍니다.

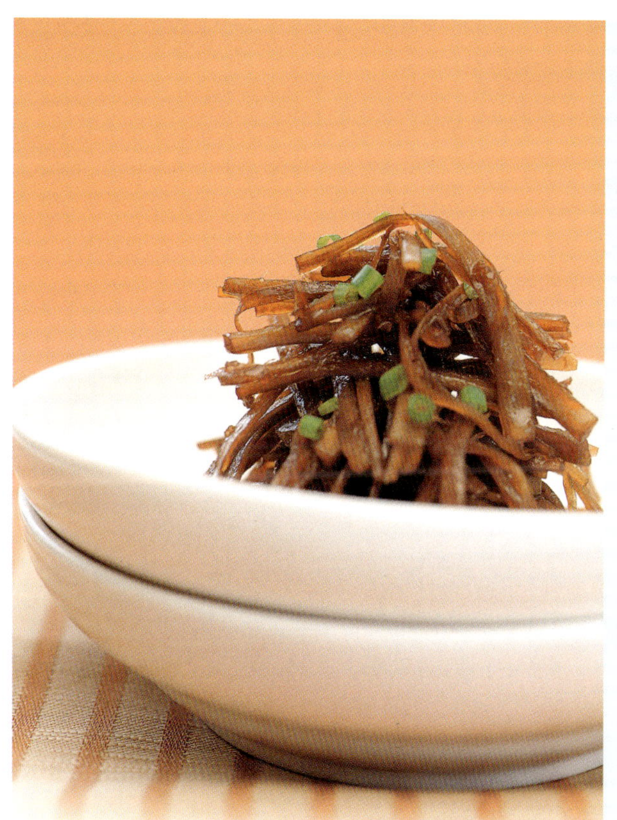

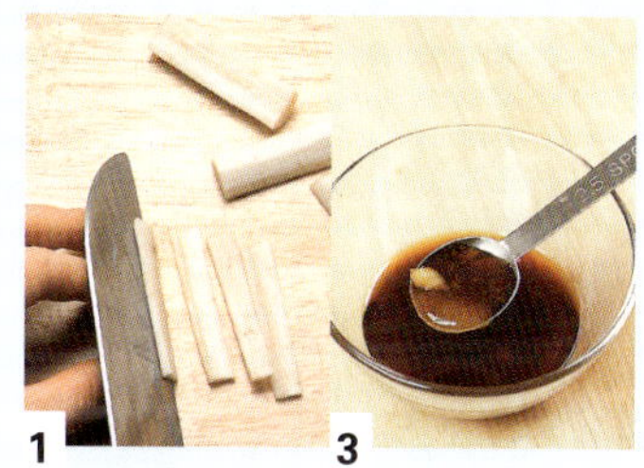

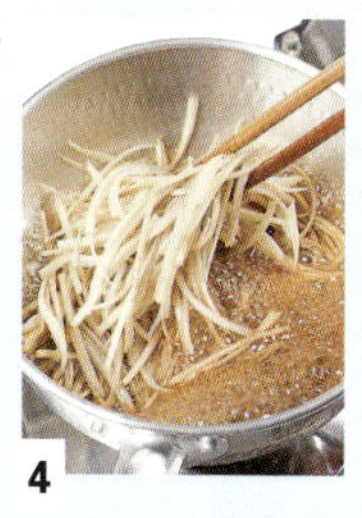

식초와 우엉의 만남

우엉채볶음

주재료 우엉 200g,
식초 1큰술, 간장 2큰술,
설탕 1작은술, 맛술 1작은술,
물엿 1큰술,
다진 마늘 1작은술,
참기름 1작은술,
소금 · 통깨 조금씩

1 우엉은 필러로 껍질을 벗긴 후 4cm 길이로 토막 내어 잘게 채 썬다.

2 냄비에 물과 식초를 넣고 끓으면 우엉을 넣고 살짝 데쳐 찬물에 헹군 다음 물기를 없앤다.

3 간장에 설탕, 맛술, 물엿, 참기름, 다진 마늘, 소금을 분량대로 넣어 볶음장을 만든다.

4 냄비에 볶음장을 넣고 자글자글 끓이다가 데쳐 놓은 우엉을 넣어 볶는다.

5 우엉에 간장 색이 진하게 배고 윤기 나게 볶아지면 불에서 내리고 통깨를 뿌린다.

○● 식초콩(초두)

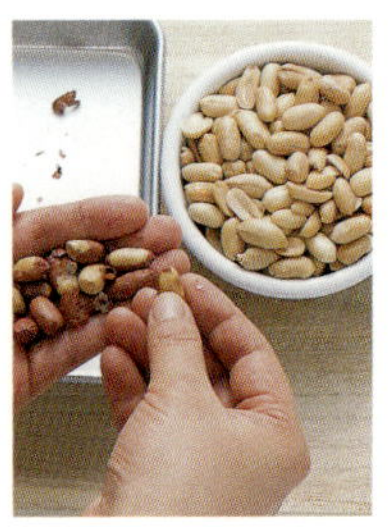

깨끗이 닦은 흰콩(백태)이 식초에 잠기도록 하여 5~10일 두었다가 식초는 생수에 희석하여 먹고 콩은 1회에 5~7알씩 1일 2회 씹어 먹거나 말려서 가루 내어 드세요. 이때 식초는 현미식초를 씁니다.

과일식초를 쓰면 콩의 칼슘이 제대로 흡수되지 않습니다. 한꺼번에 많은 양을 담그면 변질될 수 있으므로 2주일 정도 먹을 양만 만드는 것이 좋습니다.

○● 식초계란(초란)

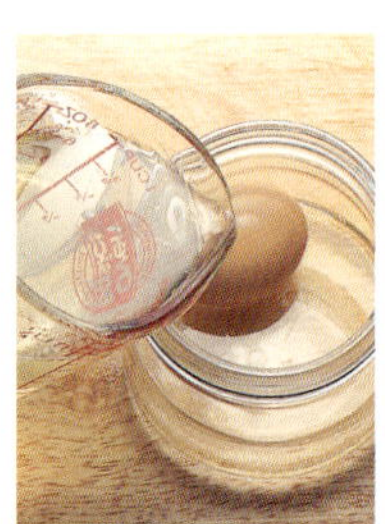

날계란을 젖은 행주로 닦고 물기를 없앤 후 용기에 담고, 계란 한 개당 180ml의 식초를 붓고 밀봉하여 약간 어두운 상온에서 7일 정도 두면 계란껍질은 녹고, 흰자는 굳어지고, 노른자는 그대로 남아 있는데, 이때 껍질 내부의 얇은 막을 젓가락으로 집어내어 버리고, 계란과 식초를 잘 섞어 냉장고에 보관하고, 1회에 20ml씩 1일 1~2회 복용합니다. 꿀을 타거나 물로 희석해도 좋습니다. 위장이 약하면 공복보다 식후에 마시는 게 좋습니다.

○● 감식초

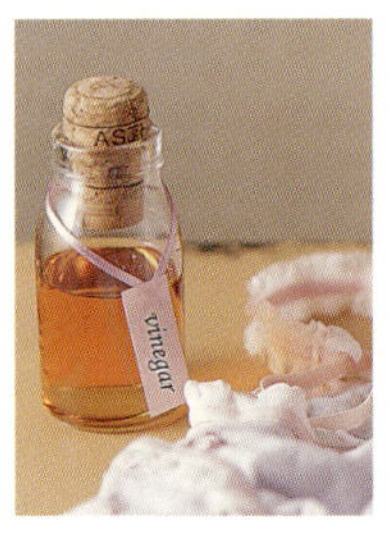

깨끗이 씻은 생감의 물기를 잘 뺀 다음 꼭지, 껍질, 씨를 통째로 두 쪽으로 나누어 주둥이가 넓은 병에 담고 식초를 붓습니다. 현미식초나 율무식초면 아주 좋습니다.

감의 2배 정도 되는 양의 식초를 붓고 밀봉하여 서늘하고 어두운 곳에 2주일쯤 두는데, 만일 감이 식초를 빨아먹어 식초가 줄고 감이 식초 위로 올라와 있을 때는 식초를 더 부어 감이 식초에 완전히 잠기도록 해야 합니다. 2주일 후쯤부터 1회에 3티스푼씩 커피잔 한 잔 분량의 생수에 타서, 1일 2회 정도 공복에 복용하면 됩니다.

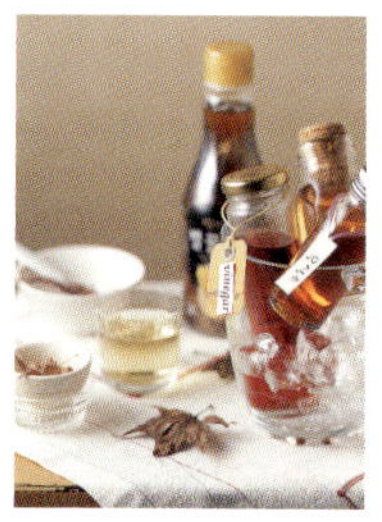

○● 외용 식초

타박상에 치자가루와 밀가루를 1:2의 비율로 섞고 여기에 달걀 흰자와 식초를 부어 고루 섞어 묽게 반죽하여 환부에 붙입니다. **잇몸이 붓고 아플 때** 지골피 150g을 식초 한 되에 넣고 달여 반으로 줄면 그 물로 5분씩 자주 양치합니다. **외이도염에** 식초와 생리식염수를 1:1로 섞은 후 귀를 씻어 냅니다. 이때 세척액의 온도를 체온 정도로 맞추는 것이 좋습니다.

비듬에 린스 대신 식초를 물에 타서 헹구면 머릿결이 좋아지고 비듬이 생기지 않습니다.

발 냄새에 발을 씻고 마지막 헹굼물에 식초를 몇 방울 섞어 씻으면 발 냄새를 없애는 데 도움이 됩니다.

○● 초란 만들기

달걀을 통째로 깨끗이 씻어 물기를 뺀 다음 약 일주일간 식초에 담가 두면 껍질은 식초에 녹아 초산칼슘으로 변하고, 달걀의 흰막은 공처럼 부풀어 올라 그 속에 흰자와 노른자가 그대로 남게 되는데, 이 막을 제거한 다음 잘 저어 주면 초란 원액이 만들어진다.

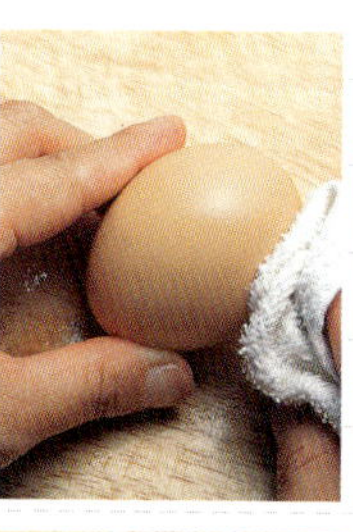
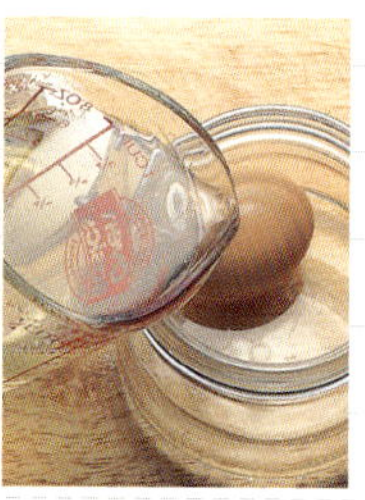

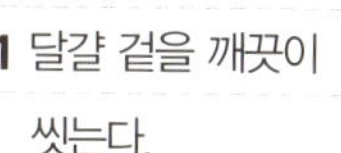
1 달걀 겉을 깨끗이 씻는다.

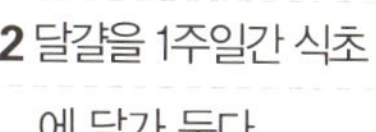
2 달걀을 1주일간 식초에 담가 둔다.

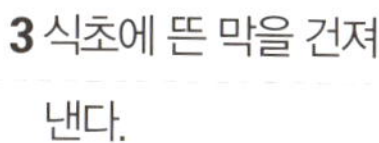
3 식초에 뜬 막을 건져 낸다.

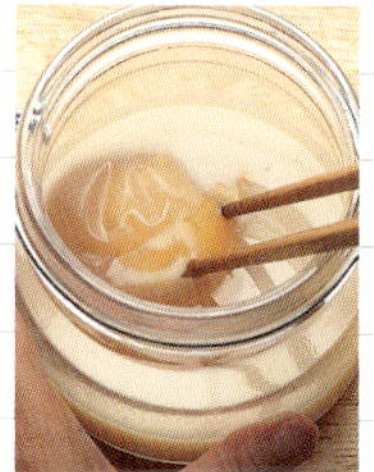
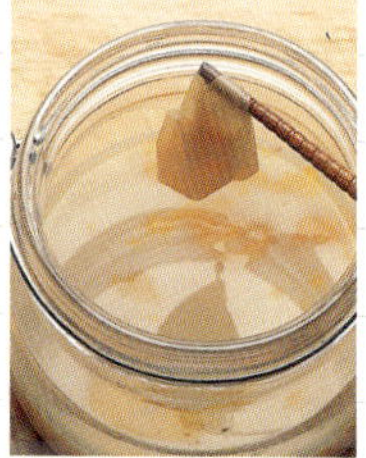
4 남아 있는 달걀에 식초를 푼다.

055 카레

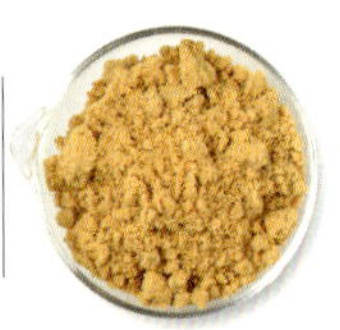

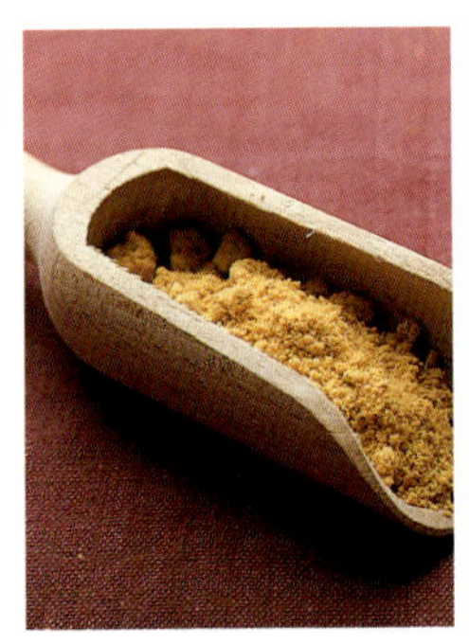

카레는 각종 향신료 · 색소 · 조미료를 혼합한 조합향신료의 하나입니다. 인도가 원산지로, '카레이'라는 말도 인도의 '국물'이라는 말에서 유래된 것이라고 합니다. 배합, 제조하는 데는 일정한 기준이 없으며, 만드는 사람이 원하는 대로 적당히 배합한다고 해요. 많이 쓰는 향신료 중 빛깔을 내는 것에는 울금 · 사프란 · 진피 등이 있으며, 매운맛을 내는 것에는 생강 · 후추 · 겨자 · 고추 등이 있고, 향미를 내는 것에는 회향 · 정향 · 계피 등이 있습니다.

암과 치매 예방에 좋습니다

카레의 주요 성분인 울금에 들어 있는 폴리페놀 화합물의 일종인 황색 색소 쿠르쿠민은 암과 치매 예방에 효과가 있다고 알려져 있습니다. 쿠르쿠민이 장에서 흡수될 때 테트라하이드로쿠르쿠민으로 변환되는데, 이것이 항산화작용을 발휘하여 항암작용을 한다는 것입니다. 이 밖에 카레의 방향 성분인 터핀 · 페놀 · 베타카로틴도 항암작용을 한다고 합니다. 위 · 대장 · 폐 · 전립선 · 혈액 암 등에 생긴 유효한 것으로 보고 있습니다.

기를 소통시키고 진통작용을 합니다

한의서에도 울금(카레의 주요성분)은 혈적을 풀며, 기를 소통시키고 진통작용을 하며, 소변을 원활하게 하고 소변에 피가 섞여 나오는 것을 낮게 하며, 혈기로 가슴이 아픈 것을 낮게 한다고 했습니다. 〈의학입문〉에는 "옛사람들은 몰리고 막혀서 잘 헤쳐지지 않는 데 울금(카레)을 썼다"고 했습니다.

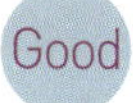

잘 맞는_음식궁합

카레와 생강

카레와 생강을 배합하면 항암 효과 및 어혈을 푸는 데 도움이 됩니다. 카레가루를 생강즙에 타 드세요. 코피가 나오는 것을 멈추게도 합니다. 카레도 생강과의 식물로 막힌 것을 풀어 주는 효능이 있고, 생강도 신진대사를 촉진해 주는 효능이 있습니다.

카레와 부추

카레와 부추를 배합하면 가래에 피가 섞여 나오는 것을 치료할 수 있습니다. 카레가루를 부추 생즙에 타서 드세요. 부추도 어혈을 풀고 지혈하는 효능이 있습니다.

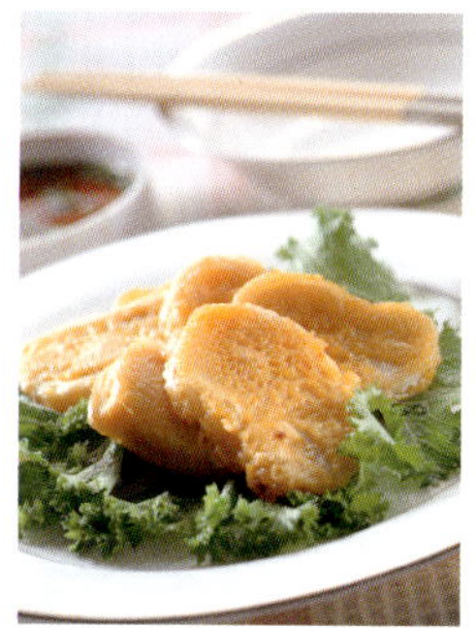

카레와 식초

카레와 식초를 배합하면 좋습니다. 카레가루를 식초에 개어 먹으면 산후에 가슴 통증이 심해 견딜 수 없을 때 효과가 있습니다.

식초는 현미식초도 좋지만 율무식초도 좋습니다. 율무는 폐에 좋고 풍기나 습기로 힘줄이 당기며 아픈 데도 좋습니다. 율무는 고단백·고지방·고칼로리 식품이면서 비타민 B_1·B_2, 칼륨도 풍부합니다. 항암작용도 기대되는 식품입니다. 카레가루의 비타민 B_2가 배합하면 항산화에 필요한 효소의 작용이 더 활발해집니다.

카레와 생선·육류

카레와 생선, 또는 카레와 육류는 궁합이 잘 맞습니다. 생선이나 육류에 카레가루와 밀가루를 입혀 기름에 지지거나 튀기면 생선 비린내나 육류 누린내를 없애고 맛과 성분을 좋게 할 수 있습니다. 한편 카레는 토마토와도 잘 어울리며, 토마토는 생선이나 육류 등 산성식품을 중화하므로 함께 곁들이면 더 좋습니다.

카레와 파

카레와 파 흰 뿌리를 배합하면 아랫배가 아프고 당기며 소변이 원활하지 않을 때 효과가 있습니다. 특히 카레를 파 흰 뿌리 끓인 물로 마시면 혈뇨가 낫지 않는 경우에 좋습니다.

○● 카레로 만들 수 있는 궁합 맞춤 음식

가정에서는 인스턴트 카레 루(roux)를 밥에 곁들여 먹는 카레라이스로 흔히 요리합니다. 그러나 인스턴트 카레 루에는 쿠르쿠민이나 베타카로틴 함량이 떨어지므로 요리할 때 카레 가루를 적당히 첨가하는 것이 좋습니다. 이 밖에 샐러드 소스에 카레가루를 섞거나 피클을 만들 때 식초에 카레가루를 섞어도 좋습니다.

단, 간·담낭질환을 앓고 있거나 임신부는 복용에 주의해야 합니다. 카레에 들어 있는 향신료 가운데 자극이 강해 간에 무리를 줄 수도 있고, 출산을 자극해 임신 상태를 불안하게 만들 수도 있기 때문입니다.

○● 카레를 이용한 음료

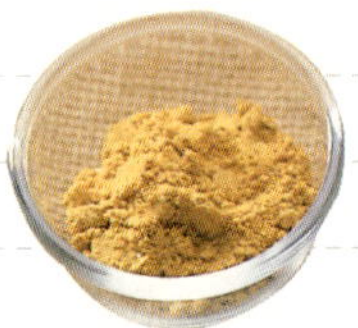

카레의 노란 성질과 쓴맛은 열을 내리는 성향으로 볼 수 있지만 카레의 정유성분은 더운 기운을 돋워 주는 성향을 지닙니다. 상반된 두 성향을 다 가지고 있기 때문에 카레는 모든 체질에 다 맞습니다. 여러 가지 좋은 점을 가지고 있는 카레를 장복하려면 음료로 만드는 것이 효과적이에요. 한약재로 나온 생울금의 껍질을 벗겨 잘게 썬 후 꿀이나 설탕을 타서 밀봉해 두었다가 마시면 좋습니다. 생울금을 소주에 담가 3개월 이상 숙성해 마셔도 좋고요. 이 밖에 생울금을 잘게 썰어 물에 넣고 끓여 보리차처럼 마셔도 좋습니다.

카레와 육류의 만남
카레라이스

주재료 쌀 340g, 카레 45g [**부재료**] 돼지고기 60g, 감자 195g, 당근 60g,
양파 100g, 애호박 30g, 햄 10g [**양념**] 콩기름 1작은술, 마가린 조금,
다진마늘 1작은술, 후춧가루 조금

1 밥을 지어 따뜻하게 해 둔다.
2 돼지고기와 감자, 당근, 양파, 애호박과 햄은 잘게 썰어 프라이팬에 마가린과 콩기
  름을 두르고 다진 마늘을 먼저 넣어 향을 낸 후 한꺼번에 볶는다.
3 카레가루는 찬 물에 풀어 놓는다.
4 부재료들을 볶던 냄비에 물을 붓고 끓이다가 풀어 놓은 카레를 붓고 저어주며 더
  끓인다.
5 국물이 되직하게 되면 소금과 후춧가루로 간을 맞추어 따뜻한 밥 위에 얹는다.

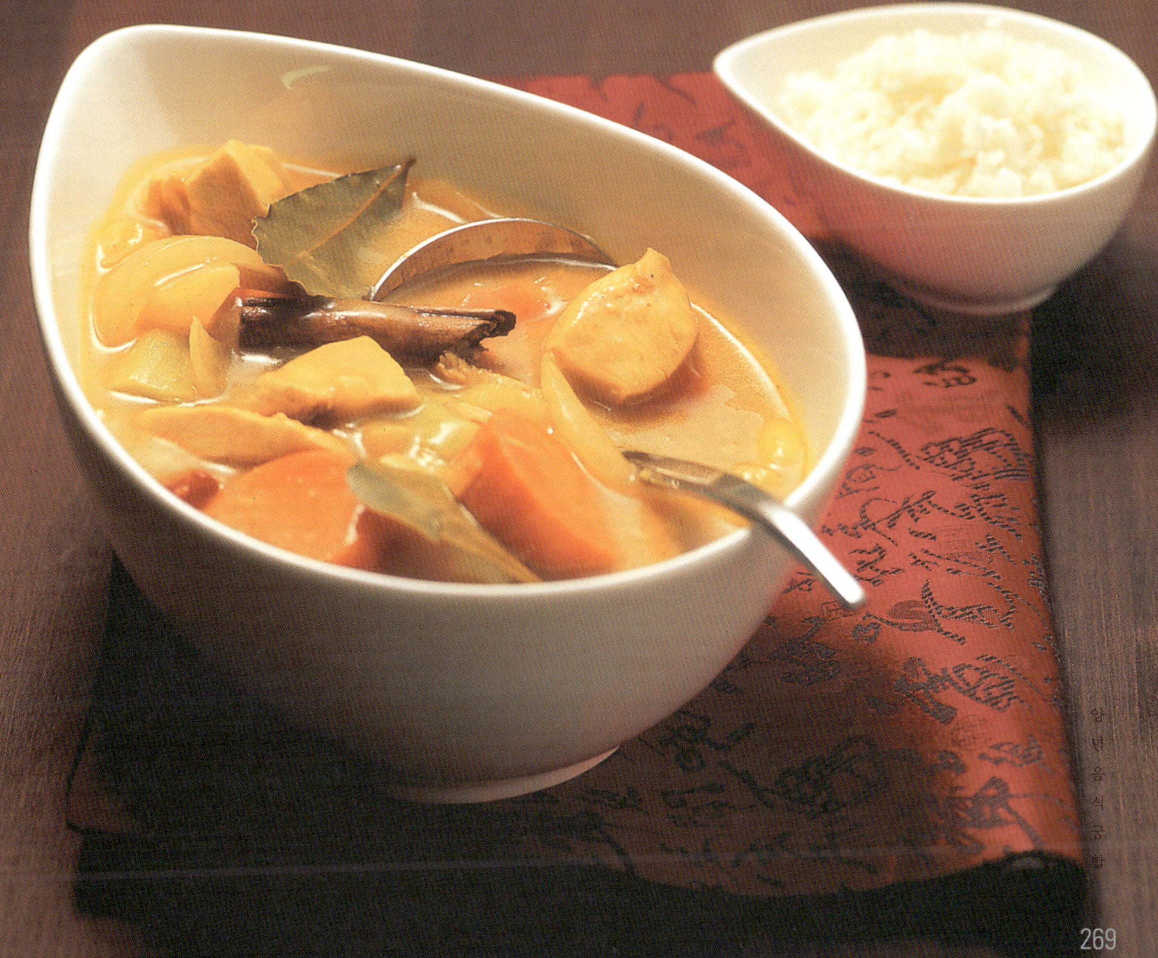

056 카카오

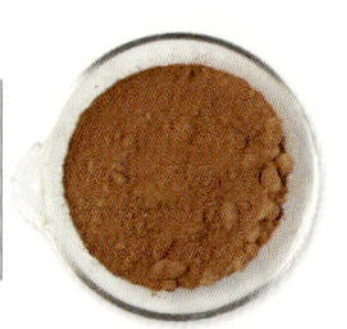

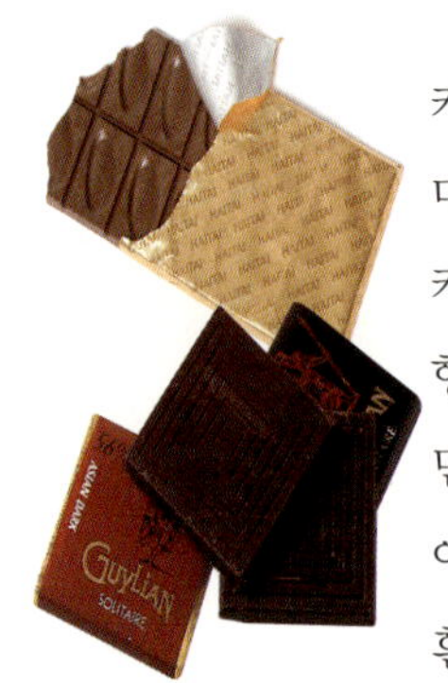

카카오나무는 벽오동과의 늘푸른 큰키나무입니다. 남미와 중미 등 열대 아메리카가 원산지이지요. 성숙한 카카오 열매에서 종자를 꺼내 발효시키면 적갈색이 되고 향이 나는데 이것이 카카오콩입니다. 약 2%의 테오브로민과 약간의 카페인 및 50%의 지방으로 되어 있습니다. 이 카카오콩에서 짜낸 기름은 누른빛이며 정제한 것은 흰빛입니다. 이 카카오콩 안에 스테아린산, 팔미틴산, 올레인산 등의 지방산이 들어 있습니다.

카카오콩으로 코코아를 만듭니다

카카오콩에서 기름을 짜낸 후 찌꺼기를 말려 가루로 만든 것이 코코아입니다. 성질이 따뜻하지요. 카카오는 지질 함량이 높은데, 버터분이 22% 이상 남아 있는 것을 퍼스트 코코아라고 합니다. 코코아는 칼슘 · 인 · 철 등을 함유하고 있습니다.

카카오콩으로 초콜릿도 만듭니다

한편 카카오콩을 열풍으로 볶은 후 으깨어 반죽(paste)처럼 만든 것이 카카오 페이스트인데 여기에 우유, 설탕, 향료를 넣어 만든 것이 초콜릿입니다. 초콜릿은 크게 세 종류로 나눕니다. 속에 아무것도 들어 있지 않은 100% 초콜릿, 크림 · 너트 등이 들어 있는 99~60% 초콜릿, 그리고 웨하스 · 너트 등과 함께 만든 초콜릿분 59~20%의 초콜릿 과자 등이 그것입니다. 초콜릿에도 테오브로민이라는 흥분성 알칼로이드 성분이 함유되어 있습니다.

이뇨작용을 합니다

코코아는 영양가가 높으며 소화가 잘됩니다. 테오브로민 성분은 알칼로이드 성분의 일종으로 신장에 강력하게 작용해 이뇨 효과가 있습니다.

정신을 맑게 합니다

중추신경을 자극하는 효과가 있어 정신을 맑게 합니다. 피로회복에도 좋고, 피로로 인한 피부 트러블을 예방합니다. 또 말초혈관을 확장하여 혈액순환을 촉진합니다.

기침을 가라앉힙니다

초콜릿은 기침을 가라앉히는 효능이 있습니다. 초콜릿에 있는 테오브로민이라는 성분이 진해제로 쓰이는 코데인보다 약 30%정도 효과가 더 크다고 합니다. 특히 이 테오브로민 성분은 심혈관이나 중추신경계에 영향을 미쳐 졸림 증상 같은 부작용이 없어 더 좋습니다.

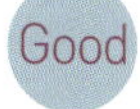
Good **잘 맞는_음식궁합**

코코아와 바닐라

코코아와 바닐라를 배합하면 쇠약해진 정력을 증강하는 데 도움이 됩니다. 밀크 코코아에 바닐라를 타서 부부관계 전에 함께 드세요. 아메리카 인디언들도 카카오 열매를 으깨어 바닐라를 가미하여 풍미를 내어 먹었다고 합니다. 바닐라는 난초과의 여러해살이덩굴식물로, 황록색 꽃이 지고 나면 다육질 열매가 열리는데, 아직 갈색으로 익기 전인 녹색 미성숙 열매를 발효시키면 강렬한 향기가 나는 바닐라가루를 얻게 됩니다. 바닐라는 월경불순, 히스테리에 효과 있으며, 정력증진에도 현저한 작용을 합니다.

코코아와 양파

코코아에 양파즙을 배합하면 항암 효과가 높아집니다. 코코아의 카카오마스폴리페놀과 양파의 퀘르세틴이 항산화작용을 더 활발하게 해 주기 때문입니다. 이 외에도 양파의 알리신 성분이 비타민 B_1과 결합하여 코코아와 더불어 말초혈관을 확장하여 혈액순환을 촉진하는 효능도 배가합니다.

초콜릿과 아몬드

초콜릿과 아몬드를 배합하면 기운이 나고 병후 회복이나 노화 방지에 좋습니다. 아몬드에는 헤이즐넛이나 해바라기씨보다 훨씬 많은 비타민 E가 함유되어 있습니다. 따라서 초콜릿의 폴리페놀류와 아몬드의 비타민 E가 항산화작용을 촉진해 암 예방에 도움이 될 수 있습니다.

초콜릿과 마

초콜릿과 마를 배합해서 푸딩을 만들면 허약한 어린이가 종아리가 자주 아프다고 호소할 때 좋습니다. 마가루 · 설탕 · 소금을 섞어 우유를 조금씩 부어 가면서 저은 후 약한 불에서 끓이다가, 다 끓여지면 불에서 내려 녹인 초콜릿 · 버터 · 바닐라 향료를 넣고 잘 저어 푸딩 컵에 나누어 담습니다. 약간 식은 뒤에 잘게 썬 젤리를 얹어 장식해서 드세요.

plus one

○● 카카오로 만든 음료

최근에는 카카오 피즈가 인기입니다. 카카오 크림 · 레몬주스 · 설탕을 배합한 후 얼음과 탄산수를 채운 혼성음료(fizz)의 하나이지요. 코코아차는 코코아 분말에 뜨거운 물만 붓고 휘저으면 되지만 4~5분 끓이면 더 좋습니다. 그러나 5분 이상 끓이면 향이 사라집니다. 밀크코코아의 경우에는 밀크를 마시기 직전에 넣어야 맛이 떨어지지 않습니다. 초콜릿은 케이크나 푸딩으로 만들어 먹기도 합니다.

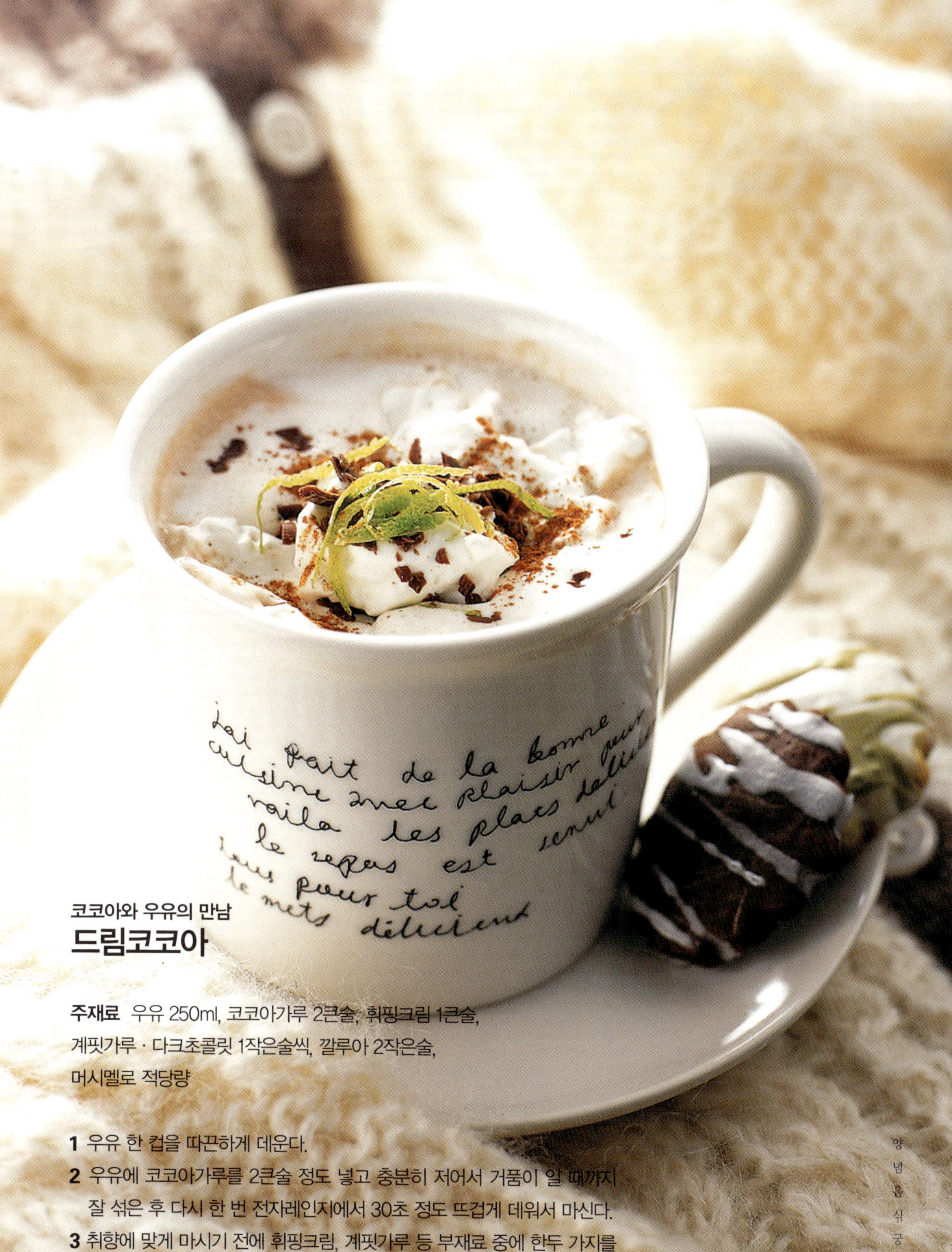

코코아와 우유의 만남

드림코코아

주재료 우유 250ml, 코코아가루 2큰술, 휘핑크림 1큰술,
계핏가루 · 다크초콜릿 1작은술씩, 깔루아 2작은술,
머시멜로 적당량

1 우유 한 컵을 따끈하게 데운다.
2 우유에 코코아가루를 2큰술 정도 넣고 충분히 저어서 거품이 일 때까지
  잘 섞은 후 다시 한 번 전자레인지에서 30초 정도 뜨겁게 데워서 마신다.
3 취향에 맞게 마시기 전에 휘핑크림, 계핏가루 등 부재료 중에 한두 가지를
  더 넣어 마시면 훨씬 고급스럽고 풍성한 맛을 즐길 수 있다.

057 파

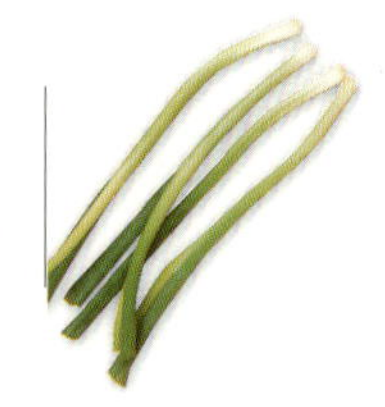

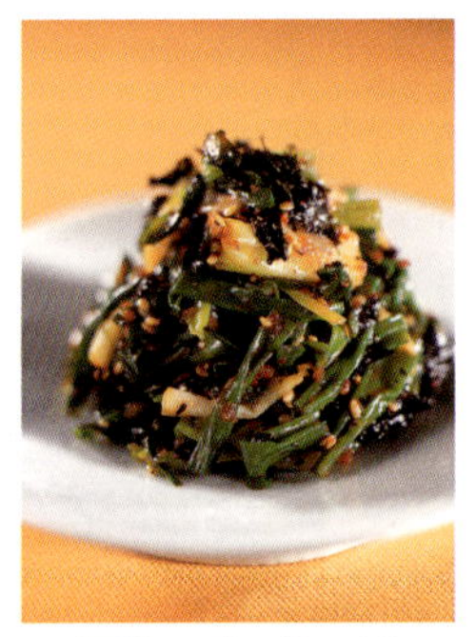

파의 성질은 따뜻하지만 파란 부분은 찹니다. 파의 흰 부분은 맛이 맵고 시원하며, 푸른 잎 부분은 덜 맵고 열기가 있습니다. 파란 부분과 흰 부분에는 영양소도 차이가 있습니다. 파란 부분에는 칼슘이 많고 흰 부분에는 비타민 C 가 많으며, 비타민 A의 작용을 할 수 있는 물질도 파란 부분에는 많지만 흰 부분에는 적습니다.

피를 맑게 하고 감기 예방에 좋습니다

파는 몸을 따뜻하게 하고 피를 맑게 하는 작용이 있습니다. 진통작용과 지혈작용도 합니다. 예로부터 몸이 부어오를 때, 목구멍이 아플 때, 감기에 걸렸을 때 쓰던 식품입니다.

소염작용을 합니다

간장의 해독작용을 촉진하고 발한 및 이뇨작용을 합니다. 또 유화아릴 성분을 함유하고 있기 때문에 소화액의 분비를 늘리고 피로회복에 도움이 되며 신경을 안정시킵니다.

그래서 불면증, 숙취에 효과 있으며, 소염작용 및 스태미나 강화작용을 합니다. 또 파의 알린 성분이 비타민 B_1의 흡수를 높입니다. 〈본초강목〉에는 파의 흰 부분이 중풍과 얼굴에 난 종기를 낫게 한다고 했습니다.

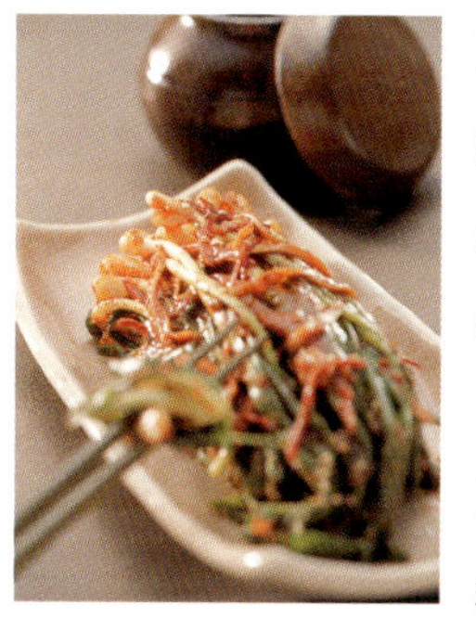

파와 술

파와 술을 배합하면 초기 감기에 효과가 있습니다. 파의 흰 부분을 수염 뿌리가 달린 채 잘게 썰어 따끈한 술에 담갔다가 마시고 땀을 냅니다.

파와 된장

파와 된장을 배합하면 오슬오슬한 감기 초기 증상에 특효입니다. 〈동의보감〉에 날파의 흰 부분을 된장콩과 배합하면 열을 떨어뜨리고 감기에 좋다고 했습니다. 파 흰 부분 20g을 잘게 썰어 된장 10g에 버무린 다음 끓여 드세요. 또 신경쇠약에는 날파를 된장에 찍어 먹으면 도움이 됩니다.

파와 생강

파와 생강을 배합하면 감기로 두통이 있을 때 좋습니다. 파 흰 부분을 뿌리째 생강과 함께 달여 드세요. 가래가 끓고 목이 많이 아플 때는 물과 청주를 반반씩 섞어서 끓이면 훨씬 낫습니다.

파와 참기름

파와 참기름을 배합하면 급성 위통에 좋습니다. 묵은파 뿌리의 껍질을 벗긴 뒤 찧어 참기름 150g과 섞어 마시면 됩니다.

파와 꿀 · 개고기 · 대추 · 미역

파와 꿀과 함께 먹으면 설사를 합니다. 파와 개고기, 파와 닭고기도 함께 먹으면 혈액질환을 앓게 됩니다. 파와 대추를 함께 먹으면 병이 생겨 좋지 않습니다. 또 파와 미역을 배합하면 파가 미역의 칼슘 흡수를 방해합니다. 파와 매실도 궁합이 안 맞습니다.

○● 파로 만들 수 있는 궁합 맞춘 음식

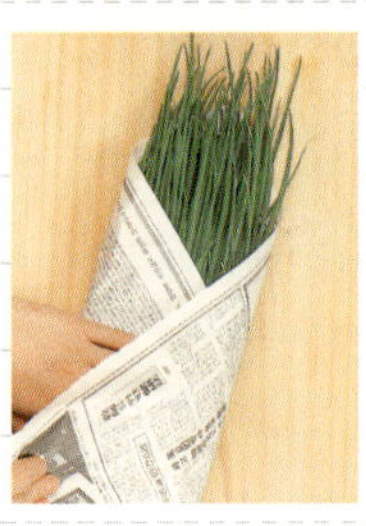

파는 우리나라 음식의 기본양념입니다. 음식의 향취를 돋우고 육류나 생선의 나쁜 냄새도 잡아 주지요. 나쁜 독도 풀어 주고요. 파로 요리하는 음식으로는 파전·파국·파강회·파김치 등 여러 가지가 있습니다. 파강회, 파김치, 파전 등은 연한 실파를 재료로 하는 것이 좋고, 파국은 대파를 쓰는 것이 좋습니다. 겨우내 묻어 두었던 움파는 단맛이 강해져 국을 끓이면 더 맛있습니다. 임신 중 과로로 하혈할 때 파를 넣어 쌀과 죽을 쑤어 먹는데, 이질과 설사에도 좋습니다. 잠이 안 올 때는 대파를 구워서 술 한 잔과 함께 먹으면 진정작용을 하는 파 향 때문에 잠을 푹 잘 수 있습니다. 단, 땀을 많이 흘리거나 흥분성 신경증이 있는 때는 좋지 않습니다. 또 파를 너무 많이 먹으면 땀을 많이 흘리게 돼 허해지기 쉽다고 했습니다.

○● 파씨와 파꽃의 쓰임새

파씨는 눈을 밝게 하고 뱃속을 따뜻하게 하며 정력을 증진시키는 작용을 합니다. 파꽃은 비위와 협심증을 치료하는 약으로 쓰입니다. 활짝 핀 파꽃을 그늘에서 말린 뒤 가루 내어 식사를 한 다음 한 술씩 복용하면 좋습니다.

○● 파와 상추씨

모유 분비를 촉진합니다. 유즙이 울체된 것을 두고 '젖구멍이 트이지 않았다'고 하는데, 이때 이 두 가지를 배합해 먹으면 좋습니다. 겸해서 파 흰 부분을 끓인 물로 유방을 찜질하면 더 좋습니다.

○● 파와 후추

관절통에 효과가 있습니다. 류머티즘으로 통증이 있으면 파 500g과 후춧가루, 보리를 헝겊에 함께 넣고 물 한 되를 부은 다음 물이 반쯤 줄어들 때까지 달여 통증이 있는 부위를 찜질하면 됩니다. 달이는 것이 번거로울 때는 파 한 관에 소금 200g을 넣고 삶은 물로 일주일가량 목욕을 하면 통증이 가라앉습니다.

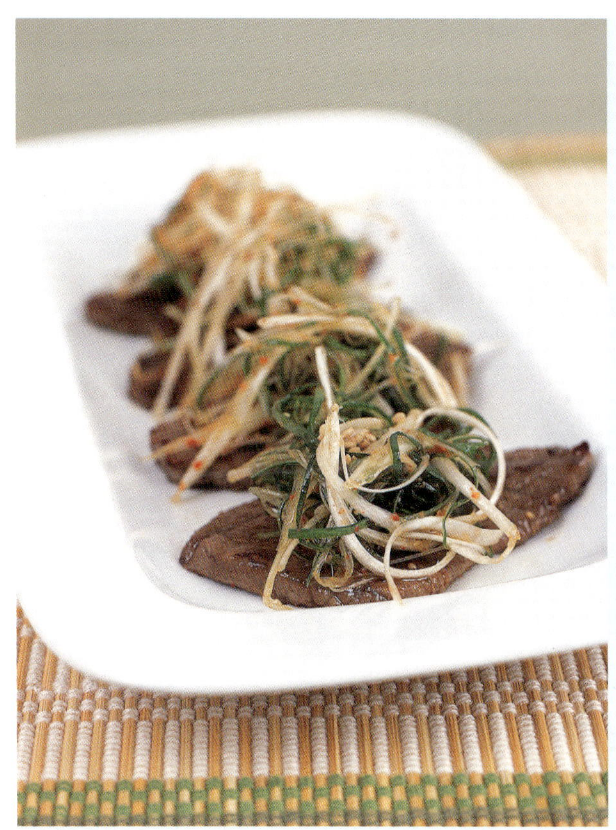

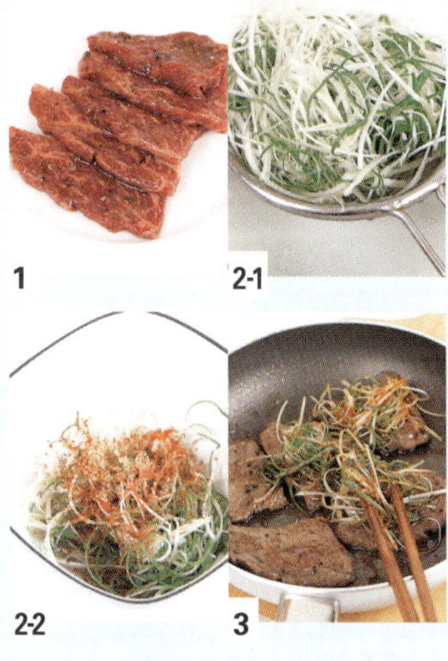

파와 쇠고기의 만남
쇠고기안심과 파생채

주재료 쇠고기 안심 300g,
대파 2뿌리

[쇠고기양념] 참기름 1큰술,
다진 마늘 1/2작은술,
소금 · 후춧가루 조금씩

[파채 양념] 고춧가루 1큰술,
참기름 1/2큰술,
다진 마늘 1작은술, 설탕 1/2큰술
통깨 2작은술, 소금 조금

1 쇠고기는 안심으로 준비해 도톰하게 포뜨듯 저며 썰어 준
비한 양념을 넣고 버무려 잠시 재워 둔다.

2 대파는 4~5㎝ 길이로 썬 후 그 길이대로 곱게 채 썰어 물
에 담갔다가 건져 물기를 빼고 넓은 그릇에 담고 고춧가루
를 비롯한 파채 양념을 넣어 고루 버무린다.

3 달군 팬에 양념한 쇠고기를 앞뒤로 뒤집어 가며 구워 양념
한 파채를 조금씩 덜어 올린 후 접시에 담는다.

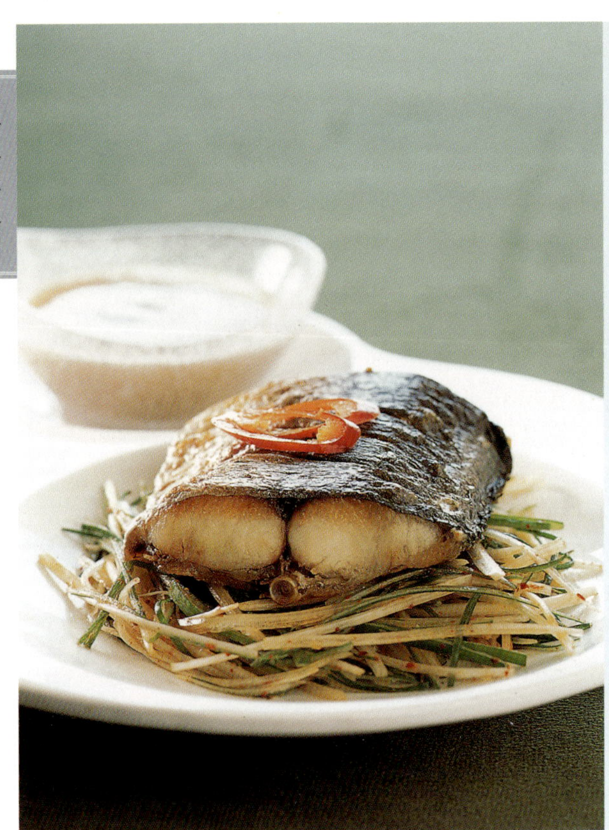

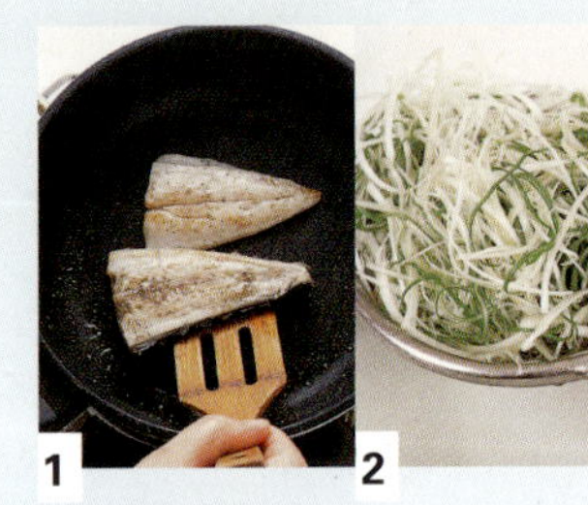

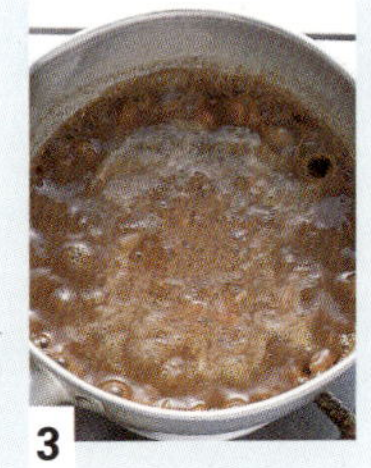

파와 생선의 만남

파생채 삼치구이

주재료 삼치 1마리, 대파 2대
[삼치 밑간재료] 청주 1큰술,
생강즙 · 소금 · 후춧가루 조금씩
[된장소스] 된장 1큰술,
물 4큰술, 설탕 · 식초 1큰술씩,
소금 · 후춧가루 조금씩
[파생채소스] 간장 1큰술,
고춧가루 · 식초 1/2큰술씩,
설탕 1작은술, 깨소금 1/2큰술,
참기름 조금
[기타재료] 홍고추 1/2개

1 삼치는 지느러미, 내장을 제거하고 반으로 갈라 밑간해서
달군 팬에 앞뒤로 굽는다.
2 대파는 5㎝ 길이로 가늘게 채 썰어 분량의 파생채소스에
버무린다.
3 팬에 분량의 된장소스 재료를 섞은 뒤 끓여 반으로 졸인다.
4 버무린 파생채를 담고 삼치를 올린 후 홍고추로 장식하고
종지에 된장소스를 담아 곁들인다.

잘 맞는 음식궁합	
겨자와 육류, 생선	육류나 생선의 냄새를 없애고 타액의 분비를 촉진한다
겨자와 당밀	천식 치료에 도움이 된다
겨자와 술·식초	가슴앓이 치료에 좋다
꿀과 검은깨	허약체질의 변비 치료 및 냉증에 좋다
꿀과 매실	목이 쉬거나 갈증이 심한 데 좋다
꿀과 두유	방광염에 좋다
꿀과 녹차	세균성 설사에 효과적이다
꿀과 생강	식욕이 없고 몸이 허약한 데 좋다
꿀과 레몬즙·사과식초	불면증을 개선하고 비만을 해소한다
꿀과 코코아	입 안이 잘 헐 때 효과적이다
꿀과 복숭아꽃가루	부종이나 전립선염 치료에 도움이 된다
꿀과 참기름	외용하면 건조성 변비에 좋다
로열젤리와 꿀	강장 및 강정작용, 혈당강하 및 항암작용을 한다
프로폴리스와 율무	외용하면 티눈 치료에 효과적이다
마늘과 식초	마늘 속의 독성분과 냄새를 제거할 수 있다
마늘과 검은깨	저혈압에 좋다
마늘과 달걀	산후나 수술 후 회복기에도 효과가 있다
마늘과 양고기	성기능 장애에 좋다
마늘과 게	게 중독을 해독한다
마늘과 우유	함께 먹으면 마늘 냄새를 줄일 수 있다
마늘과 꿀	냉증에 필요한 보혈과, 혈액순환에 효과가 있다
생강과 육류·어류	어류에 의한 중독을 막는다
생강과 아욱	대변이 원활해진다
생강과 계피	설사가 잦거나 월경 중 복통이 심할 때 좋다
생강과 정향	메스껍고 토할 때 좋다
생강과 꿀	식욕이 생기고 메스꺼움이 가라앉는다
생강과 설탕	노인의 헛기침에 효과가 있다
생강과 콩·국수	생강은 콩이나 국수 체한 데 효과가 있다
생강과 찹쌀	감기에 좋다
생강과 좁쌀	심한 토증에 효과가 있다
생강과 차조기·양파	코가 막히고 두통이 나며 열이 있을 때 좋다
생강과 배	가래와 기침을 잠재우는 효능도 상승한다

설탕

설탕과 대추	신경안정 효능이 상승하며, 위경련을 낫게 한다
설탕과 인절미	인절미를 먹고 체할 때 설탕이 효과가 있다
설탕과 소금	단맛이 상승하여 단맛이 더 깊어진다
설탕과 해조류	체내 독소와 노폐물을 배출한다
설탕과 부추	설탕은 부추를 먹고 난 후 나는 냄새를 없애준다
설탕과 녹두 · 팥	더위 먹고 토하는 것을 가라앉힌다
설탕과 칡	숙취와 감기에 효과가 있다
사탕수수와 생강즙	복어 중독을 해독시킨다
사탕수수와 생동쌀	허열로 기침이 잦고 입이 마를 때 좋다
사탕수수와 보리	당뇨병에 도움이 된다
사탕무와 무화과	목의 염증에 의한 통증도 완화시킨다
사탕무와 콩	허증체질의 변비 증상을 개선한다
사탕무와 호박	무기력하고 피로한 것에 효과적이다
사탕무와 당근	월경 불순이나 폐경기의 월경이상 등에도 좋다
사탕무와 오이	신장결석이나 담석을 녹인다
사탕무와 사과	변비, 빈혈에 효과가 있다

소금

소금과 참기름	참기름의 고소한 맛이 유지된다
소금과 수박	소화기능 손상을 막아준다
소금과 복숭아	체액손실을 막아준다
소금과 팥	배변을 부드럽게 한다
소금과 설탕	설탕의 단맛이 더욱 농후해진다
소금과 생강	토사복통에 효과가 있다

식초

식초와 콩	스트레스성 질환과 변비에 좋다
식초와 땅콩	혈당을 떨어뜨리고 비만을 개선하다
식초와 우유	변비에 좋다
식초와 계란	골다공증에 좋고 노인의 검버섯도 없애준다
식초와 마늘	각종 성인병에 좋다
식초와 부추	허리와 무릎이 냉하고 아플 때 좋다
식초와 배	지방간에 좋다
식초와 양파	치매를 예방한다
식초와 검은깨	체력과 정력을 강화할 수 있다
식초와 우엉	식초를 이용하면 우엉의 색깔이 변하지 않는다
식초와 냉이	눈의 피로를 풀어주고, 지방간에도 좋다
식초와 감	신경을 진정시키며, 불면증에 좋다

잘 맞는 음식궁합		
카레	카레와 생강	항암 효과 및 어혈을 푸는 데 도움을 준다
	카레와 부추	어혈을 풀고 지혈하는 효능이 있다
	카레와 식초	산후에 가슴 통증이 심할 때 효과적이다
	카레와 생선·육류	생선 비린내와 육류 누린내를 없앤다
	카레와 파	소변이 원활하지 않을 때 혈뇨에 효과가 있다
코코아	코코아와 바닐라	정력 증강에 도움이 된다
	코코아와 양파	항암 효과가 높아지며, 혈액순환을 촉진한다
	초콜릿과 아몬드	병후 회복이나 노화 방지에 좋다
	초콜릿과 마	허약한 어린이가 종아리가 자주 아플 때 효과가 좋다
파	파와 술	초기 감기에 효과가 있다
	파와 된장	오슬오슬한 감기 초기 증상에 효과가 있다
	파와 생강	감기로 두통이 있을 때 좋다
	파와 참기름	급성 위통에 좋다

맞지 않은 음식궁합		
설탕	설탕과 검은콩	젖산의 증가로 피로해진다
	설탕과 아욱	속이 뒤끓는다
	설탕과 죽순	소화가 안 된다
	사탕수수와 술	가래가 많아진다
파	파와 꿀	설사를 한다
	파와 개고기	혈액질환을 앓게 된다
	파와 대추	병이 생겨 좋지 않다
	파와 매실	궁합이 맞지 않다

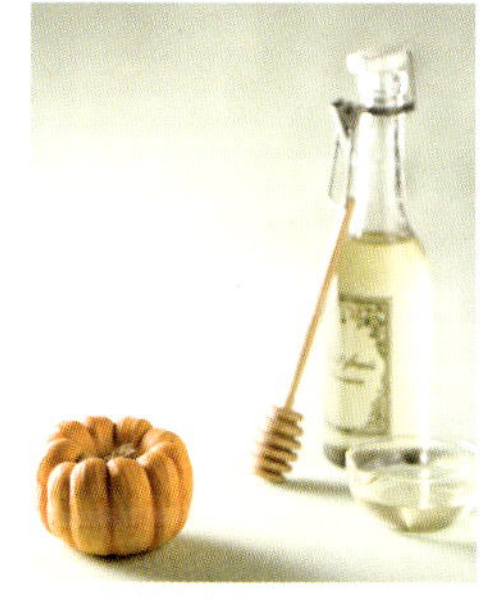

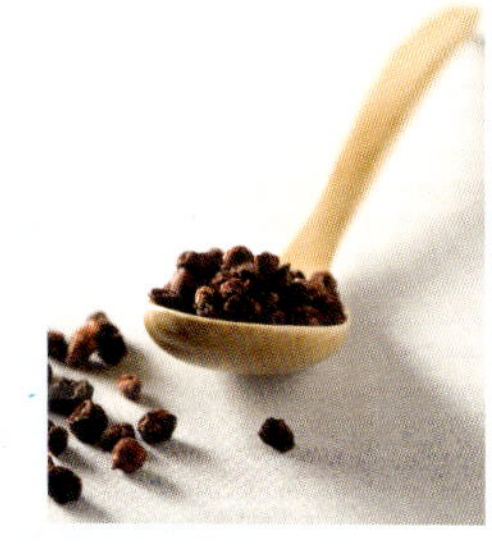

식품으로 쓰이는
약초궁합 (산수유~황기)

약초도 궁합을 맞추면 약효가 배가 되고 건강도 다스릴 수 있다. 하지만 궁합을 맞추지 않고 무분별하게 사용하면 위험이 따른다. 이러한 위험을 예방하기 위해 우리에게 익숙한 약초들 중 산수유, 엄나무, 오가피, 오미자, 익모초, 인삼, 인진쑥, 천마, 치자, 칡, 토사자, 황기를 선택, 무엇과 궁합을 맞춰 얼마큼의 분량으로 어떻게 만들어 먹어야 건강에 도움이 되는지 상세하게 짚어본다.

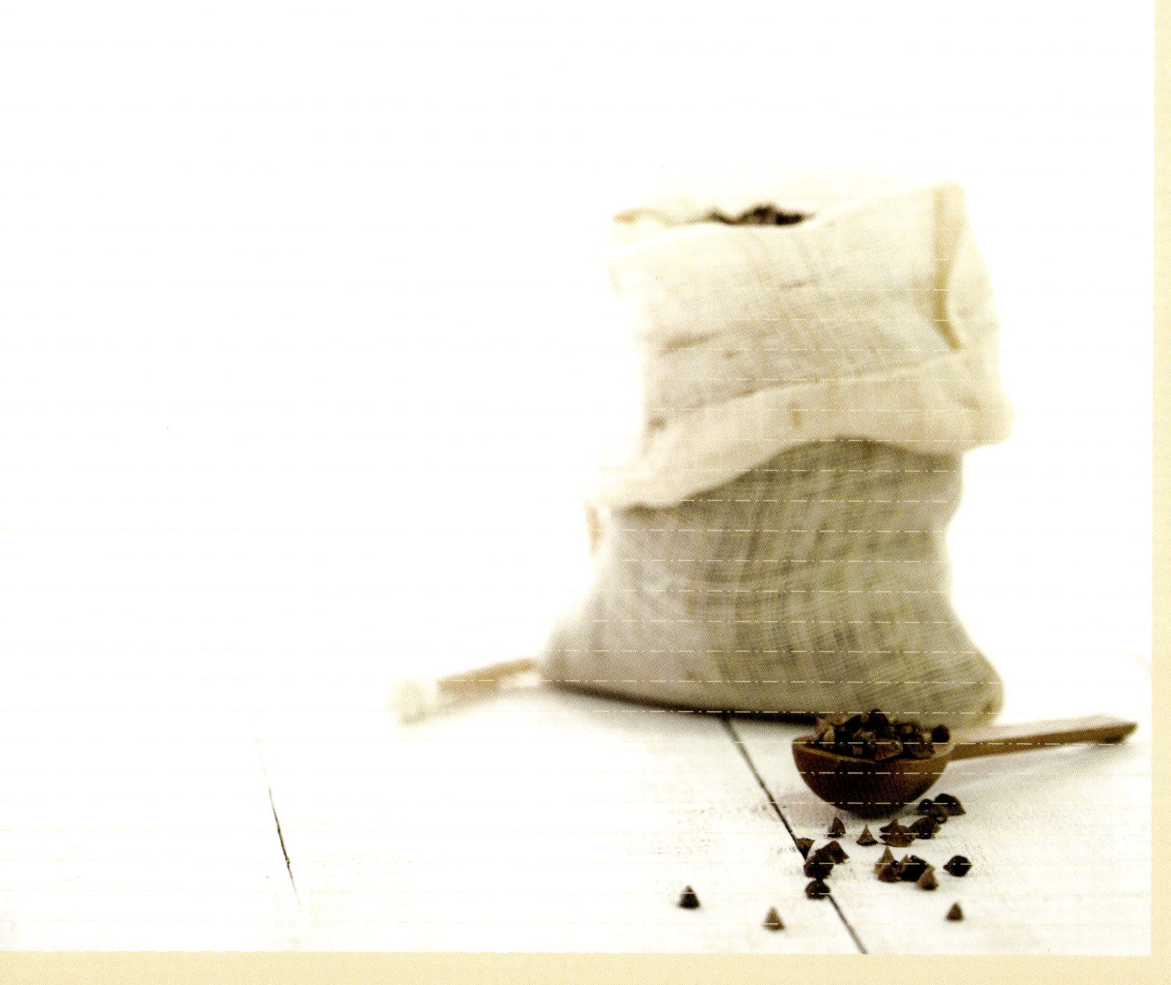

산수유

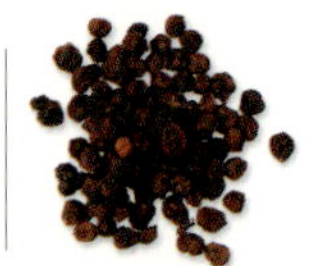

산수유는 성분이 약간 따뜻하고, 약간의 단맛과 함께 떫고 강한 신맛이고 깔깔합니다. 과육에는 코르닌 · 모로니사이드 · 로가닌 · 타닌 · 사포닌 등의 배당체와 포도주산 · 사과산 · 주석산 등의 유기산이 함유되어 있고, 그 밖에 비타민 A와 다량의 당도 포함되어 있습니다. 종자에는 팔미틴산 · 올레인산 · 리놀산 등이 함유되어 있습니다. 성분 중 코르닌은 부교감신경의 흥분작용이 있는 것으로 알려져 있습니다.

자양 효과가 큽니다

'신허'에 의한 빈뇨, 야뇨, 어지럼, 귀울림, 허리와 무릎의 통증, 조루, 발기부전 등에 두루 쓰입니다. 또 수렴작용이 크기 때문에 유정 · 몽정 등을 다스리며 급만성의 허탈상태로 땀을 비 오듯 흘리며 멎지 않을 때 씁니다. 특히 땀을 많이 흘리며 손발이 얼음처럼 냉한 허탈상태 때는 산수유를 반드시 써야 합니다.

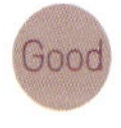

Good 잘 맞는_음식궁합

산수유와 인삼 · 당귀

산수유와 인삼, 산수유와 당귀는 궁합이 잘 맞습니다. 기운이 없을 때는 산수유에 인삼을 배합하고, 빈혈이 있을 때는 산수유에 당귀를 배합합니다. 그래서 기운도 없고 빈혈까지 있을 때는 산수유 · 인삼 · 당귀 8~12g을 물 500cc로 끓여 반으로 줄여 하루 동안 여러 차례 나누어 마십니다.

산수유와 두충

성교 과다로 허리가 아플 때는 산수유, 두충 각 12g을 물 500cc로 끓여 반으로 줄여 하루 동안 여러 차례 나누어 마십니다. 노인들의 원인 모를 귀울림증세에는 산수유 열매 20g을 물 500cc에 넣고 달여 반으로 줄여 하루 동안 여러 차례 나누어 마십니다. 혹은 산수유 300g을 소주 1,800cc에 담가서 1개월 동안 서늘하고 어두운 곳에 놓아 숙성시킨 후 20㎖씩 1일 2회 공복에 마셔도 좋습니다.

산수유와 도라지

산수유와 도라지는 궁합이 안 맞습니다. 따라서 산수유와 도라지는 함께 먹을 수 없습니다. 또 산수유 열매 과육은 원기를 강하게 하고 정액을 거두어 간직하게 하는 효과가 있지만 씨는 정액을 미끄러져 나가게 하기 때문에 씨는 약으로 쓸 수 없으니 씨는 꼭 빼야 합니다.

plus one ○● 이럴 때 조심하세요

월경과다, 부정기적 자궁출혈, 대하증 등도 수렴합니다. 또 소변이 잦은 것도 수렴합니다. 이 외에도 혈류를 촉진하므로 체표의 대사를 원활하게 하지요. 그러나 설사할 때, 감기로 오한과 발열이 있거나 땀을 많이 흘릴 때, 소변이 농축되어 붉고 뻑뻑하여 잘 나오지 않고 배뇨통이 있을 때, 정력이 너무 왕성할 때는 쓰지 않습니다.

: 엄나무

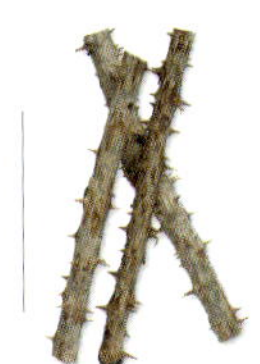

엄나무의 속껍질을 봄에서 여름에 채집하여 주로 약용하는데, 약명은 '해동피'입니다. 뼈를 강화하는 효과가 있기 때문에 '접골약'이라고 부르기도 하지요. 맛은 쓰고, 혹은 맵습니다. 냄새는 미약하며, 성질은 평이하고, 독이 없습니다. 콩과 식물의 해동피에는 에리스랄린 · 유기산 · 아미노산 등이 함유되어 있으며, 종자는 지방유를 함유합니다. 지방유는 포화유기산 36.7%와 불포화 유기산(oleic acid, linolenic acid) 63.3%를 함유하고 있고요. 또 하이파포린도 함유하고 있습니다. 그 밖에 칼로토신, 칼로사포닌 등도 함유하고 있습니다.

경락의 흐름을 잘 소통시킵니다

엄나무는 풍기를 없애며 경락을 소통시킵니다. 〈동의보감〉에도 "허리나 다리를 쓰지 못하는 것과 마비되고 아픈 것을 치료한다"고 했습니다. 즉, 경락을 잘 소통시킴으로써 사지의 저림과 허리 아픔을 치료한다는 것입니다. 새살이 돋아나게 하고 통증과 부기를 가라앉히고, 어혈을 없애 줍니다.

중풍을 예방할 수 있습니다

강장효능이 뛰어나서 정력제로 쓰이기도 하는데, 간 기능을 보호하며 당뇨병에도 효과가 있고 상복하면 중풍을 예방할 수 있으며 설사나 이질을 다스립니다. 또 해수를 치료하고, 산후 어혈로 인한 동통과 급성 유선염 등에도 효과가 있습니다.

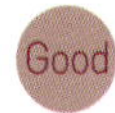 **잘 맞는_음식궁합**

엄나무와 오가피

엄나무와 오가피를 배합하면 효과가 상승합니다. 근육통이나 관절통, 특히 견딜 수 없이 허리와 무릎의 통증이 극심할 때 엄나무와 오가피를 배합합니다. 두 약재를 같은 양씩 배합하여 술을 담가 마시면 효과가 있습니다.

엄나무와 율무

엄나무와 율무를 배합하면 풍기와 습기에 손상되어 양다리와 발이 몹시 붓고 통증이 심하며 관절 마디마디에 경련성 통증이 있을 때 효과가 있습니다. 엄나무 1, 율무 2의 비율로 배합하여 끓여 차로 마시세요.

엄나무와 닭

엄나무는 닭과 궁합이 잘 맞습니다. 따라서 엄나무를 닭과 함께 삶아 먹습니다. 삼계탕을 요리할 때 엄나무를 넣어도 좋습니다. 음식점에서 팔고 있는 '엄나무삼계탕'이 바로 이것입니다.

오십견으로 불리는 어깨관절의 통증에 특히 좋은데, 이외에도 관절염이나 요통에도 효험이 있습니다. 엄나무는 강장작용도 대단하여 인삼과 비견할 만한 약효를 지녔답니다.

엄나무와 모과

엄나무와 모과도 궁합이 잘 맞습니다. 슬관절의 통증이나 염증에 특히 좋습니다. 담이 결린 데나 팔다리가 쑤시고 아픈 신경통에도 좋으며, 산후 비만에도 좋습니다. 산후의 부기를 가라앉히고 어혈을 없애 주는 효능도 있습니다. 두 약재를 같은 양씩 배합하여 차로 끓여 마십니다.

엄나무와 강황

엄나무와 강황을 배합하면 좋습니다. 강황은 카레의 성분입니다. 어깨와 팔이 아픈 견비통에 특히 효과가 있습니다. 두 약재를 같은 양씩 배합하여 끓여 드세요. 한편 '서경탕'이라는 처방이 있습니다. 근육을 풀어 주는 효능이 있기 때문에 일명 '서근탕'이라고 하며, 통증을 다스리는 효능이 신효하기 때문에 일명 '여신탕'으로 불리는 처방입니다. 기혈의 순환이 안 되어 팔이 아파 쓰기 어려운 것을 다스리는 처방입니다. 참고로 처방을 소개하면 다음과 같습니다. 강황 6g, 당귀 · 해동피 · 백출 · 적작약 각 3g, 강활, 감초 각 1.5g, 생강 3쪽을 배합하는 처방입니다.

오가피

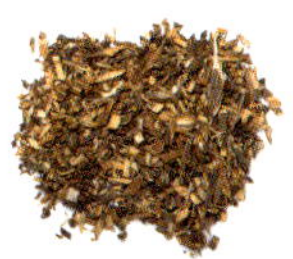

'오갈피'라고도 불리는 이 나무는 그 생김새와 생태가 산삼을 쏙 빼닮았습니다. 오가피에는 갈고리 모양으로 생긴 가시가 있습니다. 특이한 냄새가 있고 쓴맛이 강하고 성질이 따뜻합니다.

신진대사를 항진합니다

강정 · 강장작용이 커서 정력을 강화하고 정자를 늘리며 성욕을 증진합니다. 특히 낭습에 특효가 있습니다. 또 소변줄기가 시원치 않거나 소변을 보고 난 후에도 잔뇨감이 남고 밤에 소변이 잦은 증상을 다스리는 데도 좋습니다.
호르몬계 기능을 조절하고 촉진하며, 신진대사를 항진합니다. 그래서 당뇨병에도 쓰입니다. 또 식욕을 증진하며 소화흡수력을 높이고 소변과 대변의 배출을 원활하게 해 줍니다.

풍증을 치료합니다

풍증을 치료하는데, '풍비'와 '통풍'도 치료합니다. 〈동의보감〉에는 "눈이 비뚤어진데 오갈피를 먹으면 눈이 바로 선다. 또한 오갈피를 거칠게 가루로 내어 술에 담갔다가 먹어도 눈이 곧 바로 선다"고 했습니다.

면역기능을 증강합니다

저항력을 키워 주므로 질병에 대한 감염률을 떨어뜨리며, 치료율을 높입니다. 지구력과 집중력을 키워 주고, 뇌의 피로를 풀어 주며, 불면증을 개선하여 숙면을 취할 수 있게 해 주며, 우울증 등에도 쓰입니다.

병후 기력회복에 좋습니다

정신적, 육체적 피로와 장기간 병을 앓고 난 후 기력을 회복시키는 데도 씁니다. 노화를 방지하는 효과도 있는 것으로 알려져 있습니다.

근육과 뼈를 튼튼하게 해 줍니다

중추신경계를 흥분시키고 운동성을 높이며 조건반사를 강화하며, 근육과 뼈를 튼튼하게 합니다. 허리와 다리를 강건하게 해 줄 뿐 아니라 류머티즘에도 효과가 있습니다. 골다공증이나 성장촉진을 위해 쓰이기도 합니다.

혈당을 낮추고 심장을 튼튼하게 해 줍니다

혈당을 낮추고 혈액 속의 콜레스테롤을 낮추며, 심장을 튼튼하게 하고, 고혈압·동맥경화·간장질환에도 효과가 있습니다. 또 해독작용을 하며 암에도 응용됩니다.
즉, 방사능을 비롯한 갖가지 화학물질의 독을 풀어 주며 마약, 알코올 중독을 풀어 줍니다.

오가피와 우슬

오가피와 우슬을 배합하면 근육과 뼈를 강화하는 작용이 더 활발해집니다. 오가피를 이용한 실험에 의하면 "관절연골 손상, 연골하 골조직 손상 및 섬유성 강직증의 소견이 완화되었다"고 합니다. 이는 "오가피가 혈중의 어떤 물질(TNF-α 및 IL-1β)의 함량을 억제시키는 작용이 있다"는 것이므로 "운동이 지나쳐서 관절 손상이 우려될 때 이용할 가치가 있다"고 했습니다.

이 실험에 따르면 운동 전후에 우슬 4~6g에 가시오가피 12g을 물 500~700cc로 끓여 반으로 줄여 차 대신 마시는 것이 좋다고 했습니다.

오가피와 모과

오가피와 모과를 배합하면 어린이가 걷는 것이 늦어지는 증상을 개선할 수 있습니다. 이때 술에 이틀 동안 담근 우슬을 함께 배합해도 좋습니다. '오가피산' 이라는 처방입니다. 이들 약재를 각각 같은 양씩 배합하여 가루 내어 1회에 8g씩 1일 2회 미음으로 복용한 후 바로 좋은 술 반잔을 마시게 하는데 소아의 연령이나 몸무게에 따라 술의 양을 조절합니다.

오가피와 원지

오가피와 원지를 배합하면 관절이 붓고 아픈 데 효과가 있습니다. 또 식욕이 떨어지고 피로권태하며 건망증이 심한 데도 효과가 있습니다. 술에 담근 오가피와 원지(속에 든 심을 뺀 것)를 각각 같은 양씩 배합하여 햇볕에 말린 후 가루 내어 약주에 넣어 풀처럼 갭니다. 단, 여름에는 술로 개세요. 이렇게 갠 것으로 0.3g 크기의 알약을 만들어 1회에 40~50알씩 빈속에 더운 술로 복용합니다.

오가피와 두충

오가피와 두충을 배합하면 요통 치료에 효과가 있습니다. 오가피와 볶은 두충을 각각 같은 양씩 배합하여 가루 내어 술로 반죽하여 0.3g 크기의 알약을 만들어 1회에 30알씩 더운 술로 먹습니다.

오가피와 구기자

극도로 피로에 젖어 있을 때는 오가피와 구기자나무의 뿌리껍질을 각각 같은 양씩 배합하여 술을 담가 드세요. '오가주' 라는 처방입니다.

오가피와 당귀

〈동의보감〉에는 오가피를 "오래 복용하면 몸이 가벼워지고 노화를 이겨낸다. 뿌리와 줄기를 끓여서 보통 술 담그는 법 그대로 술을 빚어 먹으면 보익한다. 혹은 물에 끓여서 차 대신 마셔도 좋다. 세상에는 오가피술과 가루를 상복하고 연년하고 장수한 사람이 헤아릴 수 없이 많다"고 했습니다.

오가피술을 담글 때 당귀를 배합하면 더 효과적입니다. 풍기와 습기에 손상된 모든 통증과 마비를 다스릴 수 있으며, 근골을 강하게 하고 정수를 보충할 수 있습니다.

: 오미자

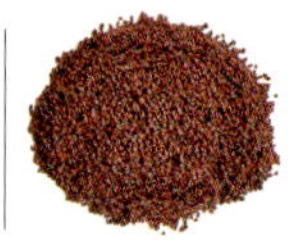

오미자의 줄기는 다갈색 털이 있어 붉은빛을 띠면서 덩굴로 자랍니다. 꽃이 지면 완두콩만 한 열매가 줄기 끝에 무더기로 열려 이삭처럼 늘어지지요. 이 열매를 음력 8월에 따서 볕에 말려 약으로 씁니다. 이것이 오미자입니다. 맛이 시고 약간 쓰기도 합니다. 〈동의보감〉에 의하면 "껍질과 살은 달고 시며 씨는 맵고 쓰면서, 전체의 맛은 짠맛으로 5가지 맛을 함께 지니고 있다고 해서 '오미자' 라 한다"고 했습니다. 성질은 따뜻하고 독이 없습니다. 시트랄, 유기산, 비타민 A·C 등이 함유되어 있습니다.

진해 및 거담작용을 합니다

오미자는 '해수 다스리는 귀신 같은 약' 이라는 이름이 붙을 만큼 진해·거담 작용을 합니다. 또 간 기능을 강화하며, 허약하고 몹시 여윈 것을 보하며, 양기를 강하게 합니다. 〈신농본초경집주〉에는 "성교시간을 더 길게 해 주며 유정(저절로 정액이 흐르는 병증, 몽정이나 조루증도 여기에 속한다)을 막는 작용이 있다"고 했습니다.

당뇨병을 다스립니다

소갈증(당뇨병 유형의 병증)을 다스리며, 식욕도 돋워 줍니다. 대뇌피질을 흥분시키고,

기억력 감퇴에 좋으며, 주의력 감퇴나 사고력 저하를 개선하고, 신경쇠약을 치료하며, 눈을 밝게 합니다. 또 자궁흥분 작용이 있습니다. 술독을 풀고, 혈압을 떨어뜨리며, 부신피질의 기능을 촉진합니다.

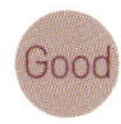
Good 잘 맞는_음식궁합

오미자와 감초

오미자와 감초를 배합하면 기침을 완화하는 작용이 뚜렷해집니다. 기침이 오래 갈 때 오미자 40g, 감초 20g을 물 1,800cc로 끓여 1,000cc로 졸면 찌꺼기를 버리고, 약물만 받아 농축해서 조청처럼 만든 다음 녹차가루 12g을 넣고 0.3g 크기의 알약을 만들어 1회 30알씩, 1일 3회 온수로 복용합니다.

한편 해산 후 감기로 기침이 나고 숨이 차며 가래가 심할 때는 오미자, 선복화, 행인 각 4g을 물 300cc로 끓여 반으로 줄여 한 번에 마십니다.

오미자와 맥문동 · 인삼

땀을 지나치게 흘려 나른하고 정신적으로도 지쳤을 때는 맥문동 8g, 인삼 · 오미자 각 6g을 물 600cc로 끓여 반으로 줄여 하루 동안 나누어 마십니다. '생맥산'이라는 유명한 처방입니다.

오미자와 통밀

오미자와 통밀을 배합하면 기허로 땀을 많이 흘릴 때나 밤마다 식은땀이 날 때에 좋습니다. 오미자의 신맛이 수렴작용을 하는데 여기에 통밀(부소맥)을 배합하면 땀을 걷어들이는 작용이 뚜렷해집니다.

오미자와 토사자

오미자와 토사자를 배합하면 신허에 의한 유정이나 몽정에 효과가 큽니다. 성기능을 높이며 정액을 보충합니다. 원기도 크게 보합니다.

신허에 의한 유정이나 몽정에 오미자를 쓸 때에는 오미자의 씨를 빼고 써야 합니다. 실새삼의 씨인 토사자 역시 대단한 절륜제입니다. 음경이 냉하고 정액이 절로 흐르며 조루가 심하고 소변에 힘이 없으며 눈이 침침하고 허리와 다리에 힘이 없으면서 새큰거릴 때 효과적인 약입니다. 토사자를 막걸리로 쪄서 말린 후 막걸리로 다시 찌기를 여러 번 할수록 좋습니다.

오미자와 배

오미자와 배를 배합하여 화채를 만들어 먹으면 갈증을 내리고 가슴속의 번열을 내릴
수 있습니다. 오미자 우린 물에 설탕을 타서 오미자국을 만든 다음 배를 얇게 썰어 넣
고 잣을 띄워 먹습니다.

익모초

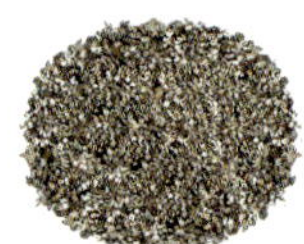

익모초는 '여성에게 유익한 풀' 이라고 해서 '익모초' 라는 이름이 붙은 약재입니다. 익
모초를 우리말로는 '암눈비앗' 이라고 하는데, 잘 알려져 있는 이름은 아니며 간혹 '육
모초' 라고도 하나 이것은 잘못된 말입니다. 채취한 뿌리는 맛이 맵고 약간 쓰며, 성질
은 약간 찹니다. 쓴맛 때문에 익모초를 일명 '고초' 라고도 부르지요. 레오누린, 스타치
드린, 산화칼륨, 라우르산, 오레산 등을 함유하고 있습니다.

부인과 질환의 필수약입니다

옥시톡신과 흡사한 작용으로 자궁의 수축력과 긴장성을 높여 주기 때문에 월경불순,
월경통, 대하증, 불임증을 비롯한 각종 부인과 질환에 큰 효과가 있습니다. 산후 자궁
수축력이 약하여 검고 덩어리진 소량의 피를 흘리며 배가 아플 때도 좋습니다. 또 만
성의 자궁부속기염 및 종양에도 도움이 됩니다.

더위 먹은 데 효과가 있습니다

이뇨작용이 있고, 더위 먹는 것을 예방 또는 회복합니다. 그래서 익모초를 일명 '더위
지기' 라고 합니다. 심장근육 가운데 함유된 RNA 함량을 늘리고 심장기능을 강화하는
작용을 합니다. 단, 과량 복용하면 중독을 일으키기 쉽습니다. 약 30g의 익모초 가루
를 복용하면 온몸이 무기력해지며, 전신이 새큰거리고 쑤시며, 심하면 헛땀을 흘리며
허탈 상태에 빠집니다.

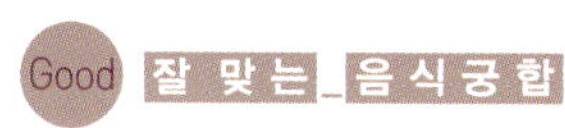

익모초와 당귀

모든 부인과 질환, 특히 월경불순, 복부의 응어리, 불임, 산후 어혈복통 때는 '익모초고'를 만들어 먹습니다. '죽은 자도 살린다'는 뜻으로 일명 '환혼단'이라 불리는데, 익모초를 푹 고아 조청으로 만들어 1일 15~30g씩 온수로 먹습니다. 이때 당귀를 함께 넣고 조청을 만들면 더 좋습니다.

혹은 '익모환'을 만들어 먹어도 좋습니다. 당귀가루를 '익모초고'로 반죽하여 1알이 9g 크기가 되게 알을 빚어 1회 1알씩, 1일 3회 따끈한 술로 복용합니다. 체력이 극도로 허약해 있어 월경 중에 온몸이 쑤시고 아플 때도 효과가 있습니다. 당귀는 보혈제이면서 여성에게 필요한 비타민 E를 듬뿍 함유하고 있는 약재이지요.

익모초와 대추

기혈이 허약하여 생식기능이 떨어졌거나 불임증으로 고통을 받고 있을 때에는 익모초 30~60g에 대추 15g을 넣어 끓인 다음 차처럼 마십니다. 마시기 쉽도록 설탕을 조금 넣어도 됩니다.

익모초와 닭

월경통에는 익모초 30~60g에 물 다섯 대접을 부어 끓이다가 물이 두 대접 가량으로 졸면, 그 물로 닭을 삶아 국물까지 먹으면 통증이 가라앉습니다. 될 수 있는 대로 자주, 꾸준히 복용하면 통증을 완전히 없앨 수도 있습니다.

익모초와 연뿌리

여름철 더위를 먹은 병에는 익모초와 연뿌리가 좋습니다. 체내에서 생성되는 열이 체외로 방산되지 않을 때, 정신 에너지 소모가 심하고, 체내 수분이 결핍 되고 체액 내에 용해되어 있던 나트륨과 칼륨 등 무기성분을 비롯한 여러 수용성 성분이 감소해 신체 불균형이 일어나며, 심장순환기에 부담이 커지고 중추신경계 장애도 일어날 때에 익모초 생즙을 마시면 저하된 전신 기능을 신속히 회복할 수 있습니다.

이때 익모초 생즙에 연뿌리 생즙을 배합하면 그 효능이 뚜렷해집니다. 연뿌리 생즙도 더위에 의해 기초대사율이 상승함으로써 체력 소모가 많고, 스트레스에도 약해지는 등 저항력이 떨어져 있는 증상을 신속히 개선할 수 있습니다.

: 인삼

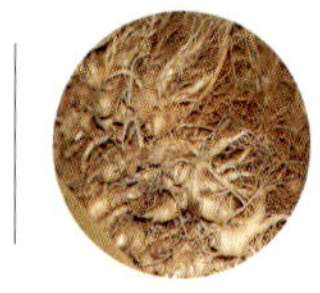

인삼은 기운을 돋우고 오장육부의 기를 충족시킵니다. 그래서 기를 돕는 대표적인 보기 약재로 정평이 나 있습니다. 〈동의보감〉에 의하면 인삼은 두뇌활동을 활발하게 하며, 건망증을 없애고, 원기를 보하고, 진액을 생성하고, 만성적인 기허 상태를 개선하고, 소화기능을 강화하고, 폐활량을 늘리며, 갈증을 푼다고 했습니다.

질병에 대한 저항력을 길러 줍니다

실험 결과에 의하면 강장작용이 대단하여 면역능력을 높이는 것으로 밝혀졌습니다. 즉 림프 세포의 수를 늘리고 림프 세포의 유약화를 촉진하며 망상세포 계통의 기능을 강화함과 아울러 단백 합성 인자인 프로스티졸을 함유하고 있기 때문이라는 것입니다. 그래서 방사선에 의한 손상을 빨리 회복하며, 기아 상태를 이겨내는 힘을 세게 하며, 질병에 대한 저항력을 높여 줍니다.

신체기능의 균형을 잡아 줍니다

인삼은 조혈기능을 자극하여 혈구를 늘리고 백혈구의 탐식기능을 높이며, 산성체질을 개선하고 각종 대사를 촉진하고 생체 기능의 균형을 잡아 줍니다. 인슐린 분비를 자극하여 혈당량을 낮추며 지방간을 막습니다. 항암작용까지 하며, 항스트레스 작용도 합니다. 또 알코올의 산화를 촉진하여 숙취를 빨리 풀어 주지요. 단, 인삼 한 가지만 복용하는 것을 '독삼탕'이라고 하는데, 그 약효가 강렬하기 때문에 대개 다른 약재나 식품과 배합해서 복용하는 게 일반적인 경향입니다. 또 이렇게 다른 약재를 첨가하면 질병치료에 더 효과적입니다.

소음인에게 잘 맞습니다

인삼은 사상체질 중 소음인에게 가장 잘 맞습니다. 인삼은 몸을 따뜻하게 해 주는 열성약재이기 때문입니다.

○● 이런 사람은 인삼을 먹지 마세요

열성체질과는 맞지 않습니다. 예를 들어 소양인 산모가 인삼을 먹었을 때는 모유 양이 줄어서 수유를 할 수 없게 됩니다. 평소 열이 많은 열성체질이나 아토피 체질은 인삼을 피하는 것이 좋습니다. 까닭에 몸이 항상 뜨겁고 기가 너무 왕성하여 맥박이 지나치게 힘차거나 찬물을 좋아하며 소변 양이 적고 대변도 굳은 사람에게는 맞지 않습니다. 단, 체질에 맞는다 해도 너무 어린아이들에게는 주지 않는 것이 좋아요. 이외에도 열이 나는 초기 감기나 어떤 질병으로 열이 심할 때는 인삼을 피해야 합니다. 또 식체 등으로 헛배가 부르면서 설사할 때나 양 뺨이 붉고 미열이 오르며 마른기침이 있을 때는 피해야 합니다. 물론 고혈압이 심할 때도 피해야 합니다. 특히 고혈압 환자 가운데 머리가 아프고 쉽게 어지럼증을 느끼며 화를 잘 내는 사람이나 수축기 혈압이 180mmHg 이상인 경우에는 인삼을 먹는 것이 위험합니다. 말초혈관을 수축하는 작용이 있어 일시적으로 혈압이 높아질 수 있기 때문입니다.

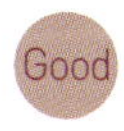 **잘 맞 는 _ 음 식 궁 합**

인삼과 오미자

더위로 입이 바짝 마르고 지칠 대로 지쳐 있으며 땀을 엄청나게 흘릴 때는 인삼과 오미자를 함께 끓여 차로 마시면 더 좋습니다. 인삼 6g에 오미자 8~12g을 1일 양으로 하여 물 500cc로 끓여 반으로 줄여 하루 동안 수시로 마시면 됩니다. 차게 마셔도 좋고, 꿀을 타도 좋습니다.

한편 폐의 기능이 허하여 무기력하고 감기에 잘 걸리며 바람기를 싫어하고 땀을 잘 흘리며 기침소리나 말소리가 매우 약하고 숨이 잘 차며, 가래가 묽을 때는 인삼, 오미자 각 8g을 끓여 하루 동안 3회 분복합니다.

또 인삼 · 오미자 · 맥문동을 배합하면 간 기능 강화, 심장기능 강화에 효과적입니다.

인삼과 음양곽

인삼과 음양곽을 배합하면 성기능 쇠약 및 갱년기장애에 효과적입니다. 음양곽은 일명 '삼지구엽초'로 남녀의 성기능을 강화하고 고환과 음경의 발육 및 자궁과 난소의 발육을 돕고, 특히 갱년기장애와 갱년기성 고혈압 등을 개선하는 효능이 있는 약초입니다.

인삼과 황기

인삼과 황기를 배합하면 기운이 없고 몸이 여위고 나른하며 특히 땀이 많을 때 효과적입니다. 황기는 인삼처럼 기를 돕는 대표적인 보기 약재로 체표를 견고히 하여 땀을 멈추게 하는 효과가 있습니다. 그래서 여름 더위에 땀을 많이 흘릴 때면 삼계탕에 황기를 넣어 요리한 것을 먹기도 합니다.

기와 혈이 모두 허약해서 모발에 영양을 주지 못함으로써 탈모가 일어나는 경우에도 인삼과 황기를 배합해서 쓰면 좋습니다.

인삼과 생강

인삼과 생강, 꿀을 배합하면 소화기가 허약하여 입맛이 없고 자주 메스꺼울 때 효과적입니다.

인삼과 당귀

인삼과 당귀를 배합하면 빈혈이 심하거나 산후 회복에 좋습니다. 당귀는 대표적인 보혈 약재인데, 혈을 생성하려면 기가 충분해야 하므로 당귀의 보혈 작용을 강화하기 위해 보기 약재인 인삼을 배합합니다.

인삼과 마

인삼과 마를 배합하면 술을 마시기만 하면 설사할 때 좋습니다. 마는 약명이 ‘산약’ 으로 소화기능을 강화하는 작용이 큰 약재입니다. 수렴작용을 하는데, 인삼과 배합하면 장 내의 잉여수분을 수렴하게 되므로 설사할 때 좋습니다.

인삼과 백출

인삼과 백출을 배합하면 소화기능을 강화합니다. 한편 ‘복방인삼주’ 라는 처방이 있습니다. 식욕이 저하되고 위장 기능이 쇠약한 경우에 좋은 술입니다. 소화기 계통의 힘을 증강시키기 때문에 누렇게 뜬 얼굴에 생기가 넘칩니다. 또 피부가 건강하게 윤택해지고 모공이 조절되어 귤껍질 같던 피부가 몰라보게 부드러워집니다. 군살이 붙지 않으면서도 전체적으로 탐스러운 몸매가 만들어집니다. ‘복방인삼주’ 의 처방은 인삼, 백출, 황기, 복령으로 이루어져 있으며, 소주를 붓고 2주일 익힌 후 걸러서 복용합니다.

인삼과 복령

인삼과 복령을 배합하면 스트레스를 이겨내는 힘이 강해집니다. 인삼은 신경의 흥분 전도를 가속하여 조건반사를 강화하고 분석능력을 높여 줍니다. 부신피질 기능을 흥분시켜서 밖으로부터 오는 스트레스성 자극에 대한 생체의 저항력도 높여 주고요. 그런데 여기에 항스트레스 작용이 대단한 복령을 배합하면 궁합이 잘 맞습니다. 두 약재를 합쳐 끓여 마셔도 좋고, 가루 내어 따끈한 청주 한 잔에 타서 마셔도 좋습니다.

인삼과 칡

인삼과 칡을 배합하면 숙취 해소에 도움이 됩니다. 인삼은 혈중 콜레스테롤을 줄여 줄 뿐 아니라, 간에서의 알코올대사를 촉진하여 숙취를 매우 신속히 해결해 주므로, 과음 후의 인삼차 한 잔은 큰 효력을 발휘합니다. 그런데 칡 역시 숙취 해소에 효과가 큰 약재이므로 인삼과 같이 배합하면 효과가 더 좋습니다.

인삼과 돼지기름

인삼과 돼지기름을 배합하면 놀란 가슴을 진정시키며 건망증을 없애 줍니다. 인삼 가루 40g을 돼지기름 4g과 같이 술에 타서 복용하기를 100일만 계속하면 하루에 천 마디 글 구절을 암송할 수 있게 되며, 피부가 윤택해진다고 〈동의보감〉에 설명되어 있습니다.

인삼과 파극

인삼은 성선기능 저하나 성호르몬 결핍을 정상화합니다. 파극과 배합하면 궁합이 잘 맞습니다. 한편 발기부전이나 조루증이 있을 때 쓰는 처방으로 '양위탕' 이라는 것이 있습니다. 인삼 · 파극 · 구기자 각 9g에 육종용 15g으로 된 처방인데, 원기를 돋우고 피로를 회복해 땀이 흐르고 손발이 차며 가슴이 두근거릴 때 증상을 완화해 주는 작용을 합니다.

인삼과 해삼

인삼과 해삼은 궁합이 잘 맞습니다. 이 두 가지로 만든 요리가 '양삼탕' 입니다. 재료와 요리방법은 다음과 같습니다. 인삼 · 구기자 · 육종용 끓인 물에, 닭날개를 토막 내어 기름에 튀긴 것을 넣고, 닭뼈 국물을 부어 10분간 찝니다. 여기에 간장 · 설탕 등을 넣고, 버섯, 해삼을 섞어 3~4분 볶다가 간 맞추고, 물 · 녹말로 걸쭉하게 한 후 참기름 · 조미료 등으로 마무리합니다.

인삼과 뿔도마뱀

인삼과 뿔도마뱀(합개)을 배합하면 '신양허증'에 효과가 있습니다. 신양허증이란 신장에 간직된 열에너지원이 부족한 병증으로, 몸이 냉하고, 기운이 없고, 소변이 잦고, 잘 붓고, 머리도 맑지 못하고 멍하며, 청력이 떨어지거나 이명이 있으며, 허리와 무릎에 힘이 없으면서 새큰거리고, 성 능력도 떨어지고 여성이라면 묽고 냉한 대하가 많이 나오는 등의 증상이 나타납니다. 이때 쓰는 처방이 '인삼합개산'입니다.
인삼 9g, 뿔도마뱀(합개) 한 쌍을 가루 낸 것으로 1일 2~3회, 1회 1~1.5g씩 복용하면 됩니다.

인삼과 엿기름

인삼과 엿기름을 배합하면 모유를 줄이는 데 도움이 됩니다. 인삼 600g을 끓인 물에 찹쌀 200g을 넣고 된 죽을 쑨 후 엿기름가루를 물에 우려내어 부어 죽을 삭힌 다음 계속 고아 조청을 만들어 1큰수저씩 온수에 먹습니다.

인삼과 차조기잎

생리통이 유달리 심한 경우에는 인삼과 차조기잎을 배합하면 좋습니다. 인삼, 차조기잎 각 12g을 1일 양으로 끓여 마시면 됩니다. 차조기잎은 '소엽'이라고 불리는 약재로 감기에도 좋고 소화촉진 작용을 하며 신경을 안정시키는 효과가 대단합니다.

○● 인삼으로 만들어 먹을 수 있는 궁합 맞춘 음식

인삼을 이용한 요리도 다양합니다. 닭의 뱃속에 찹쌀과 대추·마늘·인삼을 넣고 삶은 '삼계탕'을 위시해서 쇠꼬리 끓인 물에 인삼·파·마늘을 넣고 푹 고은 '인삼 꼬리곰탕'이 있으며, 찹쌀가루와 녹말가루를 풀어 얇게 저며 물기를 뺀 수삼에 튀김옷을 입혀 바삭바삭하게 튀겨 양념장에 찍어 먹는 '수삼 튀김'도 있습니다.
닭·표고·대추·인삼을 함께 끓여 닭을 건져낸 후, 피를 빼고 비늘을 긁어낸 잉어를 넣고 다시 푹 끓여 여기에 앞서 건져냈던 닭고기를 찢어 무친 것을 지단과 함께 얹혀 먹는 '인삼용봉탕'이 있으며, 얇게 저민 인삼을 참기름에 볶다가 다시 쌀과 함께 볶아 여기에 쌀뜨물을 붓고 죽을 쑨 '인삼죽' 등이 있습니다.

○● 산삼 · 백삼 · 홍삼의 차이

■산삼 산삼은 잎이 세 장 날 때를 '내피', 7~8년생을 '오행', 10~20년생을 '가구', 30년생을 '3구'라 하고 100년생을 '6구'라 부르며 오래된 것일수록 신험하다고 알려져 있습니다. 그러나 최근의 산삼은 '되뽑기'라 하여 인삼의 종자를 심산유곡에 심어 기른 것이 많습니다. '장뇌삼'이라고 합니다.

■수삼 수삼은 수분과 인삼의 독특한 향취를 그대로 간직한 신선한 생삼입니다. 신문지로 싼 후 비닐에 싸서 냉장실에 보관하거나 바위옷(이끼)에 켜켜이 재워 두거나 축축한 모래 속에 넣어 보관하고 먹습니다. 썰어서 꿀에 찍어 먹거나 꿀에 재웠다가 먹거나 우유에 넣고 꿀을 첨가하여 믹서에 갈아 먹습니다.

■백삼 백삼은 4~6년의 수삼을 씻은 후, 대칼로 껍질을 벗기고 1~2주일간 햇볕에 말린 것입니다. 곧게 펴서 말린 것은 '직삼', 잔뿌리를 구부려 말린 것은 '곡삼' 또는 '반곡삼'이라 하며, 수삼의 잔뿌리와 털을 떼고 탕에 넣었다가 말린 것은 '탕통'이라 하고, 잔뿌리와 털만을 떼어 말린 것을 '미삼'이라고 합니다. 절단면의 중심부가 해면상을 띤 것을 '허삼'이라 하고, 표피에 주름이 진 것은 '고죽'이라 하며, 겉과 속이 분리되어 있으며 몸체가 터진 것을 '공피'라고 합니다. 모두가 불량품입니다. 몸통이 뿌리나 잔뿌리보다 효과 있지만 빈혈이나 저혈압에는 몸통을 쓰고, 고혈압 등에는 뿌리 쪽을 써야 혈압을 조절할 수 있습니다.

■홍삼 대개 6년 된 수삼을 씻어 2~4시간 증기 솥에 찐 후 일단 식혀 다시 채반에 펴서 화력 또는 햇볕에 말리면 갈홍색을 띱니다. 그래서 '홍삼'이라고 합니다. 이러한 제조공정을 거치면서 생삼의 독소들이 제거되고 새로운 생리활성 성분들이 생성됩니다. 항산화작용 성분인 말톨을 비롯해서 21종의 아미노산과 24종의 유기지방산이 생성되지요. 일본 긴끼대학 구보 박사는 홍삼에 면역기능 항진에 효과가 있다고 했으며, 인도 중앙약물연구소의 싱 박사는 바이러스 감염 및 암 치료에 유효한 인터페론 생성을 촉진한다고 실험 연구를 발표한 바 있습니다. 홍삼은 천삼 · 지삼 · 양삼 등의 등급으로 나뉘는데, 인삼은 4년 후부터 썩기 시작하고 6년이 넘으면 심이 생기기 때문에 삼 뿌리 안에 구멍이 있는지 또는 심이 박혀 있는지 여부와 그 정도로써 등급을 나누게 됩니다.

인진쑥

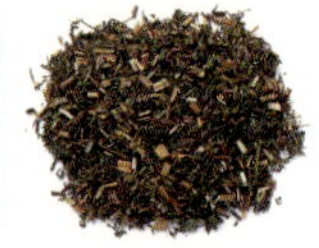

인진쑥은 다년생초본식물로 어린 가지에는 회백색의 가늘고 부드러운 털로 덮여 있습니다. 가을이 지나면 잎이 마르고 줄기는 겨울이 지나도 죽지 않는다고 합니다. 그래서 사철 산다고 해서 '사철쑥' 이라고 하지요. 다시 묵은 줄기에서 싹이 돋기 때문에 이름을 '인진호' 라고 합니다. 음력 5월과 7월에 줄기와 잎을 뜯어 사용합니다. 이담작용의 유효성분인 스코파론의 함유율은 계절에 따라 다른데 개화기가 제일 높아 1.98%에 이른다고 합니다. 부드러우며 회녹색이고 향기가 짙은 것이 좋은 품질입니다. 맛은 쓰고, 성질은 평하며 약간 찹니다. 스코파론 및 카필렌, 홀릭산, 카페익산, 베타-피넨 등을 함유하고 습니다.

간세포의 재생을 촉진합니다

담즙분비를 촉진하며, 간장세포의 재생을 촉진합니다. 특히 '습열' 에 의한 황달에 유효합니다. 강한 해열작용이 있으며, 항바이러스 작용도 있어서 인플루엔자 바이러스 PR3를 강력히 억제합니다.

심장으로의 혈류량을 증가시킵니다

혈압을 떨어뜨리며, 심장으로의 혈류량을 현저히 증가시키고, 심장의 수축 리듬을 회복합니다. 이뇨작용도 하며, 혈청 콜레스테롤 및 단백질을 낮추어 대동맥궁의 병변 및 내장의 지방 침착에 대해 보호작용을 합니다.

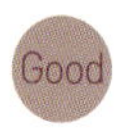 **Good 잘 맞는_음식궁합**

인진쑥과 치자

습열성 황달에 인진쑥과 치자를 배합하면 좋습니다. 특히 습이 열보다 강한 경우보다 습과 열이 모두 강해서 열도 심하고 갈증도 심하며, 복부도 그득하여 답답하며, 소변도 노랗고 양도 적고, 대변도 굳어지는 데 좋습니다. 인진쑥과 치자 각 3g을 끓여 마십니다. 복용하면 소변이 붉은빛으로 잘 나오고 하룻밤이 지난 뒤에 더부룩했던 배가 꺼지고, 전신의 노란빛이 소변을 따라 제거됩니다. 따라서 황달·간염에 쓰이는데, 신장염·네프로제 등에도 활용할 수 있습니다.

인진쑥과 박하

풍에 의한 피부 가려움에 인진호 40g, 박하잎 20g을 가루 내어 한 번에 4g씩 식후에 찬 꿀물로 복용합니다.

인진쑥과 백선피

황달로 온몸이 노랗고 소변이 벌건데 인진호·백선피 각 40g을 거친 가루로 만들어 12g을 물 500cc로 끓여 반으로 줄여 1일 3회에 나누어 식전에 따뜻하게 해서 마십니다.

인진쑥과 연잎

피부소양증에 인진쑥과 연잎을 배합합니다. 인진쑥 40g, 연잎 20g을 쪄서 말려 분마기에 찧어 체로 쳐서 가루로 만들어 1회에 4g을 식후에 찬 꿀물로 복용합니다.

인진쑥과 대추

인진쑥과 대추를 배합하면 좋습니다. 이것을 '인진조탕'이라고 합니다. 부정맥과 아담스토크 증후군에 효과가 있습니다. 인진쑥 80g과 대추 18개를 달여서 아침저녁으로 나눠 마십니다.

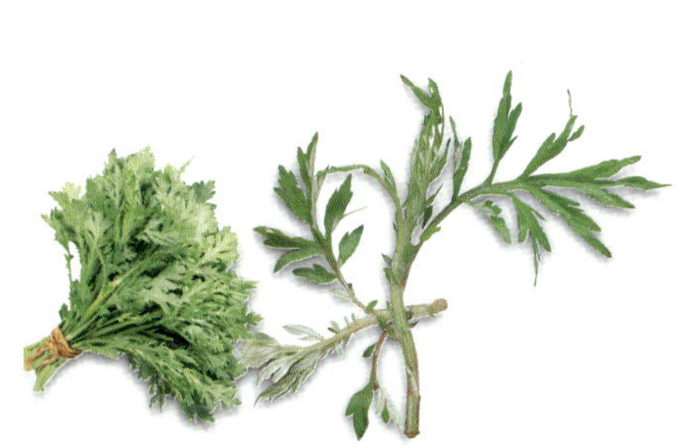

천마

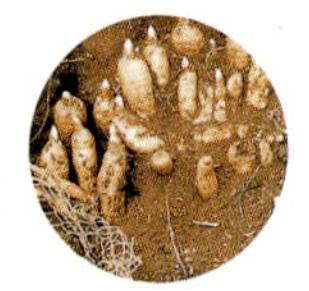

천마는 겨울에 채취한 것을 '동마' 라 하고 봄에 채취한 것을 '춘마' 라고 하는데, 동마가 품질이 더 좋습니다. 맛은 달고(혹은 마비될 정도로 몹시 맵다고 한다), 성질은 평하며 혹은 따뜻합니다. 바닐린, 점액질, 배당체, 미량의 비타민 A 유사물질 등을 함유하고 있습니다.

풍기를 안정시킵니다

고혈압이나 뇌동맥경화증에 의한 어지럼증을 비롯해서 허약체질의 어지럼증에 효과가 있습니다. 또 두통, 특히 풍기나 담습(비생리적 체액에 의한 것)으로 편두통이 생긴 데 효과가 있습니다. 천마는 항경련작용과 진통작용을 합니다. 그래서 사지의 통증, 저림증, 마비, 운동장해에 효과가 있으며, 만성관절류머티즘 등에 응용합니다.

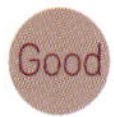 Good **잘 맞는_음식궁합**

천마와 천궁

어지러워 쓰러질 것 같고, 뒷목과 어깨가 굳으며 두통과 피부소양이 있을 때는 천마 20g, 천궁 80g을 가루 내어 꿀로 반죽해서 0.4~0.5g 크기의 알약을 만들어 매 식후마다 1알씩을 녹차로 복용합니다. 천마와 천궁을 배합해서 쓰면 첫째 풍열(풍기와 열기)에 의한 두통을 다스리며, 둘째 소아경기를 다스리며, 셋째 풍기에 의한 사지마비를 다스리며, 넷째 풍열로 언어가 명확하지 못한 것을 다스립니다.

입이 마르고 혀가 건조하며 인후통이 있거나 변이 막혔을 때, 또는 혈액이 부족한 경우와 유사 중풍증에는 복용할 수 없습니다. 천마는 습한 것을 건조하게 하는 성질을 갖고 있기 때문에 꼭 사용할 필요가 있더라도 보혈제를 배합해야 하며, 4~5회 복용하면 곧 중지해야 합니다.

치자

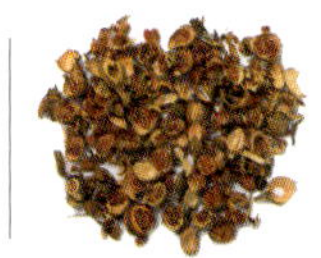

약으로 쓰는 데는 재배 치자보다 산 치자가 좋습니다. 9월 이후 서리 내린 후에 열매를 채취하여 햇볕에 말려 약으로 씁니다. 맛이 쓰고 성질이 찹니다. 독은 없습니다. 크로 친, 크로세틴, 사프롤 엘로, δ-만니톨, β-시토스테롤 등을 함유하고 있습니다.

담즙 분비를 촉진합니다

황달에 가장 주된 약재로 쓰입니다. 또 해열작용 · 지혈작용 · 진정작용을 합니다. 열성 질환으로 인한 뇌충혈 · 각종 출혈 증상 · 신경흥분으로 인한 가슴의 떨림 혹은 불안 · 초조 · 불면 등을 치료합니다. 이 외에도 혈압강하작용이 있으며, 항암 · 항균 · 해독의 여러 작용을 합니다. 특히 복부에 물이 차는 복수암 세포에 대한 억제작용을 한다는 사실이 동물실험에서 밝혀진 바 있고, 또 버섯 중독을 해독하는 작용이 뚜렷한 것으로 알려져 있습니다.

진흙 같은 변을 볼 때는 사용을 금합니다

단, 치자 열매 속의 씨를 약으로 쓰면 가슴속의 열을 없애고, 열매의 껍질을 쓰면 피부 의 열을 없애 줍니다. 일반적으로 치자는 생것 그대로를 쓰지만 몸이 허해서 열이 오 르는 데는 어린 남자아이의 소변에 축여 새까맣게 되도록 7번 정도 볶아서 쓰고, 피를 멈추는 데는 먹같이 검게 볶아서 씁니다. 생것 그대로 치자를 쓸 경우에는 때로 메스 꺼울 수 있습니다. 허하고 냉해서 진흙 같은 변을 볼 때는 치자를 쓸 수 없습니다.

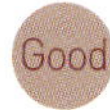 **Good** 잘 맞는_음식궁합

치자와 밀가루

치자와 밀가루를 배합하여 외용하면 타박상이나 관절염에 의한 통증 치료에 효과가 있습니다. 치자가루 30g에 밀가루 3큰술을 배합해서 쓰는데, 이때 달걀흰자 2개, 식 초 적당량을 섞어 고루 갭니다. 달걀노른자가 들어가지 않게 합니다. 이것을 환부에 붙 이세요. 약이 마르기 전에 자주 교환해 줍니다. 목, 허리를 삔 경우 또는 열이 나면서 빨갛게 부은 관절통, 통풍이 급성으로 발작하여 통증이 심할 때 등에도 효과가 있습니다. 치자와 밀가루만 물에 개어 붙여도 됩니다.

치자와 활석

혈뇨와 배뇨통이 함께 나타날 때는 치자가루, 활석을 같은 양씩 배합해서 4g씩을 파의 밑동을 달인 물로 복용합니다. 설사를 약간 할 수 있습니다.

치자와 인진쑥

치자와 인진쑥을 배합하면 황달이 있으면서 소변이 잘 안 나올 때 좋습니다. 이때는 인진쑥 12g, 치자 8g에 황련 8g을 같이 배합하여 물 500cc에 끓여 반으로 줄여 하루 동안 나누어 마시면 더 효과가 있습니다.

치자와 마늘

소변이 시원하게 안 나올 때는 치자 14개, 통마늘 1개에 소금을 조금 넣고 짓찧어 배꼽과 회음(항문과 생식기 중간) 부위에 붙입니다.

치자와 녹두

치자와 녹두는 궁합이 잘 맞습니다. 두 가지 모두 성질이 차서 번열을 내리기 때문에 술의 열성 독을 해소하기 위해 술안주로 녹두전을 해 먹습니다. 녹두로 전을 부칠 때 치자를 우려내어 물을 들이지요.

칡

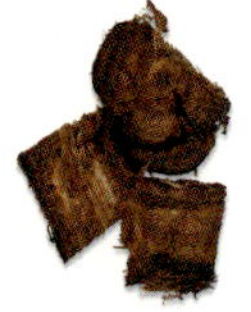

칡은 음력 5월 5일에 뿌리를 캐어서 잔뿌리를 떼내고 깨끗이 손질해서 햇볕에 말려서 약으로 씁니다. 이 뿌리를 '갈근'이라 하고, 이것을 말린 것을 '건갈'이라고 합니다. 맛은 달며, 성질은 평하고(혹은 냉하다고도 한다), 독이 없습니다. 갈근 플라본, 푸에라린, 다이드젠 등 플라본류 및 전분 등을 함유하고 있습니다.

해열작용을 합니다

땀구멍을 열어 주어 땀을 내게 하여 체표를 풀어 줍니다. 특히 감기에 의한 열을 떨어 뜨리며 감기 초기 두통이나 어깨나 목덜미가 뻐근할 때 좋습니다.

술독을 풀고 뇌혈류 상태를 개선합니다

〈동의보감〉에는 "허해서 나는 갈증은 칡뿌리가 아니면 멎게 할 수 없다"고 했습니다. 지사작용을 합니다. 그래서 설사가 있을 때 좋습니다. 또 관상동맥을 확장하며, 뇌혈류의 양을 증가합니다. 따라서 고혈압 환자의 뇌혈류 상태를 개선합니다. 이 외에도 돌발성 난청 초기에 효과가 있습니다.

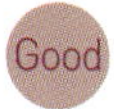

Good 잘 맞는_음식궁합

칡술과 모과술

칡으로 술을 만들어 먹어도 좋습니다. 꿀을 가미하면 더 향기롭습니다. 칡술에 신맛이 나는 모과술을 칵테일하면 궁합이 잘 맞아 마시기 좋고 약용 술로서의 효능도 더 좋습니다.

칡과 미나리

칡과 미나리는 궁합이 잘 맞습니다. 두 가지를 배합하여 생즙을 내어 마시면 숙취에 의한 두통이나 열성감기에 의한 두통 해소에 아주 좋습니다. 특히 두통과 함께 눈이 빠질

칡 중에서 '밥칡' 또는 '참칡'이라 불리는 것을 식용하거나 약용해야지 뿌리 자체가 나무처럼 딱딱하거나 뿌리 속에 심이 박혀 있는 소위 '나무 칡' 또는 '갈래 칡'이라 불리는 것은 쓸 수 없습니다. 또 위염이 있어 구역하는 경우에도 쓸 수 없습니다. 위장이 허약한 경우에 칡을 먹으면 속이 메스꺼워지거나 식욕이 떨어질 수 있습니다. 또 대변을 못 보고 메스꺼워하는 경우, 땀을 지나치게 많이 흘리면서 열이 높은 경우, 혀가 분칠한 듯 빨간 경우, 여름철에 더위 타서 땀이 많은 경우 등에도 쓸 수 없습니다.

것처럼 아플 때 좋습니다. 또 식중독에 의한 피부 트러블도 빨리 낫게 할 수 있습니다.

칡과 녹차

칡과 녹차를 배합하면 설사를 멈추는 효능이 커집니다. 칡도 지사작용을 하지만 녹차의 타닌 등도 지사작용 및 항균작용을 합니다. 그래서 이 두 가지를 배합하면 그 효능이 상승합니다. 특히 복통을 수반하는 설사에 좋습니다. 칡 끓인 물에 녹차를 우려내어 마셔도 좋고, 칡가루(또는 칡의 전분)와 녹차가루 각 1티스푼씩을 뜨거운 물에 타서 먹어도 좋습니다.

토사자

〈동의보감〉에 의하면 "토사자는 처처에 있는데 흔히 콩밭에 많이 생기며 뿌리 없이 딴 식물에 기생하여 사는 식물입니다. 음력 6~7월에 결실하는데 씨앗은 누에알처럼 아주 자디잡니다. 토사자는 정력을 더해 주며 골수를 충실케 해줍니다. 남성 생식기가 차거나 정액이 저절로 흐르거나 꿈에 성교하여 정액이 나오는 것을 다스린다"고 했습니다.

눈이 밝아지고 장수할 수 있습니다

〈신농본초경〉에 의하면, 기력을 돋우어 건실하게 하고 오래 복용하면 눈이 밝아지고 장수할 수 있다고 하였는데, 간신의 허약으로 허리와 무릎이 시리고 저리며 힘이 없을 때, 그리고 발기부전이나 유정 · 조루 · 빈뇨 등에 효과가 있습니다.

신장기능을 강하게 합니다

특히 근육을 강하게 하고 정액의 양을 늘립니다. 또한 신장 기능의 허약으로 음경 속이 냉하면서 정액이 저절로 흐르는 것을 다스리지요. 림프 세포의 작용을 촉진하며, 식세포의 포식 작용을 상승한다는 실험적 보고도 있습니다. 특이한 것은 토사자가 신음과 신양이 허약할 때 두루 쓸 수 있다는 점입니다.

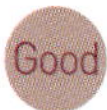
잘 맞는_음식궁합

토사자와 오미자

토사자를 술로 쪄서 말린 다음 가루 내어 꿀로 반죽해서 4g 정도 크기의 알약을 빚은 다음에 하루 3회, 식간 공복에 오미자차와 함께 꾸준히 복용하면 음경이 냉하고 정액이 절로 흐르며 조루가 심하고 소변에 힘이 없으며 눈이 침침하고 허리와 다리에 힘이 없으면서 새큰거리는 데 좋습니다.

오미자도 대단한 절류제입니다. 수렴작용이 강해서 땀을 걷어들이고 소변이 잦거나 대변이 묽은 것도 없애며 조루 · 몽정 · 유정을 개선합니다. 기침, 가래를 없애고 천식 발작을 편안하게 해 주며, 간기능을 강화하고 피로를 풀어 줍니다.

토사자와 복분자

토사자와 복분자를 배합하면 신장 경락의 기를 보하며 신양을 보하는 효력이 상승합니다. 토사자는 양기를 강하게 하고 유정 · 몽정 · 음위증 등을 개선합니다. 복분자는 일명 '서구초' 라고 불리는 산딸기나무의 열매인데, 고갈된 정액과 혈액을 늘리고, 소변줄기를 세게 만들며, 불임증과 불감증을 개선시킵니다. 한편 '오자연종환' 이라는 처방이 있습니다.

구기자 320g, 토사자 320g, 오미자 40g, 복분자 160g, 차전자 80g으로 구성된 처방입니다. 그러니까 '자' 자 돌림의 열매 씨 다섯 가지가 배합된 처방입니다. 위 약재를 곱게 가루 내어 0.3g 크기의 알약을 꿀로 반죽해서 만들어 20~30알씩 공복에 소금물로 복용하면 됩니다.

신기 부족으로 야기된 남성 불임증 · 음위증 · 유정 · 조루증 등을 다스립니다. 다시 말해서 남성의 성 기능 쇠약에 전용되는 처방입니다.

토사자와 구기자

토사자와 구기자를 배합하면 궁합이 잘 맞습니다. 그래서 음경 속이 차서 정액이 절로 흐르는 것과 허리, 다리가 마비되는 것과 유뇨 · 소변출혈 · 조루증을 치료하며, 눈을 밝게 해 줍니다. 구기자에는 베타인 · 루틴 · 리놀레산 및 일종의 식물 스테아린 등이 함유되어 있으며, 소장에서 포도당과 아미노산의 흡수율을 높일 뿐 아니라 메티오닌 흡수율도 높입니다. 피로를 빨리 회복하며 혈압을 내리고 간장에 지방이 병적으로 침착하는 것을 막는 작용도 합니다.

토사자와 숙지황

토사자와 숙지황은 궁합이 잘 맞습니다. 〈동의보감〉의 '쌍보환' 이라는 처방으로 만들어 먹으면 가장 좋습니다. 숙지황ㆍ토사자 두 가지 약재를 각 300g씩 배합하여 가루 내어 술에 버무리고 쌀풀로 반죽하여 0.3g 크기의 알약을 만들어 1회 70알씩, 1일 2회 공복에 복용합니다.

토사자와 파고지

근육과 생식 기능의 윤활유인 토사자에 강정 효과가 매우 뚜렷한 파고지를 배합하면 정력을 훨씬 더 강화할 수 있습니다. 정액을 늘리는 데도 큰 작용을 합니다.

: 황기

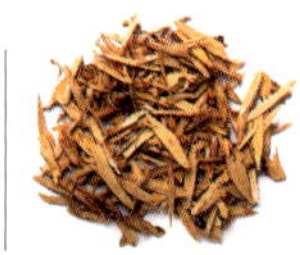

황기는 약효가 너무 좋아 '왕손' 이라는 별명을 갖고 있으며, 또 '백 가지의 근본' 이라는 뜻으로 일명 '백본' 이라 부르기도 합니다. 뿌리를 채취하여 씻어서 껍질을 벗긴 뒤 햇볕에 말려 약용하는데, 뿌리가 길고 곧으며 겉이 흰 것이 좋은 품종입니다. 맛은 달고 성질은 약간 따뜻합니다. 홀릭애시드, 콜린, 베타인, 아미노산 등을 함유하고 있습니다.

몸을 보하는 약재입니다

전신 기능을 촉진하는 대표적인 '보기' 약재입니다. 강장 역할, 면역력 증강, 성신경 자극작용, 뇌의 흥분성 증대, 피로 해소작용을 하는 데 뛰어난 약효를 가지고 있습니다.

소화기 기능을 보강하고 심장을 튼튼하게 합니다

비위장 소화기 기능을 보강하며, 간 보호작용을 하고, 심장을 튼튼하게 하며, 혈액순환
을 촉진하고, 혈압을 낮춰 줍니다.
또 소변을 원활하게 하고 설사를 멈추게 하는 효능이 있으며, 땀샘을 조절하여 다한증
을 개선하는데 가장 효과가 높은 약재입니다.

오장 사이의 나쁜 피를 몰아냅니다

이 외에도 상처가 났을 때 새살을 빨리 돋게 하는 효능이 있고, 갈증을 멎게 하며, 근육
을 튼튼하게 하면서 살찌게 하고, 오장 사이에 나쁜 피가 있는 것을 몰아냅니다. 예로
부터 '오보(五補)의 성약(聖藥)'으로 일컬어지는 약재입니다.
화농성 질환을 다스릴 때는 날것을 그대로 쓰고, 만성 소화기질환을 치료하거나 빈혈,
다한증 등 각종 허약한 병증에 보약으로 쓸 때는 꿀물에 불린 다음 볶아서 씁니다.

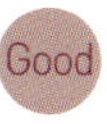
Good **잘 맞는_음식궁합**

황기와 인삼

황기와 인삼은 궁합이 맞습니다. 둘 다 기를 보하는 대표적인 약재입니다. 그래서 삼계
탕을 요리할 때 인삼과 함께 황기를 넣기도 합니다. 황기는 땀을 많이 흘릴 때 좋은데,
단순히 땀을 멈추게 하는 것이 아니라 면역기능을 활성화하는 것으로 알려져 있습니
다. 따라서 땀을 많이 흘리고, 기운이 떨어진 경우, 혹은 갱년기장애의 특징적 증상인
심계항진 등이 심할 때는 꿀물에 재웠다가 노릇하게 볶은 황기 12g에 인삼 6g을 배합
하여 끓여 마시면 좋습니다. 이때 오미자 8~12g을 배합하면 더 좋습니다.

황기와 상황버섯

황기와 상황버섯을 배합하면 궁합이 잘 맞습니다. 황기의 면역조절 효과를 확인하고
자 하는 실험에서도 면역기능이 저하되거나 불균형한 상태를 개선하는 한약재로서의
효과가 증명된 바 있습니다. 한편 상황버섯 역시 면역 증강효과가 있는 것으로 알려져
있습니다. 황기 20g에 상황버섯 6g을 배합해서 대추 10알과 함께 물 700cc로 끓여
반으로 줄여 하루 동안 나누어 마시면 면역력을 높일 수 있으며, 운동능력을 늘릴 수
있고, 운동을 지나치게 한 후 피로한 것을 빨리 풀 수 있습니다.

황기와 당귀

황기와 당귀를 배합하면 몸이 허할 때 좋은 보약이 됩니다. 이 두 가지를 배합한 처방을 '당귀보혈탕' 이라고 하는데, 이름과는 달리 당귀보다 황기의 양이 많이 들어간 처방입니다. 황기 20g에 당귀 8g으로 구성되어 있습니다. 혈액 부족을 치료하는 처방이기 때문에 대표적인 보혈 약재인 당귀를 넣고, 혈액을 보충하려면 기가 충실해야 하므로 대표적인 보기 약재인 황기를 더 많이 넣는 것입니다.

황기와 방풍

황기와 방풍을 배합하면 체표가 허약하여 땀을 많이 흘릴 때 효과가 있습니다. 예를 들어 '옥병풍산' 이라는 처방은, 중추를 흥분시켜 하부발한중추에 대한 억제를 강화하고, 심장기능을 강하게 하면서 말초 순환의 촉진을 통해 땀샘 기능을 조절하고, 피부에 영양을 줍니다. 또 피부혈관의 경련을 풀고 말초투과성을 조정하고, 세포성 면역능력을 증가해 항체 생산을 높입니다. 이 처방은 황기 · 방풍 각 6g에 백출 8g을 배합하여 가루 내어 18.37g씩 온수 혹은 청주에 타서 마시는 처방입니다. 끓여 마셔도 좋습니다. 이 경우에는 '옥병풍탕' 또는 '황기탕' 이라고 부릅니다.

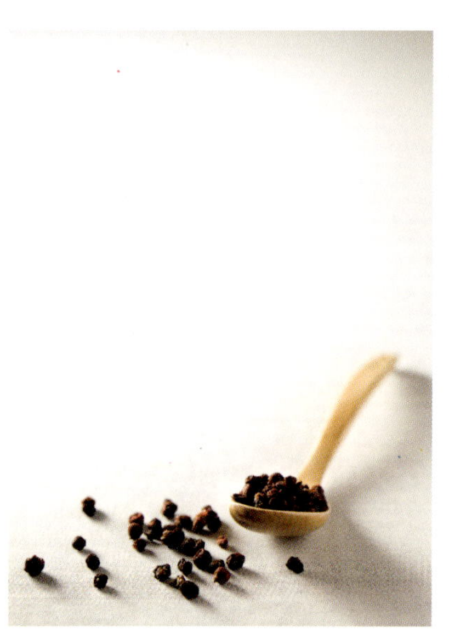

		잘 맞는 음식궁합	
산수유		산수유와 인삼·당귀	기운이 없고 빈혈이 있을 때 효과가 좋다
		산수유와 두충	성교 과다로 허리가 아플 때 좋다
엄나무		엄나무와 오가피	근육통, 허리, 무릎의 통증을 완화해준다
		엄나무와 율무	관절 마디마디에 경련성 통증이 있을 때 좋다
		엄나무와 닭	'오십견'을 완화한다
		엄나무와 모과	슬관절의 통증이나 염증에도 좋다
		엄나무와 강황	어깨와 팔이 아픈 견비통에 효과가 있다
오가피		오가피와 우슬	근육과 뼈를 강화하는 작용이 더 활발해진다
		오가피와 모과	아기 걸음걸이가 늦어질 때 좋다
		오가피와 원지	관절이 붓고 아픈데 효과가 있다
		오가피와 두충	요통 치료에 효과가 있다
		오가피와 구기자	극도의 피로를 해소할 수 있다
		오가피와 당귀	풍기와 습기에 손상된 통증과 마비를 다스린다
오미자		오미자와 감초	기침을 완화하는 데 효능이 뛰어나다
		오미자와 맥문동·인삼	정신적으로 지쳤을 때 좋다
		오미자와 통밀	땀을 걷어 들이는 작용을 한다
		오미자와 토사자	성기능을 높이며 정액을 보충한다
		오미자와 배	갈증을 해소하고 가슴속의 번열을 내릴 수 있다
익모초		익모초와 당귀	부인과 질환에 좋다
		익모초와 대추	생식기 기능이 떨어졌거나 불임증에 효과적이다
		익모초와 닭	월경통에 좋다
		익모초와 연뿌리	여름철 더위를 먹었을 때 효과적이다
인삼		인삼과 오미자	더위로 지치고 땀을 많이 흘릴 때 효과적이다
		인삼과 음양곽	성기능 쇠약 및 갱년기장애에 효과적이다
		인삼과 황기	나른하고 특히 땀이 많을 때 효과적이다
		인삼과 생강	소화기가 허약하여 입맛이 없을 때 좋다
		인삼과 당귀	빈혈이 심하거나 산후 회복에 좋다
		인삼과 마	술을 마시기만 하면 설사할 때 좋다
		인삼과 백출	소화기능을 강화하여, 얼굴에 생기가 넘친다
		인삼과 복령	스트레스를 이겨내는 힘이 강해진다
		인삼과 칡	숙취 해소에 좋다
		인삼과 돼지기름	놀란 가슴을 진정시키며 건망증을 없앤다
		인삼과 파극	성호르몬 결핍을 정상화하는 기능이 있다
		인삼과 해삼	음식 궁합이 잘 맞는다
		인삼과 뿔도마뱀	소변이 잦고, 잘 부을 때 효과가 있다

<table>
<tr><td></td><td colspan="2"></td></tr>
<tr><td>인삼</td><td>인삼과 엿기름</td><td>모유를 줄이는 데 도움이 된다</td></tr>
<tr><td></td><td>인삼과 차조기잎</td><td>생리통이 심한 경우에 효과가 있다</td></tr>
<tr><td rowspan="5">인진쑥</td><td>인진쑥과 치자</td><td>황달·신장염·네프로제 등에도 활용할 수 있다</td></tr>
<tr><td>인진쑥과 박하</td><td>풍에 의한 피부 가려움증에 좋다</td></tr>
<tr><td>인진쑥과 백선피</td><td>황달로 온몸이 노랗고 소변이 벌건데 효과가 있다</td></tr>
<tr><td>인진쑥과 연잎</td><td>피부소양증에 좋다</td></tr>
<tr><td>인진쑥과 대추</td><td>부정맥과 아담스토크 증후군에 효과가 있다</td></tr>
<tr><td>천마</td><td>천마와 천궁</td><td>풍열에 의한 두통, 사지마비 등을 다스린다</td></tr>
<tr><td rowspan="5">치자</td><td>치자와 밀가루</td><td>타박상이나 관절염에 의한 통증 치료에 좋다</td></tr>
<tr><td>치자와 활석</td><td>혈뇨와 배뇨통이 함께 나타날 때 효과가 있다</td></tr>
<tr><td>치자와 인진쑥</td><td>황달이 있으면서 소변이 잘 안 나올 때 좋다</td></tr>
<tr><td>치자와 마늘</td><td>소변이 시원하게 안 나올 때 외용하면 효과가 좋다</td></tr>
<tr><td>치자와 녹두</td><td>술의 열성 독을 해소하기 위한 술안주로 좋다</td></tr>
<tr><td rowspan="3">칡</td><td>칡술과 모과술</td><td>마시기에 좋고 약용 술로 효능도 높다</td></tr>
<tr><td>칡과 미나리</td><td>숙취에 의한 두통 해소에 좋다</td></tr>
<tr><td>칡과 녹차</td><td>지사 효과가 좋다</td></tr>
<tr><td rowspan="5">토사자</td><td>토사자와 오미자</td><td>눈이 침침하고 허리와 다리에 힘이 없을 때 좋다</td></tr>
<tr><td>토사자와 복분자</td><td>신양을 보하는 효력이 상승한다</td></tr>
<tr><td>토사자와 구기자</td><td>조루증 등을 치료하며, 눈을 밝게 해준다</td></tr>
<tr><td>토사자와 숙지황</td><td>음식궁합이 잘 맞는다</td></tr>
<tr><td>토사자와 파고지</td><td>정력을 한층 강화할 수 있다</td></tr>
<tr><td rowspan="4">황기</td><td>황기와 인삼</td><td>갱년기 장애 증상 심계항진에 좋다</td></tr>
<tr><td>황기와 상황버섯</td><td>면역력을 높일 수 있으며, 피로 회복에 좋다</td></tr>
<tr><td>황기와 당귀</td><td>몸이 허할 때 보약으로 좋다</td></tr>
<tr><td>황기와 방풍</td><td>몸이 허약하여 땀을 많이 흘릴 때 효과가 있다</td></tr>
</table>

<table>
<tr><td></td><td colspan="2"></td></tr>
<tr><td>산수유</td><td>산수유와 도라지</td><td>음식궁합이 맞지 않는다</td></tr>
</table>

ㅇ 찾아보기

index

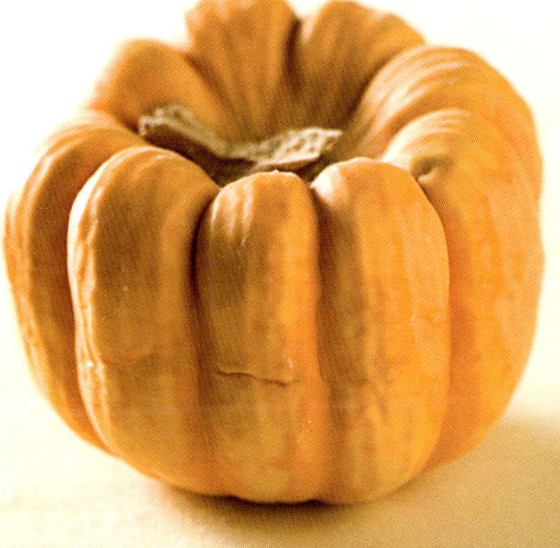